MONOGRAPHIEN AUS DEM GESAMTGEBIETE DER PSYCHIATRIE

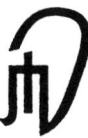

Monographien aus dem Gesamtgebiete der Psychiatrie

Herausgegeben von
H. Hippius, München · H. Saß, Aachen · H. Sauer, Jena

Band 84	**Psychische Störungen bei Krankenhauspatienten** Eine epidemiologische Untersuchung zu Diagnostik, Prävalenz und Behandlungsbedarf psychiatrischer Morbidität bei internistischen und chirurgischen Patienten Von V. Arolt (ISBN 3-540-63142-9)
Band 85	**Subsyndrome der chronischen Schizophrenie** Untersuchungen mit bildgebenden Verfahren zur Heterogenität schizophrener Psychosen Von J. Schröder (ISBN 3-540-63830-X)
Band 86	**Kosten und Kostenwirksamkeit der gemeindepsychiatrischen Versorgung von Patienten mit Schizophrenie** Von H.J. Salize und W. Rössler (ISBN 3-540-64540-3)
Band 87	**Psychosen des schizophrenen Spektrums bei Zwillingen** Ein Beitrag zur Frage von Umwelt und Anlage in der Ätiologie „endogener" Psychosen Von E. Franzek und H. Beckmann (ISBN 3-540-64786-4)
Band 88	**Arbeitsrehabilitation in der Psychiatrie** Prospektive Untersuchungen zu Indikationen, Verläufen und zur Effizienz arbeitsrehabilitativer Maßnahmen Von T. Reker (ISBN 3-7985-1141-1)
Band 89	**Borna Disease Virus** Mögliche Ursache neurologischer und psychiatrischer Störungen des Menschen Von K. Bechter (ISBN 3-7985-1140-3)
Band 90	**Psychiatrische Komorbidität bei Alkoholismus und Verlauf der Abhängigkeit** Von M. Driessen (ISBN 3-7985-1169-1)
Band 91	**Psychopathologische und SPECT-Befunde bei der produktiven Schizophrenie** Von R.D. Erkwoh (ISBN 3-7985-1187-X)
Band 92	**Soziokulturelle Faktoren und die Psychopathologie der Depression** Empirische Untersuchungen zum pathoplastischen Einfluß soziokultureller Lebensformen bei der Melancholie Von D. Ebert (ISBN 3-7985-1185-3)
Band 93	**Selbstbild und Objektbeziehungen bei Depressionen** Untersuchungen mit der Repertory Grid-Technik und dem Gießen-Test an 139 PatientInnen mit depressiven Erkrankungen Von H. Böker (ISBN 3-7985-1202-7)
Band 94	**Elektrokrampftherapie** Untersuchungen zum Monitoring, zur Effektivität und zum pathischen Aspekt Von H.W. Folkerts (ISBN 3-7985-1204-3)
Band 95	**Der Nerve Growth Factor bei neuropsychiatrischen Erkrankungen** Ein pleiotroper Modulator mit peripherer und zentralnervöser Wirkung Von R. Hellweg (ISBN 3-7985-1205-1)
Band 96	**Aufklärung und Einwilligung in der Psychiatrie** Ein Beitrag zur Ethik in der Medizin Von J. Vollmann (ISBN 3-7985-1206-X)

Jochen Vollmann

Aufklärung und Einwilligung in der Psychiatrie

Ein Beitrag zur Ethik in der Medizin

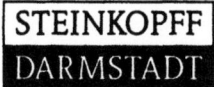

Prof. Dr. med. Dr. phil. Jochen Vollmann
Arzt für Psychiatrie und Psychotherapie
Arbeitsgruppe Medizinethik
Institut für Geschichte der Medizin
FU Berlin
Klingsorstr. 119
D-12203 Berlin
e-mail: vollmann@ukbf.fu-berlin.de

Die Deutsche Bibliothek – CIP-Einheitsaufnahme
Vollmann, Jochen: Aufklärung und Einwilligung in der Psychiatrie: ein Beitrag zur Ethik in der Medizin / Jochen Vollmann. – Darmstadt: Steinkopff, 2000
(Monographien aus dem Gesamtgebiete der Psychiatrie; Bd. 96)
ISBN 978-3-642-53784-4   ISBN 978-3-642-53783-7 (eBook)
DOI 10.1007/978-3-642-53783-7

Dieses Werk ist urheberrechtlich geschützt. Die dadurch begründeten Rechte, insbesondere die der Übersetzung, des Nachdrucks, des Vortrags, der Entnahme von Abbildungen und Tabellen, der Funksendung, der Mikroverfilmung oder der Vervielfältigung auf anderen Wegen und der Speicherung in Datenverarbeitungsanlagen, bleiben, auch bei nur auszugsweiser Verwertung, vorbehalten. Eine Vervielfältigung dieses Werkes oder von Teilen dieses Werkes ist auch im Einzelfall nur in den Grenzen der gesetzlichen Bestimmungen des Urheberrechtsgesetzes der Bundesrepublik Deutschland vom 9. September 1965 in der Fassung vom 24. Juni 1985 zulässig. Sie ist grundsätzlich vergütungspflichtig. Zuwiderhandlungen unterliegen den Strafbestimmungen des Urheberrechtsgesetzes.

© 2000 by Dr. Dietrich Steinkopff Verlag, GmbH & Co. KG Darmstadt
Softcover reprint of the hardcover 1st edition 2000

Verlagsredaktion: Sabine Ibkendanz – Herstellung: Renate Münzenmayer
Umschlaggestaltung: Erich Kirchner, Heidelberg

Die Wiedergabe von Gebrauchsnamen, Handelsnamen, Warenbezeichnungen usw. in dieser Veröffentlichung berechtigt auch ohne besondere Kennzeichnung nicht zu der Annahme, daß solche Namen im Sinne der Warenzeichen- und Markenschutz-Gesetzgebung als frei zu betrachten wären und daher von jedermann benutzt werden dürften.

SPIN 10748074   85/7231-5 4 3 2 1 0 – Gedruckt auf säurefreiem Papier

*Das Leben ist kurz
Die Kunst ist lang
Der günstige Augenblick flüchtig
Der Versuch trügerisch
Die Entscheidung schwer:
Nicht der Arzt allein muß bereit sein,
Das Notwendige zu tun - ebenso müssen es
Der Kranke, die Anwesenden, die äußeren Umstände*

Hippokrates (um 460-375 v.Chr.)

Vorwort

In den letzten Jahren hat die Selbstbestimmung des Patienten in der Medizin an Bedeutung gewonnen. Zur Wahrung des Rechtes auf Selbstbestimmung muß jeder Patient vor einem medizinischen Eingriff angemessen aufgeklärt werden, um danach autonom einwilligen oder ablehnen zu können. Diese Doktrin des "Informed Consent" spielt sowohl in der klinischen Behandlung als auch in der medizinischen Forschung eine zentrale medizinethische wie rechtliche Rolle. Das Konzept stößt in der Praxis jedoch an Grenzen, wenn Patienten aufgrund ihrer Erkrankung die Fähigkeit zu autonomen Entscheidungen und Willensbekundungen verloren haben. Diese Situation findet sich häufig bei psychischen Störungen, bei denen die Einwilligungsfähigkeit durch die Natur der psychiatrischen Erkrankung zeitlich befristet oder auf Dauer aufgehoben sein kann. Die vorliegende Arbeit untersucht die dabei auftretenden medizinethischen Probleme am klinischen Beispiel von Patienten mit einer Demenz vom Alzheimer-Typ. Bei dieser in westlichen Ländern zunehmenden Erkrankung kann die Problematik der Patientenselbstbestimmung mit hoher Praxisrelevanz untersucht werden, da diese chronisch verlaufende Erkrankung letztendlich bei allen Patienten zu einer Selbstbestimmungsunfähigkeit führt.

Die vorliegende Arbeit ist eine überarbeitete und gekürzte Fassung meiner Habilitationsschrift, mit der ich mich 1998 für das Fach Ethik in der Medizin am Fachbereich Humanmedizin der Freien Universität Berlin habilitiert habe. Dort förderten und unterstützten Hanfried Helmchen und Rolf Winau die Arbeit in vielfältiger Weise. Besonders ist dabei meine fachärztliche Mitarbeit in der Gedächnissprechstunde der Psychiatrischen Klinik hervorzuheben; durch die regelmäßigen Kontakte zu dementen Patientinnen und Patienten mit ihren Angehörigen erhielt die medizinethische Arbeit wichtige menschliche und praxisrelevante Anstöße. Die Habilitationsschrift erhielt den Preis für Hirnforschung in der Geriatrie 1999 des Zentrums für Altersforschung der Universität Witten-Herdecke. Die Deutsche Forschungsgemeinschaft (DFG) förderte von 1994-1996 die Arbeit durch ein Habilitandenstipendium (Az. Vo 625/1-3), das dem Autor u.a. einen einjährigen Forschungsaufenthalt am Kennedy Institute of Ethics der Georgetown University in Washington DC sowie am Center for Clinical Bioethics des Georgetown University Medical Centers ermöglichte. In den USA hat die Arbeit durch Edmund D. Pellegrino, Tom L. Beauchamp und durch den Psychiater Paul S. Appelbaum wesentliche Impulse erhalten. Die Bibliothek des Kennedy Institutes, die als National Reference Center for Biomedical Literature die weltweit größte Sammlung medizinethischer Literatur besitzt, ermöglichte einen optimalen Zugriff zur internationalen Literatur.

Den Herausgebern der Monographienreihe aus dem Gesamtgebiet der Psychiatrie und dem Steinkopff-Verlag Darmstadt gebührt Dank für die Publikation der Arbeit. Dr. Andrea Dörries und Silvia Haslauer, M.A. danke ich für kritische Hinweise beim Korrekturlesen, Sabine Selle erstellte die technische Endfassung des Buches mit großem Geschick und Engagement.

Berlin, im August 1999

Jochen Vollmann

Inhaltsverzeichnis

1 Einleitung 1

2 Medizinethische Grundlagen 5
    2.1   Begriffsbestimmung 5
    2.2   Entwicklung der Bioethik 9
            2.2.1 Medizinethische Probleme 9
            2.2.2 Institutionalisierung 11
    2.3   Ethik in der Psychiatrie 12

3 Aufklärung und Einwilligung (Informed Consent) 15
    3.1   Historische Entwicklung 15
            3.1.1 Information und Einwilligung des Patienten vor dem
                    Informed Consent-Konzept 15
            3.1.2 Die ersten staatlichen Regelungen zur medizinischen
                    Forschung in Deutschland 17
            3.1.3 Aufklärung und Einwilligung in der Realität klinischer
                    Versuche am Menschen 21
            3.1.4 Interpretationen des Arzt-Patient-Verhältnisses 25
            3.1.5 Der Nürnberger Kodex von 1947 26
            3.1.6 Die Deklaration von Helsinki von 1964 (Fassung von 1996) 28
            3.1.7 Die "Bioethikkonvention" des Europarates 29
            3.1.8 Internationale Deklaration für den Bereich der Psychiatrie 30
    3.2   Theoretische Konzeption 32
            3.2.1 Autonomie 32
            3.2.2 Aufklärung und Einwilligung (Informed Consent) 37
            3.2.3 Informed Consent in der Psychiatrie 42
            3.2.4 Einwilligungsfähigkeit (competence) 44
            3.2.4.1 Konzeption 47
            3.2.4.2 Juristische Standards 50
            3.2.4.3 Medizinethische Standards 52

Inhaltsverzeichnis

- 3.3 Empirische Untersuchungen 56
  - 3.3.1 Die ersten empirischen Studien 56
  - 3.3.2 Information des Patienten 58
  - 3.3.3 Erinnerungsfähigkeit und Informationsverständnis 61
  - 3.3.4 Auswirkungen auf den Patienten 67
  - 3.3.5 Institutionelle, rechtliche und kulturelle Faktoren 75
  - 3.3.6 Einwilligungsfähigkeit 81
    - 3.3.6.1 Überblick 81
    - 3.3.6.2 Berliner Altersstudie (BASE) 87
    - 3.3.6.3 Hopkins Competency Assessment Test (HCAT) 90
    - 3.3.6.4 MacArthur Treatment Competence Test (MacCAT) 92
- 3.4 Konsequenzen für die klinische Forschung 95

4 Ethische Probleme des Informed Consent-Konzepts 99

- 4.1 Das relationale Informed Consent-Modell 99
  - 4.1.1 Autonomie versus Paternalismus 99
  - 4.1.2 Relationale Einwilligungsfähigkeit ("sliding-scale strategy") ... 101
  - 4.1.3 "Shared decision making" 105
- 4.2 Vorsorgliche Patientenverfügungen ("advance directives") 108
  - 4.2.1 Grundlagen 108
  - 4.2.2 Authentizität 111
  - 4.2.3 Identität und Demenz 116
  - 4.2.4 Patientenverfügungen in der medizinischen Forschung 119
- 4.3 Medizinische Forschung 124
  - 4.3.1 Grundlegende Probleme 124
  - 4.3.2 Therapeutische versus nicht-therapeutische Forschung 125
  - 4.3.3 Nutzen-Risiko-Abwägung 128

5 Zusammenfassung und Ausblick 133

Literaturverzeichnis 137

1 Einleitung

Durch die Umsetzung naturwissenschaftlicher Erkenntnisse und Methoden in die praktische Heilkunde wurden in der westlichen Medizin große Behandlungserfolge erzielt; niemals zuvor konnten so viele Krankheiten diagnostiziert und wirkungsvoll behandelt werden. Gleichzeitig änderte sich durch die Ausrichtung auf Naturwissenschaft und Technik das Bild der Medizin (Jonas 1985). Ärztliches Handeln wurde zunehmend anhand naturwissenschaftlich-technischer Kompetenz und wissenschaftlich überprüfbarer Behandlungsverfahren gemessen. Dabei traten die Persönlichkeit des einzelnen Arztes und des Patienten[1], die subjektive, persönliche Beziehung zwischen Heiler und Krankem in den Hintergrund. Diese Entwicklung führte zu Veränderungen im Arzt-Patient-Verhältnis. Das traditionelle Modell des paternalistischen Arztes und des folgsamen Patienten wurde in der westlichen Medizin durch das medizinethische Prinzip der Patientenselbstbestimmung in Frage gestellt. Der Patient hat das Recht, vom Arzt über seinen gesundheitlichen Zustand und die geplanten medizinischen Eingriffe aufgeklärt zu werden. Das Prinzip der Einwilligung nach Aufklärung (englisch: "informed consent") soll die Selbstbestimmung des Patienten in der Medizin sichern, indem der Arzt verpflichtet wird, dem Kranken die notwendigen Informationen für eine selbstbestimmte, freie Entscheidung zu vermitteln und die autonome Patientenentscheidung zu respektieren, auch wenn der Arzt ein anderes Vorgehen für medizinisch sinnvoller erachtet. Der amerikanische Arzt und Medizinethiker Pellegrino schreibt dazu: "Perhaps the most fundamental impact of the bioethics movement in America was to shift the therapeutic (and research) relationship from a traditional paternalistic model, in which the doctor knew best, to a new model which patient rights and autonomy are acknowledged to the most important elements in medical decisions. This evolutionary shift in authority from physician to patient has established a more equal relationship, in which therapeutic accomodation are reached based on voluntariness, mutual respect for the other party's autonomy, and negotiations" (Pellegrino et al. 1991 S. 9).

Bei der Umsetzung dieses medizinethischen Konzepts von Aufklärung und Einwilligung in die psychiatrische Praxis treten schwerwiegende Probleme auf, da Patienten aufgrund ihrer psychischen Störung nicht mehr in der Lage sein können, selbstbestimmt zu entscheiden. Diese Problematik findet sich regelmäßig bei der

---

[1] In der vorliegenden Arbeit wird aus Gründen der Übersichtlichkeit und Lesbarkeit zur Bezeichnung von gemischtgeschlechtlichen Gruppen die männliche Form verwendet. Gemeint sind jedoch stets beide Geschlechter, hier z.B. Ärztinnen und Ärzte sowie Patientinnen und Patienten.

Betreuung, Untersuchung und Behandlung von Patienten, die an der Alzheimerschen Krankheit leiden. Typischerweise treten zuerst leichte kognitive Defizite und Kurzzeitgedächtnisstörungen auf, die häufig lange Zeit vom Betroffenen und seinen Angehörigen nicht wahrgenommen oder als normaler Alterungsprozeß gedeutet werden. Schon in frühen Krankheitsstadien liegen neben kognitiven Einbußen Störungen von Affekt und Antrieb vor, die nicht als psychoreaktive Phänomene erklärt werden können und diagnostischer und therapeutischer Aufmerksamkeit bedürfen. Im weiteren Verlauf verschlechtern sich die intellektuellen Fähigkeiten der Patienten, besonders die Gedächtnisfunktion nimmt ab. Es treten Wortfindungsstörungen im Sinne von Beschreibungs- und Benennungsstörungen hinzu. Auf Grund räumlicher und zeitlicher Desorientierung irren die Kranken oft umher, verlaufen sich in der ihnen früher vertrauten Umgebung, haben keinen normalen Tag-Nacht-Rhythmus mehr oder meinen in einem früheren Lebensjahrzehnt zu leben. Ein frühes Symptom sind apraktische Störungen, worunter Ausfälle konzeptueller Handlungsmuster verstanden werden: Alltägliche Verrichtungen, wie z.B. An- und Auskleiden, Körperpflege, Haushaltsaufgaben, Telefonieren und Türenschließen, können nicht mehr durchgeführt werden. Die Kranken verlieren ihr Interesse an früheren Lebensinhalten und ziehen sich sozial zurück. Typischerweise wirkt der Patient besonders in den Anfangsstadien der Erkrankung äußerlich unauffällig, da sein Erscheinungsbild, sein Ausdruck und Verhalten auf den ersten Blick normal wirken. Dieses Phänomen wird als "erhaltene Fassade" beschrieben, wobei Defizite beim Kranken oft erst durch eine neuropsychologische Testung kognitiver Funktionen (z.B. Kurzzeitgedächtnis, Sprachleistungen und komplexe Handlungsmuster) deutlich werden. Deshalb kann es zu unterschiedlichen Einschätzungen des Krankheitsbildes durch Angehörige kommen, was nicht selten zu erheblichen Meinungsverschiedenheiten und Spannungen in der Familie führt. Begleitend können depressive Symptome, psychoseähnliche Zustände und Aggressivität mit Gewalttätigkeiten oder selbst- und fremdgefährdendes Verhalten hinzukommen, die den Umgang mit dem Patienten sehr erschweren und die Angehörigen oft an die Grenze ihrer Belastbarkeit bringen. Der Krankheitsverlauf mit den beschriebenen psychischen Symptomen ist großen Schwankungen unterworfen. Im fortgeschrittenem Stadium sind die Patienten völlig auf fremde Hilfe angewiesen. Sie können die einfachsten Dinge des täglichen Lebens, wie Körperpflege, An- und Ausziehen, Essen und Einhalten einer Tagesstruktur, nicht mehr selbständig leisten. Es kommt zu einer völligen Initiativ- und Antriebslosigkeit und zu einer geistigen Verflachung, was die Patienten zu schweren Pflegefällen macht. Die Patienten versterben nach einer durchschnittlichen Krankheitsdauer von ca. sieben bis neun Jahren bettlägerig, stumm und antriebslos häufig an sekundären Infektionskrankheiten wie Lungenentzündungen oder aufsteigenden Harnwegsinfektionen (Übersicht bei Lauter und Kurz 1989).

Bis heute gibt es für die Alzheimersche Krankheit keine ursächliche Therapie oder Prävention. Die gegenwärtige Behandlung mit Nootropika zeigt nur geringe Behandlungserfolge, häufig können lediglich einzelne Symptome therapeutisch beeinflußt werden. Hinzu kommt die zunehmende Häufigkeit der Erkrankung in westlichen Ländern, die auf die relative und absolute Zunahme der alten Bevölkerung zurückzuführen ist, bei der die Demenz vom Alzheimer-Typ mit zunehmendem Alter exponentiell zunimmt. Dabei sind viele Patienten im fortgeschrittenen Stadium der Erkrankung nicht mehr in der Lage, einen gültigen Informed Consent für medizinische Maßnahmen abzugeben. Die in der Natur der Erkrankung begründete fragliche oder aufgehobene Einwilligungsunfähigkeit von dementen Patienten erschwert nicht nur den täglichen Umgang und die klinische Behandlung, sondern stellt besonders für die medizinische Forschung ein bisher ungelöstes Problem dar. Auf der einen Seite erscheint aufgrund der Schwere des Krankheitsbildes und der fehlenden wirkungsvollen Prävention oder Therapie eine klinisch-wissenschaftliche Demenzforschung dringend erforderlich. Da Labor- und Tiermodelle weitgehend fehlen, kann auf Versuche mit dementen Patienten nicht verzichtet werden. Die Forschung soll das Verständnis von Krankheitsursache (Ätiologie), Entwicklungsmechanismen (Pathogenese), Krankheitsverbreitung (Epidemiologie) und von medizinischen, sozialen, ökonomischen und ethischen Folgen der Erkrankung verbessern. Neben der Grundlagenforschung sind klinische Studien zur Wirksamkeit von Arzneimitteln, zur Verbesserung der Hirnleistungsfähigkeit (Nootropika), der Hirndurchblutung und der kognitiven Trainingsprogrammen erforderlich. Hierbei geht es vor allem um eine kausale Verlangsamung der degenerativen Hirnerkrankung mittels Beeinflussung der pathogenetischen Prozesse. In der diagnostischen Forschung soll die Frühdiagnose der Alzheimerschen Demenz und eine sichere Unterscheidung von anderen Krankheitsbildern (Differentialdiagnose) erreicht werden. Diese therapeutischen Versuche (Heilversuche) sind mit einem unmittelbaren möglichen Nutzen für den Patienten verbunden. Doch auch Forschung ohne unmittelbaren potentiellen Nutzen für die einzelne Versuchsperson (sog. Humanexperiemente), wie z.B. Rezeptorverteilungsmessungen, epidemiologische Feldstudien und Autopsie von Verstorbenen, sind aus medizinischer Forschungsperspektive erforderlich (Helmchen und Lauter 1995 S. 11-25). Auf der anderen Seite wird eingewandt, daß Forschung an nicht einwilligungsfähigen Patienten, insbesondere wenn diese mit keinem direkten, potentiellen Nutzen für die Versuchsperson verbunden ist, ethisch nicht zu rechtfertigen und deshalb abzulehnen ist (Dörner 1995, Leidinger 1995, Wunder et al. 1996). Die kontroverse Diskussion um die sog. Bioethik-Konvention des Europarates verdeutlicht die politische Brisanz dieser Fragestellung, die dazu führte, daß die Bundesrepublik Deutschland diesem völkerrechtlich verbindlichem Abkommen bis heute nicht beigetreten ist.

Die vorliegende medizinethische Fragestellung kann demnach nur interdisziplinär bearbeitet werden. Deshalb ist es erforderlich, den medizinischen Leser in einem kurzen Kapitel in grundlegende Begriffe, Konzepte und Arbeitsweisen der Medizinethik ("bioethics") einzuführen. Dabei sind Hintergrundinformationen aus dem anglo-amerikanischen Bereich für den deutschen Leser von Interesse, da es bisher in Deutschland keine vergleichbare Entwicklung und Institutionalisierung der Ethik in der Medizin gibt. Im folgenden Kapitel über das Konzept von Aufklärung und Einwilligung werden historische, theoretische und empirische Aspekte in

Form je eines Unterkapitels aus der englischen und deutschen Literatur dargestellt. Diese breite und grundlegende Erarbeitung des Informed Consent-Konzepts ist für die folgende exemplarische Untersuchung am Beispiel der Demenz vom Alzheimer-Typ erforderlich, um die klinisch-praktischen Probleme auf einer medizinethisch fundierten Grundlage untersuchen zu können. Die Elemente des Informed Consent und deren unterschiedliche Konzeptionalisierung werden unter besonderer Berücksichtigung der Einwilligungsfähigkeit von psychisch Kranken dargestellt. Das dritte Unterkapitel gibt eine aktuelle Übersicht über internationale empirische Untersuchungen zur Umsetzung des Informed Consent in die klinische Praxis, wobei wieder der Schwerpunkt auf die Einwilligungsfähigkeit in der Psychiatrie gelegt wird. In einem weiteren Kapitel werden die ethischen Probleme des Informed Consent anhand von theoretischen Gegenpositionen diskutiert. Schließlich werden mit dem relationalen Verständnis von Aufklärung und Einwilligung und dem differenzierten Einsatz von vorsorglichen Patientenverfügungen ("advance directives") Lösungsvorschläge für den Umgang mit dementen Patienten in Betreuung, Behandlung und Forschung gemacht. Das Literaturverzeichnis bietet eine Bibliographie zum Themenbereich Informed Consent und Einwilligungsfähigkeit und erschließt dem Leser des deutschsprachigen Raumes die umfassende und außerordentlich differenzierte englischsprachige Literatur zu diesem Thema.

2 Medizinethische Grundlagen

2.1 Begriffsbestimmung

Wegen der uneinheitlichen, teilweise widersprüchlichen Terminologie bei der wissenschaftlichen Untersuchung ethischer Probleme in der Medizin ist eine Begriffsbestimmung erforderlich. Sie wird dadurch erschwert, daß die Begriffe aus verschiedenen Sprachräumen stammen und dort unterschiedlich gebraucht werden. Einschlägige Nachschlagewerke der deutschsprachigen Philosophie tragen zur Klärung wenig bei. Im Historischen Wörterbuch der Philosophie findet sich ein umfassender Beitrag zum Stichwort "Ethik" (Romberg und Pieper 1972), in dem aber nicht auf die Medizinethik eingegangen wird. Spezielle Handbuchbeiträge zur "Medizinischen Ethik" oder "Bioethik" finden sich dort nicht. Dagegen widmet sich die amerikanische Encyclopedia of Bioethics bereits in der zweiten Auflage (Reich 1995) und das neue deutschsprachige Lexikon der Bioethik (Korff et al. 1998) ausschließlich medizin- und bioethischen Fragen. Die "Berufsethik" oder "ärztliche Ethik" stellt nach Höffe Teilgebiete einer "Medizinischen Ethik" dar, die wiederum allgemeinen ethischen Regeln unterworfen sind, also keine Sonderethik darstellt, sondern die allgemeinen sittlichen Prinzipien "auf die besondere Berufssituation des Arztes" anwendet. Dabei wird auf den "Eid des Hippokrates" und auf das "Genfer Ärztegelöbnis" des Weltärztebundes von 1948 Bezug genommen (Höffe 1980b S. 156-159). An anderer Stelle erweitert Höffe die beiden Grundprinzipien der hippokratischen Tradition, nämlich die professionelle Pflicht zur Hilfe Notleidender, wobei das Wohlergehen des Kranken oberstes Gebot ist ("salus aegroti suprema lex") und den Grundsatz durch ärztliches Tun nicht zu schaden ("nil nocere") um das Grundrecht auf Selbstbestimmung (Autonomie des Patienten) und das Gebot der Gerechtigkeit und der unantastbaren Menschenwürde (Höffe 1987). Dabei beurteilt er den Umgang mit ethischen Fragen innerhalb der Medizin kritisch: "Solange die Medizin ihre sittlichen Grundsätze wie selbstverständlich anerkennt und bei ihrer Anwendung nur medizinischen, nicht ethischen Problemen gegenübersteht, ist die medizinische Ethik weitgehend in den Regeln der ärztlichen Kunst als deren Zweckrichtung enthalten und wird nur aus Anlaß standespolitischer Selbstverständigung, etwa bei Festreden, aktuell. Beide Voraussetzungen sind aber nicht mehr gegeben. Gerade in unserem Jahrhundert ist medizinisches Wissen in hohem Maß mißbraucht worden [...] Darüber hinaus hat die medizinische Forschung Möglichkeiten der Diagnose und Therapie eröffnet, die vor allem in bezug auf den Beginn und das Ende menschlichen Lebens die überlieferten Grundsätze der medizinischen Ethik nicht als falsch, jedoch als zu allgemein erscheinen lassen und spezifischere Verbindlichkeiten notwendig machen." In diesem Zusammenhang wird auf einen neuen interdisziplinären Forschungszweig in den USA hingewiesen, der als "neue Diskussion der medizinischen Ethik (allgemeiner: Bioethik)" bezeichnet wird (Höffe 1987).

"Bioethics" geht als neue interdisziplinäre Forschungs- und Lehrdisziplin von einem Mangel an allgemein anerkannter ethischer Orientierung in westlichen Gesellschaften aus. Dabei wird der gestiegene Bedarf an ethischer Analyse und Expertise einerseits durch die neuen ethischen Probleme, die der technologische Fortschritt mit sich bringt und andererseits mit der zunehmenden Differenzierung von Wertvorstellungen in einer pluralistischen Gesellschaft begründet. Wegen unterschiedlicher Wertvorstellungen in modernen Industriegesellschaften sollen keine neuen, in sich abgeschlossenen ethischen Gebäude errichtet werden. "Gefordert wird aber nicht ein verstärkter Rückgang zu klassischen Formen der ethischen Wertbegründung, seien sie nun naturrechtlich, kantisch, utilitaristisch, dialektisch oder auf den Offenbarungsglauben sich gründend. Ein solcher verzweifelter Versuch, neue Letztbegründungen für ein gemeinsames moralisches und kulturelles Handeln zu finden, wäre reaktionär und emanzipations- wie freiheitsfeindlich" (Sass 1988a S. 22). Diese "normative Triage" sei in der Art und Weise ihres Vorgehens nicht dazu geeignet, die heutigen Probleme in einer allgemein akzeptablen Art und Weise zu regeln. Vielmehr müsse die Mündigkeit des Bürgers, sein Selbstbestimmungsrecht und seine Selbstbestimmungsverantwortung ernstgenommen und respektiert werden. Dabei kann es nicht um "neue Werte" oder sittliche Vorschriften gehen, sondern gefordert wird eine liberale und säkulare Diskussion über die Akzeptanz und Durchsetzung von Werten. Diese soll keine von vornherein aussichtslos erscheinende Wertletztbegründungsdiskussion sein, sondern soll mit "mittleren Prinzipien" arbeiten, die von verschiedenen Leitprinzipien begründet und akzeptiert werden können, ohne daß in der Wertdurchsetzungsdiskussion auf Letztbegründungsargumente zurückgegriffen werden muß (Beauchamp und Childress 1994, Gillon 1994). Vielmehr bieten diese Leitprinzipien den pragmatischen Vorteil, daß sie auf den konkreten Fall in der klinischen Praxis angewandt werden könnten. Hierbei handelt es sich z.B. um Prinzipien wie Fairneß, Toleranz, Solidarität, Chancengleichheit, Offenheit und Aufklärung. Entscheidend ist dabei nach Sass (1988a S. 22), "daß sie solche Werte enthält, die von verschiedenen weltanschaulichen Positionen her unterschiedlich begründet werden und für die es im konkreten Zusammenleben einer pluralistischen Gesellschaft nicht auf diese jeweils unterschiedlichen Letztbegründungen anzukommen braucht." In diesem Sinn stellt Bioethik eine angewandte Ethik dar, die im Gegensatz zu der klassischen kontinentaleuropäischen Ethik unter Umgehung der Letztbegründungsfragen einen Konsens über die "mittleren Prinzipien" sucht, immer mit dem pragmatischen Ziel, diese dann auf konkrete Probleme aus der medizinischen Praxis anzuwenden.

Denn gerade bei der konkreten Anwendung stoßen philosophische Ethiker und technische Experten mit ihren unterschiedlichen fachlichen Kompetenzen und beruflichen Sozialisationen aufeinander, wodurch eine Verständigung und Kooperation erschwert wird. Dabei erweist sich im demokratischen Entscheidungsprozeß technischer Sachverstand allein als unzureichend und nicht mehrheitsfähig. Zu offensichtlich sind Schwächen eines technokratischen Expertenwissens, das gegenüber gesellschaftlichen, ökologischen und ethischen Aspekten unsensibel er-

2.1 Begriffsbestimmung

scheint. Auf der anderen Seite scheinen traditionelle Ethiker wenig berufen, zu konkreten Problemen der wissenschaftlich-technischen Welt Stellung zu nehmen. Für die Bioethik gehören "unter den Bedingungen der pluralistischen technischen Gesellschaft [...] Expertise und Ethik zusammen. Ethik ohne Expertise bleibt im abstrakten Wolkenkuckucksheim. Expertise ohne Ethik ist gesellschaftlich und kulturell unproduktiv, ja gefährlich, weil sie Wertprobleme der modernen Gesellschaft technizistisch und ökonomisch mißversteht oder gar nicht versteht" (Sass 1988a S. 23).

Bei diesem interdisziplinären Versuch der wissenschaftlichen Untersuchung ethischer Probleme der Medizin und Biowissenschaften wird eine unterschiedliche Terminologie verwendet. Sass benutzt "bioethics" bzw. die deutsche Übersetzung "Bioethik" als Oberbegriff für die oben skizzierte angewandte Ethik im biomedizinischen Bereich. Bioethik steht dabei auf der gleichen begrifflichen Ebene mit anderen Formen der angewandten Ethik, wie z.B. Wirtschaftsethik, Umweltethik, Verteidigungsethik etc. Untergeordnete Teilaspekte der Bioethik sind Ärzteethik, Patientenethik, Pflegeethik, Institutionenethik, Forscherethik etc. "Diese Differenzierung ist sinnvoll und hat sich auch terminologisch in den USA weitgehend durchgesetzt" (Sass 1988a S. 26). Deshalb verwendet er den amerikanischen Begriff "bioethics" und das deutsche Wort "Bioethik" synonym.

Trotz der im Vergleich zu Europa etablierten Lage der Bioethik in den USA, gibt es aber auch dort bei genauer Analyse unterschiedliche Definitionen. Einige Autoren verwenden die Begriffe "bioethics" und "biomedical ethics" synonym (Beauchamp und Childress 1994). Dagegen bleibt Veatch (1981) bei dem Begriff der "medical ethics", um mit diesem traditionellen Begriff seine Vorstellungen von der Arzt-Patient-Beziehung als sozialverträglich geregeltes Verhältnis zweier gleichberechtigter Personen (entgegen einem Modell von Berufsethik) zu betonen. Es bleibt offen, wo die traditionelle ärztliche Ethik in dieser Terminologie ihren Platz finden soll. Pellegrino versucht für die "ärztliche Ethik" innerhalb der Bioethik eine neue Rolle zu finden. Hiernach stellt die "ärztliche Berufsethik" mehr die "innere" Moral der Medizin dar, sie befaßt sich mit der Art, wie Entscheidungen getroffen werden. "Die ärztliche Berufsethik stimmt strukturell mit der traditionellen medizinischen Ethik überein, welche die moralische Natur der Arzt-Patient-Verhältnisses betont" (Pellegrino 1988 S. 2). Hierbei könne sie als eine der ältesten, stabilsten und weltweit am meisten akzeptierten moralischen Systeme mit einer über 2500 Jahre bestehenden Tradition betrachtet werden (Pellegrino 1988). "Bioethics" stellt im Gegensatz zu "clinical medical ethics" den umfassenderen Begriff da, welcher insbesondere die Dimensionen Gemeinwesen, Volk und Menschheit mit berücksichtigt (Pellegrino 1988 S. 2, Siegler et al. 1990 S. 5).

In Unkenntnis dieser international gebräuchlichen Terminologie wird in Deutschland der Begriff "Bioethik" häufig als negativ besetztes Schlagwort benutzt, mit dem in ethischen und politischen Kontroversen die Gegenseite diskreditiert werden soll. Die sog. "Anti-Bioethik-Bewegung" in Deutschland setzt dabei "Bioethik" mit einer speziellen ethischen Theorie, namentlich dem von dem australischen Philosophen Peter Singer vertretenen Präferenzutilitarismus, gleich.

Diese wird mit dem Vorwurf der Gefährdung der Menschenwürde und der Instrumentalisierung durch Forscher und Industrie als zutiefst "unethisch" abgelehnt. Weiterhin wird übersehen, daß zwar in den 70er Jahren "bioethics" insbesondere durch analytische Ansätze, liberale Vertragstheorie und die Prinzipienethik geprägt war, seit den 80er Jahren jedoch konträre Positionen, wie z.B. die Tugendethik, feministische Ansätze, die Care-Ethik sowie kasuistische und narrative Ethikmodelle, darin an Bedeutung gewonnen haben (Sass 1988a, Reich 1995). Die aktuelle Tendenz innerhalb der Bioethikdiskussion verläuft also genau entgegengesetzt der Rezeption durch die "Antibioetik-Bewegung" in Deutschland. Durch diesen eingeengten und negativen Gebrauch von "Bioethik" in breiten Teilen der deutschsprachigen Öffentlichkeit ist in Deutschland der im englischsprachigen Raum etablierte neutrale und umfassende Gebrauch des Begriffs "Bioethik" nicht möglich (Vollmann 1996a). Daher werde ich in dieser Arbeit "bioethics" und als deutsche Übersetzung "Bioethik" nur im Kontext mit der anglo-amerikanischen Literatur verwenden, wobei ich damit keine bestimmte Ethiktheorie und keine Wertung verbinde.

Im deutschsprachigen Raum wird noch häufig von einer "ärztlichen Ethik" gesprochen, die als traditionelle Berufs- und Standesethik auf einer paternalistischen Grundlage des "Eides des Hippokrates" verstanden wird. Diesem Verständnis ärztlicher Ethik als Standesethik oder "ärztliches Ethos" steht der berufsübergreifende Begriff "Ethik der Heilberufe" ("ethics of health care") gegenüber. Er umfaßt eine Ethik für alle an der Behandlung eines Patienten beteiligten Heilberufe, wie z.B. Ärzte, Pflegeberufe, Psychologen, Krankengymnasten, Ergotherapeuten, Logopäden etc., ohne jeder Berufsgruppe eine eigene Ethik zu geben. In der Praxis führt diese Konzeption zu Spannungen mit der bisher in der Medizin vorherrschenden ärztlichen Standesethik. Da andere Berufsgruppen den Medizinbegriff als einseitig durch die Ärzteschaft geprägt verstehen, lehnen Vertreter nichtärztlicher Berufsgruppen den Begriff "Ethik in der Medizin" wegen seiner einseitig ärztlichen Ausrichtung teilweise ab. Während die deutsche wissenschaftliche Fachgesellschaft "Akademie für Ethik in der Medizin" heißt, wurde auf europäischer Ebene mit der "European Society for Philosophy of Medicine and Health Care" eine umfassendere Namengebung gewählt (Übersicht bei ten Have 1994). Schließlich bezieht der Begriff "Gesundheitsethik" neben der Ethik der Heilberufe auch alle im und für das Gesundheitswesen verantwortlichen Personen und Institutionen, wie z.B. Krankenkassen, pharmazeutische Industrie, Interessenverbände, Gesundheitspolitiker, Patienten, alle krankenversicherten Bürger etc. mit ein. Der an Bedeutung gewinnende Begriff "Patientenethik" verweist dagegen auf den kranken Menschen, der im Einzelfall der medizinischen Behandlung zwar im Mittelpunkt stehen soll, aber im modernen Medizinbetrieb und in der medizinethischen Debatte häufig am Rande steht.

Seit Mitte der 80er Jahre setzt sich in Deutschland der Begriff "Ethik in der Medizin" (Schlaudraff 1987, Kahlke und Reiter-Theil 1995) zunehmend durch, daneben wird der Begriff "medizinische Ethik" (Sporken 1992, Beckmann 1996) verwendet. Bei dieser Begriffswahl kommt die Distanzierung von einer berufsgruppenspezifischen Sonderethik zum Ausdruck, die als eine "ärztliche Ethik" mißverstanden werden könnte. Philosophische Autoren sprechen häufig von "Medizinethik" (Schöne-Seifert 1996) oder "Bioethik" (Ach und Gaidt 1993). "Ethik in der Medizin" soll verdeutlichen, daß es sich um ethische Probleme handelt, die sich in der medizinischen Praxis stellen, die aber nicht mit Hilfe einer medizinischen Sonderethik gelöst werden können, sondern nur durch Anwendung allgemeingültiger, philosophischer ethischer Theorien auf konkrete medizinische Sachverhalte (Vollmann 1995). Im medizinischen Bereich wird der Ausdruck "medizinische Ethik" analog "medizinischer Soziologie", "medizinischer Psychologie", "medizinischer Informatik" etc. gebraucht, um deutlich zu machen, daß es sich um ethische, soziologische usw. Fragestellungen, Methoden und Theorien handelt, die innerhalb der Medizin angewandt werden. Diese Begriffswahl ist problematisch, weil durch das vorangestellte Adjektiv "medizinisch" der Eindruck entstehen kann, daß die Ethik durch das Adjektiv inhaltlich bestimmt und charakterisiert wird und damit doch wieder eine medizinische Sonderethik gemeint sein könnte. Daher erscheint der Begriff "Ethik in der Medizin" vorteilhafter, da deutlich wird, daß es sich um allgemeine gültige ethische Regeln handelt, die auf medizinische Fragestellungen angewandt werden sollen.

Weiterhin muß zwischen den häufig synonym verwendeten Begriffen "Ethik" und "Moral" differenziert werden. Unter "Moral" wird der Bereich der sittlichen Phänomene, also gelebtes moralisches Verhalten verstanden, während mit "Ethik" die philosophische Reflexion über Moral gemeint ist (Patzig und Schöne-Seifert 1995).

2.2
Entwicklung der Bioethik

2.2.1
Medizinethische Probleme

In den USA hat seit Mitte der sechziger Jahre die wissenschaftliche Diskussion über ethische Fragen in der Medizin und in den Biowissenschaften stetig an Bedeutung gewonnen (Pellegrino 1988). Als Hauptgründe für diese Entwicklung können der wissenschaftliche Fortschritt in der Medizin und soziokulturelle Gründe herausgearbeitet werden. Das exponentielle Wachstum von naturwissenschaftlich-technischem Wissen und Können in der Medizin hat zu großen Behandlungserfolgen geführt. Dieses zunehmende medizinische Eingreifen in das menschliche Leben, wie z.B. Intensiv- und Transplantationsmedizin, Gentechnologie, genetische Diagnostik, Reproduktionsmedizin, Experimente an menschlichen Embryonen, führten zu neuen ethischen Fragen nach Beginn und Ende sowie nach der Schutzwürdigkeit menschlichen Lebens. Besonders die moderne Intensivmedizin wirft Fragen nach sinnvoller Lebensverlängerung und Behandlungsabbruch auf. Unterschiedliche Formen der Euthanasie, Patientenverfügungen und Vorsorgevollmachten ("advance directives") und die Benennung von Handlungsbevollmächtigten für den Fall der Einwilligungsunfähigkeit des Patienten ("medical power of attorney for health care") (Übersicht bei Vollmann und Knöchel-Schiffer 1999) sind in ihrer ethischen Bewertung umstritten und führten bisher nur zu begrenzten Konsequenzen in der klinischen Praxis. Dennoch stoßen sie auf eine große öffentliche Aufmerksamkeit und gewinnen in Medizin und Gesellschaft wachsende Bedeutung. Die amerikanische Öffentlichkeit besitzt seit langem eine hohe Sensibilität für medizinethische Probleme und verfolgt die öffentliche Diskussion über kritische Behandlungsfälle und einschlägige Gerichtsentscheidungen mit großer Aufmerksamkeit. In den USA besteht eine lange demokratische Tradition mit Betonung der Autonomie des einzelnen und einem ausgeprägten Mißtrauen gegenüber Autoritäten und Bevormundung. Ein größeres Selbstbewußtsein der Patienten, hohe Ansprüche an die privatwirtschaftlich organisierte Medizin und politisch wie gerichtlich erkämpfte Patientenrechte haben das traditionelle paternalistische Arzt-Patient-Verhältnis verändert. Hinzu kommen wirtschaftliche Faktoren, besonders der hohe Kostenanstieg im Gesundheitswesen. Für jeden US-Amerikaner ist seine Krankenversicherung eine persönliche und kostspielige Angelegenheit, wofür er "marktgerechte" Gegenleistung erwartet. In scharfem Kontrast zu den medizinischen Behandlungserfolgen und den gesundheitsökonomischen Aufwendungen steht ein wachsender Bevölkerungsteil, der nicht oder nicht ausreichend krankenversichert ist. "Tatsächlich spielen wirtschaftliche Kriterien eine Hauptrolle bei der Umgestaltung der medizinischen Ethik im heutigen Amerika" (Pellegrino 1988 S. 4).

Für die zukünftige Entwicklung der Bioethik in den USA sehen führende Autoren ähnliche Sachprobleme: Gentherapie, Embryonenforschung, Organtransplantation, Sterbehilfe und Behandlungsabbruch bei bestehenden medizintechnischen Möglichkeiten der Lebensverlängerung, ökonomische Probleme der Finanzierbarkeit moderner Medizin und gerechter Ressourcenverteilung (Siegler et al. 1990, Singer et al. 1990, Thomasma 1993, Engelhardt 1996). Nach Pellegrino sind bereits heute die wichtigen ethischen Fragen der Zukunft aufgeworfen, die dazu zwingen, das individuelle Arzt-Patient-Verhältnis neu zu definieren, um den neuen ethischen Problemen gerecht werden zu können. Hier sieht Pellegrino nicht nur eine gestärkte Patientenautonomie, sondern die Gefahr verstärkter externer Einflußnahme und Kontrolle durch Bürokratisierung der individuellen Arzt-Patient-Beziehung. Diese würde letztlich persönliche Entscheidungsmöglichkeiten einschränken und Entscheidungskompetenzen an externe Autoritäten wie Gesundheitspolitik, Krankenkassen oder Gerichte verlagern (Pellegrino et al. 1991). Das Fokussieren auf die persönliche Beziehung von Arzt und Patient erscheint bei dem Problem des Wertepluralismus sinnvoll, da hier am ehesten ein Konsens zu finden ist. "Einiges wird sich sicherlich nicht ändern: die Grundsätze der Kompetenz, des Mitgefühls, der vertraulichen Beziehung (mit gewissen Einschränkungen), des Wohls des Patienten und der Beförderung medizinischen Wissens" (Pellegrino 1988 S. 14). Das bedeutet aber nicht, daß ein verbindlicher Kanon medizinethischer Normen wieder eingeführt werden könnte. "Der Patient kann nicht mehr davon ausgehen, daß sich der Arzt den moralischen Werten verpflichtet fühlt, die in der hippokratischen Tradition [...] verankert sind. Da dieser Pluralismus aus unserer Gesellschaft nicht wegzudenken ist, können wir erwarten, daß die Patienten ihre Ärzte und medizinische Einrichtungen genauso sehr nach deren moralischen Position wie nach deren technischem Können aussuchen werden" (Pellegrino 1988 S. 16). Daher gelte es eine medizinische Ethik aufzubauen, die mit den unterschiedlichen moralischen Auffassungen vereinbar ist. Die Position einer säkularen, rationalen Wertebegründung in einer wertepluralistischen, offenen und demokratischen Gesellschaft wird auch zunehmend von deutschen Medizinethikern vertreten (Ach und Gaidt 1993, Beckmann 1996, Schöne-Seifert 1996).

2.2.2 Institutionalisierung

Die große Bedeutung der Bioethik in den USA spiegelt sich in der akademischen Institutionalisierung in den Bereichen Lehre, Weiterbildung, Forschung und Patientenversorgung wider (Reich 1994). Nach einer Umfrage der "American Medical Association" bieten heute fast alle Medical Schools Pflicht- und Wahlveranstaltungen zu medizinethischen Themen an (Sass 1988b). Das Angebot hat nicht nur quantitativ ständig zugenommen, sondern es ist auch eine qualitative Entwicklung festzustellen. Wurde anfangs eine kodifizierte Berufsethik gelehrt, deren Regeln von den Studenten zu lernen waren, wird heute medizinische Ethik als wichtiger Beitrag zur Persönlichkeitsbildung verstanden. Der Student soll für ethische Fragen sensibilisiert werden, Grundkenntnisse in der zunehmend unüberschaubar werdenden medizinethischen Literatur und in ethischer Analysetechnik erhalten. Diese wird anhand konkreter Fallbeispiele aus dem klinischen Alltag vermittelt, wobei sich die Lehre an der medizinischen Vorbildung der Studenten orientiert. Dieses pragmatische Konzept findet auch bei der Weiter- und Fortbildung von Ärzten Anwendung, die sich an Kenntnisstand und praktischen Bedürfnissen der Ärzte anknüpft (Jonsen et al. 1982). Indem sich der angehende Arzt seiner eigenen moralischen Werte bewußt wird und andere sittliche Maßstäbe kennenlernt, soll er darauf vorbereitet werden, die konkrete Situation am Krankenbett kompetent zu meistern. "Weil auch unter den amerikanischen Medizinstudenten ein moralischer Pluralismus herrscht, besonders in Fragen der Religion und des menschlichen Lebens, liegt die Betonung mehr auf den analytischen als auf den normativen Funktionen der Ethik" (Pellegrino 1988 S. 13). Im Studentenunterricht sind die besten Erfahrungen mit einem interdisziplinären Vorgehen von Klinikern und Ethikern gemacht worden. Es werden sowohl Vorlesungen, Kolloquien und Kleingruppenarbeit durchgeführt, wobei stets fallbezogen argumentiert wird und die Methode der Güterabwägung ("ethische Kosten-Nutzen-Analysen") Anwendung findet. "Es soll also im medizinischen Unterricht nicht um das moralisierende Vermitteln von Patentrezepten 'richtigen' Handelns gehen, sondern um das Vorführen von und Einüben in Argumentations- und Abwägungsketten und die Einübung der Anwendung ethischer Prinzipien auf konkrete Situationen medizinischen Handelns" (Sass 1988b S. 39). Der "Erfolg" dieser medizinethischen

Ausbildung wurde durch Studentenbefragungen evaluiert, in denen jeweils über 70% angaben, bessere analytische Fähigkeiten erlangt zu haben und das eigene Wertsystem sowie das der Patienten besser zu verstehen. Für die Ausprägung der eigenen sittlichen Werte war der Unterricht nicht entscheidend. In größeren Krankenhäusern unterstützen klinische Ethikkommissionen und klinische Ethiker das Behandlungsteam mit Hilfe von medizinethischen Beratungsdiensten und Konsilen bei schwierigen ethischen Behandlungsproblemen (Fletcher et al. 1989, Vollmann 1995).

In den USA hat sich die Bioethik bereits zu einem eigenen Studiengang und einem separaten Forschungsgebiet entwickelt. Als wichtigste wissenschaftliche Institutionen sind das 1969 außeruniversitär gegründete "Institute of Society, Ethics and the Life Sciences (Hastings Center)" bei New York und das "Kennedy Institute of Ethics" an der Georgetown University in Washington DC zu nennen. Weitere Medical Schools haben "Centers of Biomedical Ethics" eingerichtet. Mit Abstand die meisten wissenschaftlichen Publikationen zu medizinethischen Themen stammen aus den USA, wo über ein Dutzend medizinethische Fachzeitschriften existieren (National Reference Center 1988. Übersichten bei Schöne-Seifert 1996, Helmchen und Vollmann 1999). Seit den siebziger Jahren ist die Zahl englischsprachiger Veröffentlichungen zu medizinethischen Fragen stark gestiegen. Von 1977-1986 verdoppelte sich die Anzahl englischsprachiger Publikationen von jährlich ca. 600 auf über 1200, während im gleichen Zeitraum die französischen, deutschen und spanischen Publikationen mit je unter 100 pro Jahr weitgehend konstant blieben (Sass 1988b). Nach einer eigenen DIMDI-Recherche hat sich diese Situation seit 1986 kaum verändert: Bei einem weiteren Anstieg der Publikationen zu medizinethischen Themen (1987: 1348; 1988: 1676; 1989: 1982; 1990: 2005) blieb der englischsprachige Anteil mit durchschnittlich über 80% (1987: 82%; 1988: 83%; 1989: 83%; 1990: 80%) weitgehend konstant, während die deutschsprachigen Publikationen gegenüber den französischen und spanischen leicht zunahmen (1987: 3,0%; 1988: 2,8%; 1989: 2,5%; 1990: 4,0%; 1991: 5,3%) (DIMDI 1992). Dieser Anstieg deutschsprachiger Publikationen korreliert u.a. mit der Gründung der deutschsprachigen Fachzeitschrift "Ethik in der Medizin", die seit 1989 vierteljährlich erscheint. Insgesamt entwickelt sich die Medizinethik in Deutschland jedoch nur langsam und ihr kommt bei der internationalen wissenschaftlichen Diskussion nur eine untergeordnete Bedeutung zu (Schöne-Seifert et al. 1995, Vollmann 1996b).

2.3
Ethik in der Psychiatrie

Parallel zur Entwicklung der Bioethik in den USA erschienen auch vermehrt medizinethische Publikationen im Bereich der Psychiatrie, in denen zunehmend die traditionelle Normenbegründung der hippokratischen Ethik in Frage gestellt und ein Mißbrauch von Psychiatrie kritisch diskutiert wurde (Übersicht bei Bloch

1995). West (1969) zeigte anhand klinischer Beispiele, daß sich ethische Standards in der Psychiatrie mit der Zeit ändern würden. Andere Psychiater fordern eine Reform der ethischen Standards in der Psychiatrie, weil sich in der historischen Entwicklung die Arzt-Patient-Beziehung, besonders das Recht des Patienten auf Information und Autonomie sowie das Idealbild der Ärzte selbst verändert hätten. Anhand der seit Ende der fünfziger Jahre in die Psychiatrie eingeführten Psychopharmaka und deren klinischer Prüfung wurden gerade für die besonders schutzlosen psychiatrischen Patienten mehr Rechte gefordert (Braceland 1969, Branch 1969). Aufgrund der Natur psychischer Störungen stellen sich in der Psychiatrie oft schwierige medizinethische Fragen. Die Einsichts- und Steuerungsfähigkeit von akut psychisch Kranken kann herabgesetzt oder aufgehoben sein, so daß der Psychiater zwischen der Selbstbestimmung und Unmündigkeit des Patienten abwägen und entscheiden muß (Rössler 1986). Bei einer psychischen Erkrankung stellen sich schwerwiegende Fragen nach der ethischen Rechtfertigung des Eingriffs in das Leben des Patienten, z.B. durch genetische Beratung, Schwangerschaftsabbruch, Sterilisation, Euthanasie und Suizid (Helmchen 1986, Dyer 1988). Die ethische Rechtfertigung der Zwangsunterbringung in einer psychiatrischen Klinik und der psychiatrischen Zwangsbehandlung wurden wiederholt analysiert (Schreiber 1989, Kindt 1988). Weitere Untersuchungen befaßten sich mit der Schweigepflicht des Arztes gegenüber Angehörigen von psychiatrischen Patienten und der ethischen Vertretbarkeit von Vormundschaft und Pflegschaft (heute: Betreuung) zum Wohl des Patienten (Bernal y del Rio 1990). Bei psychiatrischen Erkrankungen spielen Wechselwirkungen zwischen dem Kranken und seinem Umfeld eine wichtige Rolle. Dabei tauchen Probleme über mögliche negative soziale Folgen durch eine psychiatrische Diagnose und Therapie (Reich 1984, Finzen 1991) sowie nach dem Verhältnis der Kranken zum Arzt, zur Institution des Krankenhauses und zur Gesellschaft auf (Foucault 1973, Dörner 1984). Die psychotherapeutische Behandlung ist durch eine besondere zwischenmenschliche Beziehung zwischen Therapeut und Klient gekennzeichnet, woraus sich Abhängigkeiten und Mißbrauchsmöglichkeiten ergeben (Reiter-Theil 1988, Heigl-Evers und Heigl 1989, Reimer 1991, Übersicht bei Helmchen und Vollmann 1999).

Bei der Diskussion dieser ethischen Probleme in der Psychiatrie fokussieren viele europäischen Ethiker auf Probleme der Wertebegründung und argumentieren anthropologisch bzw. deontologisch (Höffe 1991, Honnefelder 1991, Pieper 1991). Dagegen vertritt die Mehrheit der englischsprachigen Autoren einen pragmatischen, prinzipienethischen Ansatz und versucht die allgemein gültigen Prinzipien der mittleren Ebene (Beauchamp und Childress 1994) auf konkrete Probleme in der Psychiatrie anzuwenden (Hare 1984, Engelhardt 1991, Sass 1991). Aus dem breiten Spektrum ethischer Fragen in der Psychiatrie (Pöldinger und Wagner 1991, Payk 1996, Vollmann 1998, Helmchen und Vollmann 1999) werden im folgenden aus den o.a. Gründen exemplarisch die ethischen Probleme der Aufklärung und Einwilligung (Informed Consent) von Demenzkranken unter besonderer Berücksichtigung der Einwilligungsfähigkeit untersucht.

3 Aufklärung und Einwilligung (Informed Consent)

3.1
Historische Entwicklung

3.1.1
Information und Einwilligung des Patienten vor dem Informed Consent-Konzept

Während die ausschließliche Orientierung am vom Arzt zu definierenden Patientenwohl ein Charakteristikum der klassischen ärztlichen Ethik darstellt, ist nach Veatch (1995) die ethische Bedeutung der Patienteneinwilligung in eine ärztliche Maßnahme eine Errungenschaft der modernen Medizinethik des 20. Jahrhunderts. Bei genauerer Betrachtung der geschichtlichen Bedeutung von Aufklärung und Einwilligung des Patienten in der Arzt-Patient-Beziehung stellt sich dieser Sachverhalt jedoch vielschichtiger dar und muß differenziert betrachtet werden. Methodisch ist es problematisch, das zeitgenössische Informed Consent-Konzept unabhängig von seiner sozial- und geistesgeschichtlichen Entstehung auf andere historische Epochen und Zusammenhänge zu übertragen. Für einen historischen Vergleich müssen stattdessen konkrete Kriterien festgelegt werden, die bei der Information und Einwilligung des Patienten in einer früheren historischen Epoche erfüllt sein müssen, um dieses mit dem heutigen "Informed Consent" zu vergleichen. Dabei dürfen einerseits die Maßstäbe nicht zu hoch angelegt werden, um ein unreflektiertes Übertragen moderner Konzepte in frühere historische Epochen zu vermeiden und damit gar keine historischen Ansätze zu finden, andererseits müssen konkret definierte Merkmale von Information und Einwilligung auf Seiten des Patienten bzw. seiner Angehörigen erfüllt sein, um dem Konzept inhaltlich gerecht zu werden. Faden und Beauchamp (1986 S. 54) haben zur Beschreibung und Interpretation der Patienteneinwilligung (consent) in der Medizingeschichte folgende Kriterien vorgeschlagen:

1. Der Patient/die Versuchsperson muß einem Eingriff auf der Grundlage von verstandener Information zustimmen.
2. Die Zustimmung darf nicht unter kontrollierenden Einflüssen zustande kommen.
3. Die Zustimmung muß eine intentionale Erlaubnis für eine konkrete Intervention enthalten, das bedeutet, der Patient/die Versuchsperson muß ausdrücklich und unmißverständlich zustimmen.

Wir werden später sehen, daß diese Kriterien für eine zeitgemäße Konzeptionalisierung des Informed Consent nicht ausreichen. Dennoch können sie dazu dienen, frühe Wurzeln der Patientenaufklärung und -zustimmung aufzuzeigen. Ein weiteres Problem bei der Suche nach historischen Anfängen der Aufklärung und Einwilligung in der Medizin stellt die beschränkte Quellenlage dar. Häufig reicht die

Sachinformation nicht aus, um die o.g. Kriterien anwenden zu können. Daher besteht ein großer Interpretationsspielraum. Faden und Beauchamps (1986 S. 54ff) geben folgende Beispiele, um die Problematik zu verdeutlichen: Angesichts der eingeschränkten Anästhesiemöglichkeiten früherer Zeiten war ein chirurgischer Eingriff ohne die Kooperation des Patienten nicht durchführbar. Doch kann allein aus der Patientenkooperation nicht auf eine Zustimmung des Patienten im Sinne des Kriteriums 1 geschlossen werden. Weiterhin muß zwischen dem Bereich "Wahrheit am Krankenbett", mit dem eine lange historische Diskussion verbunden ist[2], und der informierten Zustimmung unterschieden werden. Selbst wenn der Arzt dem Patienten die wahre Diagnose und Prognose mitteilte, kann daraus noch nicht auf eine Mitwirkung des Patienten bei der Behandlungsentscheidung oder eine ausdrückliche Patientenzustimmung geschlossen werden, weil der Arzt trotz der korrekten Informationsvermittlung allein über die Behandlung entscheiden konnte (Kriterien 1 und 3). Noch schwieriger ist der spezifische Einfluß der Institution bei hospitalisierten und psychisch Kranken oder Behinderten einzuschätzen (Kriterium 2) und nur in seltenen Fällen liegen Informationen über den Inhalt des Aufklärungsgespräches vor. Häufig kann nur indirekt aus Ärztetagebüchern, medizinischen Standesregeln und Eiden, Fachliteratur, Zeitungsausschnitten und Belletristik, kaum jedoch direkt aus Krankengeschichten, auf die jeweilige Aufklärungspraxis geschlossenen werden. Dabei muß geprüft werden, ob die historischen Quellen wie z.B. medizinische Eidesformeln und Standesregeln die tatsächliche Handlungspraxis wiedergeben oder die Funktion idealistischer Leitlinien, standespolitischer Einigung oder professionellen Selbstschutzes erfüllten. Auf der Suche nach historischen Formen von Patientenaufklärung und -einwilligung in der Antike, im Mittelalter, während der Aufklärung und in der neuen britischen und amerikanischen Medizin kommen die Autoren zu dem Schluß, daß trotz aufwendiger Recherchen nur unzureichende Informationen zur Praxis des Informed Consent vor 1960 vorliegen (Faden und Beauchamp 1986 S. 55).

In der amerikanischen bioethischen Literatur wird als "Geburtsstunde des Informed Consent" häufig das Jahr 1947 (Nürnberger Kodex) bzw. das Jahr 1957 (erste höchstrichterliche Entscheidung in den USA, durch die die Informed Consent-Doktrin im Case Law anerkannt wurde) angegeben (Annas und Grodin 1992, Jones 1993). Neuere historische Untersuchungen zeigen dagegen, daß die medizinethische Diskussion in der Ärzteschaft, in der Rechtswissenschaft, in der Politik sowie in der Öffentlichkeit über die Frage, was ein Arzt mit und ohne Einwilli-

---

[2] Vergl. die amerikanische Kontroverse über die wahre Diagnosemitteilung im 19. Jahrh. Der englische Arzt Thomas Percival argumentierte in seinem einflußreichen Buch über Medizinethik 1803, daß das Patientenrecht auf Wahrheit nicht gelte, wenn die Prognosemitteilung auf den Patienten oder seine Umgebung eine nachhaltig schädigende Folge habe. Percivals medizinische Ethik prägte auch in diesem Punkt den ersten "Code of Ethics" der "American Medical Association" von 1847. Dagegen sprach sich Worthington Hooker, der als einziger amerikanischer Arzt des 19. Jahrhundert ein Buch über medizinische Ethik schrieb, gegen dieses Beneficence-Verständnis aus. Er argumentierte, daß diese paternalistische Bevormundung des Patienten in der Mehrzahl der Fälle mehr Schaden als Hilfe bringen würde (Lederer 1995 S. 13).

gung des Patienten tun darf, historisch früher nachweisbar ist. Ende des 19. Jahrhunderts tauchen in den Diskussionen der genannten Gruppen, insbesondere in der klinischen Forschung, Begriffe wie Wahrheit, Information, Einwilligung, Zusammenarbeit in der Arzt-Patient-Beziehung auf.

In einer neueren Untersuchung zeigt die amerikanische Medizinhistorikerin Susan Lederer (1995), daß es bereits vor dem Zweiten Weltkrieg kritische, ethische Diskussionen zu medizinischen Therapieversuchen innerhalb der Ärzteschaft sowie in den öffentlichen Medien gab. Sowohl die moderne therapeutische Forschung am Menschen und deren ethische Regulierung durch die Ärzteschaft sowie durch staatliche Stellen begann vor dem vielzitierten Nürnberger Kodex. Zwischen 1890 und 1940 fand eine innerärztliche Diskussion über "unethisch" durchgeführte, therapeutische und nicht-therapeutische Forschung in medizinischen Fachzeitschriften und auf Ärztekongressen statt, die häufig durch öffentliche Kritik ausgelöst wurde.[3] Lederers Forschungsergebnisse zeigen, daß das bisher vorherrschende Bild einer durch naturwissenschaftliche Erkenntnisse bereicherten, jedoch ethisch ungezügelten und unkontrollierten, am Menschen experimentierenden Medizin vor dem Zweiten Weltkrieg wissenschaftlich nicht haltbar ist. Damit wird nicht gesagt, daß die bestehende Kontrolle und Regulierungen ausreichend waren. Auch kann ein Mißbrauch von Versuchspersonen und Patienten in der medizinischen Forschung nicht bestritten werden; vielmehr stellten diese Skandale den Auslöser für ethische Diskussionen und Regulierungen dar.

3.1.2
Die ersten staatlichen Regelungen zur medizinischen Forschung in Deutschland

Im "Zirkular des Preußischen Ministers des Innern vom 28.1.1891" wurde nach gegenwärtigem Erkenntnisstand in einem staatlichen Erlaß erstmals vom Willen des Patienten gesprochen (Preußischer Minister des Innern 1891, S. 27). In dieser ministeriellen Verfügung zur Anwendung des Tuberkulins[4] in preußischen Gefängnissen wird neben verschiedenen Sicherungsmaßnahmen und einer Indikationseinschränkung auch dem Willen des Kranken eine gewisse Bedeutung zugemessen. Hierbei ist hervorzuheben, daß es sich um kranke Strafgefangene handelt, also um Patienten, deren Freiheit und freie Willensentscheidung durch die Gefängnishaft eingeschränkt ist. Trotzdem, oder gerade wegen dieser Zwangsun-

---

[3] Die öffentliche Kritik an Menschenversuchen hing eng mit der Bewegung gegen Tierversuche zusammen. In den USA wird die Verbindung zu den "American Antivivisectionists" durch die synonyme sprachliche Verwendung von "human vivisection" mit "non-therapeutic experiments" bis in die 30er Jahre des 20. Jahrh. deutlich (Lederer 1995 S. 101ff).

[4] In den 90er Jahren des 19. Jahrh. wurde Tuberkulin von Robert Koch als Therapie der Tuberkulose getestet. Es stellte sich jedoch heraus, daß Tuberkulin kein Heilmittel für die Tuberkulose war, später jedoch erfolgreich zu Diagnosezwecken eingesetzt werden konnte. Später experimentierte der Psychiater und Nobelpreisträger Wagner von Jauregg mit Tuberkulin als Fiebertherapeutikum bei psychiatrischen Störungen, insbesondere bei der progressiven Paralyse.

terbringung, wird von Seiten des Ministeriums festgelegt, daß nicht gegen den Willen des Patienten Tuberkulin, eine damals experimentelle Therapie, verabreicht werden durfte. Hieraus kann jedoch nicht eine positive Willensäußerung des Patienten oder gar auf eine Patienteneinwilligung nach Aufklärung abgeleitet werden. In der internationalen Literatur wird das Dokument dagegen fehlinterpretiert und überbewertet, wenn es auf alle Tuberkulosepatienten ausgeweitet wird: "No American legislature, however, went as far as the Prussian government, which, in 1891 enacted a regulation that insured that tuberculin would 'in no case be used against the patient's will'" (Lederer 1995 S. 13).

Die zentrale Bedeutung des Patientenwillens als Legitimierungsgrund für ärztliche Eingriffe hebt auch das Urteil des Reichsgerichts vom 31.5.1894 deutlich hervor.[5] Als die wesentliche rechtliche Voraussetzung für die Straflosigkeit von Körperverletzungen, welche zum Zwecke des Heilverfahrens von Ärzten bei operativen Eingriffen begangen werden, wird der Patientenwille und nicht ein wie auch immer zu definierendes besonderes Berufsrecht des Arztes angesehen. Das Reichsgericht[6] erteilt der Ansicht, daß der Arzt ohne Berücksichtigung des autonomen Willens des Patienten bzw. seines Stellvertreters zum Wohl des autonomen Patienten handeln dürfe, eine klare Absage. "Daß jemand nach seiner eigenen Überzeugung oder nach dem Urteile seiner Berufsgenossen die Fähigkeit besitzt, das wahre Interesse seines Nächsten besser zu verstehen, als dieser selbst, dessen körperliches oder geistiges Wohl durch geschickt und intelligent angewendete Mittel vernünftiger fördern zu können, als dieser es vermag, gewährt jenem entfernt nicht irgend eine rechtliche Befugnis, nunmehr nach eigenem Ermessen in die Rechtssphäre des Anderen einzugreifen, diesem Gewalt anzuthun und dessen Körper willkürlich zum Gegenstand gutgemeinter Heilversuche zu benutzen. Das Absurde einer solchen Unterstellung springt mit besonderer Schärfe in die Augen, wenn man erwägt, daß das hier behauptete, durch den vernünftigen Zweck begründete 'Recht', will man demselben überhaupt einen Sinn beilegen, folgerichtig dahin führt, das subjektive Belieben, den rein subjektiven guten Glauben des Einzelnen an seine Fähigkeit und Geschicklichkeit im Wohlthun zum rechtsbildenden, Rechte schaffenden und Rechtsnormen aufhebenden Faktor zu erheben" (Reichsgericht 1894 S. 378f). Für das Zustandekommen einer konkreten Arzt-Patient-Beziehung und für die Behandlungsentscheidungen im einzelnen ist der individuelle Patientenwille entscheidend. Dieser "Auftrag zum Heilverfahren" sowie

---

[5] In diesem Revisionsverfahren hob das Reichsgericht eine Entscheidung des Landgerichts Hamburg auf. Der angeklagte Oberarzt der chirurgischen Abteilung des Vereinshospitals Hamburg führte eine Fußamputation wegen Knochentuberkulose bei einer minderjährigen Patientin gegen den ausdrücklichen Willen des Vaters durch. Dieser sprach sich als Anhänger der Naturheilkunde gegen den chirurgischen Eingriff, der seine Tochter zum Krüppel machen würde, aus. Trotz mehrfachen Widerspruchs des Vaters wurde die Fußamputation am 23.6.1893, nach Auskunft medizinischer Sachverständiger lege artis, vorgenommen. Nach der Operation sind die tuberkulösen Erscheinungen nicht mehr aufgetreten, die Kräfte des Kindes hatten wieder zugenommen und es hatte sich normal entwickelt (RG St 25, 375 (1894)).

[6] RG St 25, 375.

die "Anwendung jedes einzelnen Heilmittels" können jederzeit vom Patienten eine "rechtswirksam[e] Weigerung entgegen[ge]setz[t]" werden (Reichsgericht 1894 S. 382, Übersicht bei Elkeles 1989 S. 63-91). Diese Rechtsprechung wurde vom Bundesgerichtshof[7] übernommen. Schon seit dem 19. Jahrhundert ist jedoch in der Rechtslehre die strafrechtliche Bewertung des ärztlichen Eingriffs in die Körperintegrität und die Rolle der Patienteneinwilligung umstritten (Held 1990 S. 29ff).

Die älteste bekannte staatliche Regelung, die eine ausdrücklich eine "sachgemäße Belehrung" und eine "Zustimmung in unzweideutiger Weise" bei nicht-therapeutischen Versuchen am Menschen forderte, stellt die "Anweisung an die Vorsteher der Kliniken, Polikliniken und sonstigen Krankenanstalten" des Königlich Preußischen Ministers der geistlichen, Unterrichts- und Medizinal-Angelegenheiten vom 29.12.1900 dar (Abschrift bei Luther und Thaler 1967 S. 167f). Dieses frühe Dokument zum Informed Consent kam nicht auf Initiative der Ärzteschaft oder von Forschungsinstitutionen zustande, sondern stellt das politische Resultat öffentlicher Kritik von Seiten der politischen Presse und des Parlaments über den Mißbrauch von Menschen[8] bei wissenschaftlichen Experimenten dar (Elkeles 1985, Tashiro 1991 S. 98f). Festzuhalten gilt, daß die ersten Ansätze des Informed Consent kein medizinisches oder ethisches, sondern ein juristisches Modell darstellen, in dem bereits 1900 ein Recht des Patienten auf Aufklärung und Einwilligung formuliert wurde. Amerikanische Autoren nehmen diese frühe Entwicklung nicht zur Kenntnis und behaupten, die "legal doctrine" sei ein modernes Merkmal des Informed Consent, das sich erst nach dem Zweiten Weltkrieg in den USA entwickelte habe. Weiterhin wurde in der Anweisung von 1900 erstmals ein besonderer Schutz von Kindern, Minderjährigen und - für die Psychiatrie von Bedeutung - von Patienten, "die nicht vollkommen geschäftsfähig" sind, in der klinischen Forschung sowie eine schriftliche Dokumentationspflicht des Informed Consent festgelegt (Luther und Thaler 1967 S. 168).

In den 30er Jahren dieses Jahrhunderts wurde der Informed Consent in der klinischen Forschung in Deutschland in den "Richtlinien für neuartige Heilbehandlung und für die Vornahme wissenschaftlicher Versuche am Menschen" vom 28.2.1931 in einem Rundschreiben des Reichsministers des Innern von 1931 festgelegt (Reichsgesundheitsrat 1931, Sass 1983 S. 99-101). Auslösend hierfür war

---

[7] BGH St 11, 112 und BGH St 16, 309.

[8] Eine zentrale Rolle in dieser Auseinandersetzung spielt der Fall des Breslauer Venerologen und Entdecker des Gonococcus Albert Neisser. Auf der Suche nach einer Prävention der Syphilis injizierte er 1892 Patientinnen seiner Klinik, hauptsächlich Prostituierten, zellfreies Serum von Syphilispatienten, ohne dazu die Patientinnen aufzuklären und deren Einwilligung einzuholen. Als daraufhin einige Patientinnen an Syphilis erkrankten, folgerte Neisser, daß die Impfung nicht wirke, aber auch nicht geschadet hätte. Die Patienten wären nicht durch das Experiment infiziert worden, sondern hätten sich als Prostituierte angesteckt. Später wurde Neisser wegen der fehlenden Patientinneneinwilligung zu einer Geldstrafe verurteilt. Staatsanwaltschaft und das Parlament befaßten sich mit dem Fall und die Regierung gab medizinische und juristische Gutachten in Auftrag, die zur Grundlage der ministeriellen Anweisung von 1900 wurden.

3. Aufklärung und Einwilligung (Informed Consent)

die Lübecker BCG-Impfkatastrophe, bei der insgesamt 68 Menschen, überwiegend Kinder, starben. In dem folgenden Gerichtsprozeß wurden Impfversuche als medizinische Versuche bewertet, bei denen die informierte Zustimmung der Eltern der zu impfenden Kinder als grundsätzlich erforderlich bezeichnet wurde. Nach Beratung durch den Reichsgesundheitsrat[9] traten am 28.2.1931 die neuen Richtlinien für die therapeutische und nicht-therapeutische Forschung in Kraft, die für alle Ärzte im damaligen Deutschen Reich Gültigkeit bekam. Alle Ärzte "in Anstalten der geschlossenen und offenen Krankenbehandlung oder Krankenfürsorge" mußten sich schriftlich zur Beachtung dieser Richtlinien verpflichten.

Die Richtlinien stellten fest, daß zur Weiterentwicklung der ärztlichen Wissenschaft und Heilbehandlung wissenschaftliche Versuche am Menschen unverzichtbar seien. Hieraus erwachse für den Arzt einerseits ein Recht zur Durchführung von Versuchen am Menschen, andererseits eine Pflicht und große Verantwortung für das Leben und die Gesundheit des einzelnen Versuchspatienten. Dabei wurde zwischen therapeutischen ("neuartige Heilbehandlung" Art. 2) und nicht-therapeutischen Versuchen ("wissenschaftliche Versuche" Art. 3) unterschieden und eine vorherige tierexperimentelle Testung sowie eine Schaden-Nutzen-Abwägung (Art. 4) vorgeschrieben. Analog dieser Differenzierung galten für wissenschaftliche Versuche strengere Durchführungsbestimmungen (Art. 12ff) als bei neuartigen Heilbehandlungen. Für beide waren eine fachgerechte wissenschaftliche Durchführung nach den "Regeln der ärztlichen Kunst und Wissenschaft" (Art. 4) und eine Risiko-Nutzen-Analyse (Art. 4) erforderlich. Versuche am Menschen durften nur durchgeführt werden "nachdem die betreffende Person oder ihr gesetzlicher Vertreter auf Grund einer vorausgegangenen zweckentsprechenden Belehrung sich in unzweideutiger Weise mit der Vornahme einverstanden erklärt hat" (Art. 5). Während der Einwilligungsteil eindeutig festgelegt war, blieb ein Interpretationsspielraum darüber, was in der Praxis mit "zweckentsprechender Belehrung" gemeint war. Der Begriff "Belehrung" deutet auf ein paternalistisches Arzt-Patient-Verhältnis hin, in dem dem Arzt nicht nur ein medizinischer Wissensvorsprung, sondern darüber hinaus die moralische Autorität zur Belehrung des Patienten eingeräumt wurde. Da die Patientenaufklärung nach dem Ziel der Forschungsstudie "zweckentsprechend" ausgerichtet sein sollte, muß kritisch gefragt werden, ob es sich dabei wirklich um eine angemessene patientenbezogene Aufklärung handelte. Auf der anderen Seite wurde dem Patienten bei der Einwilligung eine eigenständige Entscheidung eingeräumt. Auf diese Interpretationsschwierigkeiten bei der Aufklärung und Einwilligung (Informed Consent) in unterschiedlichen historischen und sozialen Kontexten wird noch genauer einzugehen sein. An dieser Stelle soll nur festgehalten werden, daß die Reichsrichtlinie von 1931 nach der preußischen Anweisung von 1900 nach gegenwärtigem Wissensstand die erste

---

[9] Der Reichsgesundheitsrat war ein 1900 gegründetes Beratungsgremium in Gesundheitsfragen. Seine fünf Mitglieder wurden vom Reichsrat gewählt. Die Richtlinien wurden in den Veröffentlichungen des Reichsgesundheitsamtes im Geschäftsbereich des Reichsministers des Innern am 28.2.1931 publiziert und hatten bis 1945 Gültigkeit. Im Reichsbereinigungsgesetz wurden sie nicht in die rechtlichen Bestimmungen der Bundesrepublik übernommen.

staatliche Regelung von Aufklärung und Einwilligung in der medizinischen Forschung am Menschen darstellt.

Weiterhin wurde eine schriftliche Dokumentationspflicht des Arztes über die wissenschaftliche Untersuchung selbst (Forschungsprotokoll) und über das erfolgte "Einverständnis" des Kranken nach "zweckentsprechender Belehrung" (heute als gültiger Informed Consent bezeichnet) gefordert (Art. 10). Die Richtlinie berücksichtigte sogar die sozialen und institutionellen Rahmenbedingungen, in denen Forschungsversuche stattfanden und ging damit sowohl über den Nürnberger Kodex als auch über die erste Fassung der Deklaration von Helsinki hinaus. Bereits 1931 wurde die Ausnutzung einer sozialen Notlage für die Durchführung von medizinischer Forschung am Menschen verurteilt.

Die Richtlinien von 1931 stellen noch vor dem Nürnberger Kodex von 1947 eine differenzierte, staatliche Regelung der medizinischen Forschung am Menschen dar. Sie enthalten bereits Elemente moderner Medizinethik wie Forschungsplan mit differenzierten Studienphasen (Tierexperiment vor Humanexperiment), Klärung der Verantwortung, Risiko-Nutzen-Analyse, Aufklärung und Einwilligung (Informed Consent) und Dokumentationspflicht sowie besondere Schutzbestimmungen für Minderjährige, sterbende Patienten und sozial Schwache (heute: "vulnerable groups"). Die grundlegende, medizinethische Differenzierung zwischen therapeutischer (Heilversuch) und nicht-therapeutischer (Humanexperiment) Forschung besitzt bis heute Gültigkeit. Dieser Differenzierung folgen die "Deklaration von Helsinki" des Weltärztebundes, die Rechtsprechung des Bundesgerichtshofes[10] und das deutsche Arzneimittelgesetz (Held 1990 S. 19f und 27f). In wesentlichen Bereichen sind sie detaillierter und gehen über die Anforderungen des Nürnberger Kodex hinaus. Dennoch wurden diese Richtlinien in der bioethischen Diskussion des Informed Consent kaum berücksichtigt. Die Richtlinien von 1931, die auch während der Nazi-Herrschaft in Deutschland rechtsgültig blieben, konnten die grausamen und entwürdigenden Menschenversuche von deutschen Ärzten in Konzentrationslagern nicht verhindern. Erschreckend ist, daß gerade in einem Land mit frühzeitiger staatlicher Regulierung der medizinischen Forschung am Menschen während der nationalsozialistischen Diktatur menschenverachtende Humanexperimente von Ärzten durchgeführt wurden (Helmchen 1997).

3.1.3
Aufklärung und Einwilligung in der Realität klinischer Versuche am Menschen

Aus der Existenz dieser fortschrittlichen Richtlinien kann nicht auf die alltägliche Praxis von Patientenaufklärung und -einwilligung geschlossen werden. Die wenigen Dokumente, die Hinweise auf die reale Praxis in der medizinischen Forschung am Menschen geben, zeichnen ein ganz anderes Bild. So verteidigte sich Neisser im o.g. Fall gegen den Vorwurf, ohne Aufklärung und Einwilligung der Kranken

---

[10] BGH Z 20, 61 und 66

experimentiert zu haben, indem er die Gefährlichkeit des Experiments leugnete. Neisser begründete sein Verhalten, die Patientinnen nicht aufgeklärt und nicht um eine Einwilligung gebeten zu haben, folgendermaßen: "weil ich auf eine derartige Einwilligung gerade vom moralischen Standpunkt aus kein Gewicht gelegt habe und nie legen würde. Wäre es mir um eine formale Deckung zu thun gewesen, so hätte ich mir die Einwilligung gewiss beschafft, denn es ist nichts leichter, als sachunverständige Personen durch freundliche Ueberredung zu jeder gewünschten Einwilligung zu bringen, wenn es sich um solch harmlose tagtägliche Dinge handelt, wie eine Einspritzung. Ich würde nur dann von einer Einwilligung sprechen, wenn es sich um Menschen handelte, die in der Lage wären, durch eigene Kenntniss und Beobachtung die ganze Bedeutung der eventuell vorhandenen Gefahren zu erkennen" (Neisser 1900 zitiert nach Tashiro 1991 S. 93). Hier wird deutlich, welch geringer Stellenwert der Selbstbestimmung des Kranken aus der Sicht des medizinischen Forschers zuerkannt wird. In Neissers Argumentation wird jedem Patienten letztlich die Einwilligungsfähigkeit wegen fehlenden medizinischen Fachwissens abgesprochen (Vergl. auch Kuttig 1993).

Dieser Trend zur paternalistischen Bevormundung von Patienten ist sogar bei Ärzten zu finden, die die medizinische Forschungspraxis ihrer Zeit kritisch beurteilten und im allgemeinen eine Aufklärung und Einwilligung des Patienten fordern. So geht z. B. der Berliner Psychiater Albert Moll in seiner "Ärztliche[n] Ethik" davon aus, daß alle "Geisteskranken" einwilligungsunfähig seien und daher stets die Einwilligung der Angehörigen einzuholen sei (Moll 1902 S. 246). Eine weitere Quelle aus der Psychiatrie bezieht sich auf die Behandlung von sog. Kriegsneurosen während des Ersten Weltkrieges. Wegen der Lebensgefährlichkeit einiger der eingesetzten psychiatrischen Behandlungsverfahren[11] bestimmte das Kriegsministerium in der Verfügung vom 6.12.1915, daß bei sehr gefährlichen Maßnahmen vorher die Einverständniserklärung des Soldaten vom Arzt einzuholen sei (Riedesser und Verderber 1985 S. 13). Dagegen wandte der Freiburger Psychiater Kehrer ein: "Im Zusammenhang zu behandeln ist noch die Frage der Wahlfreiheit des Kranken gegenüber der Art der anzuwendenden Methode. Erfreulicherweise sind wir hier nach oben hin in dieser Beziehung ebenso gedeckt, wie determiniert. Es ist durch kriegsministerielle Entscheidung festgestellt, daß nur erhebliche Eingriffe, zu denen jede Narkose, also auch der Chloräthylrausch rechnet, die Einwilligung des Kranken zur Voraussetzung hat. (Anmerkung: Alle anderen auch mehr oder weniger schmerzhaften und unbequemen Behandlungsarten sind nach dieser Entscheidung unerheblich.) Dennoch ist die Frage, ob das Einverständnis des Kranken für die einzuschlagende Methode einzuholen sei, aufgeworfen worden.Kehrer beantwortet diese Frage folgendermaßen: "Ich kann angesichts dieser Entscheidung aber auch rein ärztlich keine Gründe mehr erken-

---

[11] Folgende Methoden wurden eingesetzt: elektrische Stromstöße, Chloräthylnarkose, Scheinoperation in Äthernarkose, wochenlange Isolierung und Röntgenbestrahlung im Dunkelzimmer, tagelange feuchtkalte Ganzkörperpackung, Hervorrufen von Erstickungsangst durch die sog. Muck'sche Kehlkopfsonde (Riedesser und Verderber 1985 S. 13f).

nen, die es uns nahelegen könnten, die Einwilligung des Kranken zu einer bestimmten Kur einzuholen. Ich glaube vielmehr, daß es dem Seelenzustand des Soldaten durchaus konform ist, wenn auch die ärztliche Kur, die unter allen Umständen von einem Vorgesetzten ausgeführt wird, vom Gesetz des Gehorchenmüssens keine Ausnahme macht" (Kehrer 1917 S. 18f). Das Zitat verdeutlicht, welch geringen Stellenwert ein Psychiater der Selbstbestimmung eines kranken Soldaten bei lebensbedrohlichen Eingriffen einräumt, und damit sogar über die vom Kriegsministerium geforderte Soldatenpflicht einer Behandlung hinausgeht.

Hall (1996) konnte bei einer Analyse von 380 Publikationen über psychiatrisch-klinische Arzneimittelversuche in deutschsprachigen Fachzeitschriften von 1844 bis 1952 nur 12 Arbeiten finden, in denen die Aufklärung und Einwilligung des Patienten bzw. Probanden thematisiert wurde. Letztere wurden zwischen 1905 und 1938 in allgemeinmedizinischen, nervenärztlichen und pharmakologischen Fachzeitschriften publiziert und befaßten sich mit der Schock-, Fieber- und Malariatherapie sowie mit weiteren medikamentösen Behandlungsversuchen bei psychiatrischen Erkrankungen. In drei dieser Arbeiten wird eine Aufklärung des Kranken aus methodischen Gründen "natürlich" abgelehnt, um das Untersuchungsergebnis nicht durch Suggestivwirkung zu verfälschen (Bressler 1905 zit. nach Vollmann 1997). In einer Studie wird sogar die Mehrzahl der gesunden Versuchspersonen nicht über die Art und Weise der zu erwartenden Wirkungen und Nebenwirkungen aufgeklärt (Flügel 1938 zit. nach Vollmann 1997). Im Zusammenhang mit der Fiebertherapie wird berichtet, daß die Angehörigen oder Vormünder der Kranken zwar "um ihre Einwilligung angegangen [würden]. Ob dies nötig ist, sei dahingestellt. Die Einwilligung wurde selten versagt, doch trug diese Befragung - nach [Nobbes] Meinung unnötig - manchmal zur Beunruhigung der Angehörigen bei" (Nobbe 1933 zit. nach Vollmann 1997). Die Landesanstalt Haina (Kassel) entwickelte einen "Schemabrief für die Verständigung der Angehörigen", in dem über eine geplante Insulinschockbehandlung bei schizophrenen Psychosen informiert wurde. Zu der neuen Behandlung heißt es: "Dies ist ein neues Verfahren, das schon verschiedentlich mit Erfolg angewendet worden ist und heute die einzige Möglichkeit bietet, diese schwere geistige Erkrankung heilend anzugehen. Da die Behandlung eingreifend ist und - wenn auch in seltenen Fällen - Lebensgefahr mit sich bringen kann, möchten wir Sie von unserer Absicht unterrichten. Zu einer persönlichen Besprechung steht der Abteilungsarzt gern zur Verfügung. Wenn Sie uns binnen 8 Tagen keinen Bescheid geben, nehmen wir Ihr Einverständnis an" (Deussen 1937 zit. nach Vollmann 1997). Dagegen berichtet ein anderer Psychiater: "In vielen Fällen stoßen wir bei der schriftlichen Erlaubniseinholung zur Kur bei den Verwandten noch auf Schwierigkeiten und oft auf hartnäckige Ablehnung. Bei mündlicher Aufklärung von seiten des Arztes jedoch wird fast nie die Erlaubnis verweigert. Es empfiehlt sich daher, wenn es eben geht, in einer mündlichen Rücksprache die Genehmigung zur Einleitung der Insulinschockbehandlung von der Angehörigen zu erwirken" (Heuschen 1938 zit. nach Vollmann 1997). Inwieweit in der klinischen Praxis das persönliche Gespräch zwischen Arzt und Angehörigem wirklich mit dem Ziel einer sachgemäßen Aufklärung geführt wurde, oder mehr den Charakter einer Manipulation der Verwandten mit dem Ziel der Einwilligung trug, muß offen bleiben. Die o.a. Zitate weisen mehrheitlich auf eine Aufklärung des Patienten bzw. der Angehörigen hin, die sich nicht an der Patientenautonomie, sondern an der Sichtweise und dem Forschungsinteresse des Arztes orientierte.

Nach den vorliegenden Quellen wird seit Mitte der zwanziger Jahre von einem Teil der Wissenschaftler bei lebensbedrohlichen Therapien (Insulinschocktherapien, Malariakur, Dauerschlafbehandlung) die Einholung der Einwilligung der Angehörigen praktiziert und diese teilweise schriftlich dokumentiert: "Vorherige Aufklärung der Angehörigen über die große Lebensgefahr der Kur und eventuelle Einholung eines schriftlichen Einverständnisses haben wir uns zur Regel gemacht" (Segerath und Wember 1931 zit. nach Vollmann 1997). Daß eine nennenswerte Zahl von Angehörigen die vorgeschlagene Therapie ablehnten und die Ärzte sich an diese Entscheidung hielten, wird in der Arbeit von Wahlmann (1928 zit. nach Vollmann 1997) deutlich: "Bei dem starken Widerstande, den die nächsten Verwandten einer vorgeschlagenen Malariakur entgegensetzten, konnte die Zahl der mit Malaria Behandelten nur recht niedrig bleiben. Es läßt sich nicht umgehen, die schriftliche Erlaubnis der Verwandten einzuholen. Es darf, meines Erachtens, den Angehörigen nicht verschwiegen werden, daß wir für den Erfolg nicht einstehen können, daß andererseits auch eine gewisse Gefahr für das Leben nicht auszuschließen ist."

Im Hinblick auf die klinische Praxis des Informed Consents belegt die Literatur, daß der Aufklärung und Einwilligung des Patienten (bzw. der Angehörigen) unterschiedliche Bedeutung zugemessen wird. Während Neisser 1900 der Aufklärung und Einwilligung der Patientin wegen fehlenden medizinischen Wissens und sich daraus ergebender Manipulierbarkeit durch den Arzt keine moralische Bedeutung zugemessen hat, fordert Moll 1902 grundsätzlich eine Aufklärung und Einwilligung des Kranken. Bei Geisteskranken fällt diese Rolle nach seiner Meinung den Angehörigen zu. In der überwiegenden Mehrzahl der von Hall untersuchten Publikationen (1844-1952) über klinisch-psychiatrische Arzneimittelversuche wird die Aufklärung und Einwilligung nicht thematisiert (Hall 1996 S. 355-367). Die wenigen forschenden Psychiater, die dies tun, vertreten überwiegend die Meinung, daß das Einholen einer Einwilligung, wenn überhaupt, nur bei lebensgefährlichen Behandlungsversuchen geboten sei und dieses dann am besten in einem persönlichen Gespräch mit den Angehörigen geschehen könne. Eine schriftliche Dokumentation wird nur teilweise für nötig erachtet. Offensichtlich gibt es bei der Malaria- und Schocktherapie Widerspruch und Ablehnung von Angehörigen, der respektiert wird und die Erprobung neuer Therapieversuche erschwert. Auf der anderen Seite schwingt in vielen Bemerkungen die Intention mit, die Angehörigen tendenziell zu informieren, um die geplanten Therapieversuche durchführen zu können, und nicht ihnen durch eine möglichst sachgemäße und ausgewogene Aufklärung eine möglichst autonome Entscheidung zu ermöglichen. Abschließend sei festgehalten, daß sich die Aufklärung und Einwilligung stets auf Angehörige und Vormünder bezieht. Nur eine Arbeit erwähnt eine Einwilligung des Patienten selbst: "Selbstverständlich wurden in allen Fällen vor Beginn der Kur die Einwilligung des Kranken oder seines gesetzlichen Vertreters eingeholt" (Boening 1924 zit. nach Vollmann 1997).

3.1.4
Interpretation des Arzt-Patient-Verhältnisses

Die historische Entstehung des Informed Consent wird in der Literatur kontrovers diskutiert. Der amerikanische Psychiater Jay Katz argumentiert in seinem grundlegenden Buch "The Silent World of Doctor and Patient" (1984), daß die Arzt-Patient-Beziehung in allen historischen Epochen bis heute durch eine unveränderte Konstellation gekennzeichnet sei: Der Arzt habe sich nie um die Rechte von Patienten gekümmert, sondern stets die Notwendigkeit gesehen, selbst die medizinischen Entscheidungen zum gesundheitlichen Wohl seines Patienten zu treffen. In der gesamten Geschichte der Medizin habe die Information des Patienten durch den Arzt und die Patientenzustimmung bei ärztlichen Maßnahmen nie eine große Rolle gespielt. Vielmehr habe der Arzt es als seine moralische Pflicht angesehen, allein zum Wohl des Patienten zu entscheiden. Insgesamt sei die Geschichte der Arzt-Patient-Beziehung eine "history of silence with respect to patient participation in decision making" (Katz 1984 S. 3f).

Dagegen zeigt der amerikanische Historiker Martin S. Pernick in seinen Arbeiten zur Medizingeschichte des 19. Jahrhunderts, daß Wahrheit am Krankenbett und das ärztliche Bemühen um eine Einwilligung des Patienten einen Teil der medizinischen Tradition darstellen. Er führt weiter aus, daß dieses ärztliche Verhalten sich auf medizinische Theorien stütze, in denen die Beachtung von Information und Autonomie des Patienten nachweislich zu einer erfolgreichen Behandlung und damit zum Patientenwohl beitrage. Pernick räumt zwar ein, daß sich die Formen des Informed Consent in Inhalt und Zweck im 19. Jahrhundert von den modernen Konzepten unterscheiden, denn im 19. Jahrh. sei die Aufklärung und Einwilligung aufgrund des unterschiedlichen sozialen Kontextes nicht am Recht orientiert ("right-oriented"), sondern basierte auf dem traditionellen Beneficence-Prinzip. Trotz unterschiedlicher sozialer Kontexte, Rechtfertigungs- und Begründungsstrategien existierte nach Pernick bereits im 19. Jahrhundert eine ärztliche Praxis, die sich um eine aussagekräftige Patienteneinwilligung ("meaningful consent practices") bemühte (Pernick 1982). Seine Argumentation wird durch eine breite rechtswissenschaftliche Diskussion und spätere Rechtsprechung gestützt. Dieses erkennt Katz zwar an, weist jedoch darauf hin, daß juristische Entwicklungen wenig von der Realität der Arzt-Patient-Beziehung widerspiegeln. Vielmehr habe der Arzt im Patientengespräch nicht Informationen mitgeteilt, um das Einverständnis des Patienten zu erhalten, sondern um seine Mitarbeit bei der Behandlung zu ermöglichen. Es handele sich demnach nicht um eine gültige und aussagekräftige Patienteneinwilligung, weil dem Patienten kein Recht zur Entscheidung eingeräumt worden sei (Katz 1984 S. 15-18).

Katz und Pernick stimmen darin überein, daß Patienten im 19. Jahrhundert über ärztliche Maßnahmen informiert wurden und sich diesen Behandlungen großteils freiwillig unterzogen. Ob es sich dabei um einen "meaningful consent" handelte, bleibt strittig. Weiterhin wird der sozialhistorische Kontext und der Einfluß von Rechtswissenschaft und Rechtsprechung auf die Arzt-Patient-Beziehung unterschiedlich interpretiert. Für die weitere Diskussion sind die unterschiedlichen Definitionen der Einwilligung von entscheidender Bedeutung. Katz spricht von gültiger Einwilligung nur, wenn dem Patienten gleichzeitig ein autonomes Entscheidungsrecht zugestanden wird; Einwilligung wird demnach konzeptionell an das Autonomie-Prinzip gebunden. Pernick sprich dagegen im historischen Kontext des 19. Jahrhunderts auch dann von gültiger Patienteneinwilligung, wenn eine ausreichende Information zugrunde liegt, der Patient bei der Behandlung kooperiert und die Behandlung zum Wohle des Patienten geschieht. Bei Pernicks Consent-Konzeption ist eine gültige Einwilligung nach Aufklärung also auch ohne das Autonomie-Prinzip innerhalb des Beneficence-Prinzips möglich. Es muß daher zwischen diesen beiden Konzeptionen des Informed Consent unterschieden werden. Faden und Beauchamp (1986) schließen sich Katzs historischer und sozialwissenschaftlicher Analyse der Arzt-Patient-Beziehung an und untersuchen von dieser Grundlage aus, was es genau für einen Patienten bzw. eine Versuchsperson bedeute, aussagekräftig und gültig zu wählen und einzuwilligen. Trotz dieser unterschiedlichen historischen Interpretation des Informed Consent stimmen die genannten Autoren darin überein, daß spätestens nach dem Zweiten Weltkrieg ein neues Konzept von Aufklärung und autonomer Einwilligung als Rechtsprinzip in die medizinische Ethik Einzug hielt.[12] Im folgenden wird die weitere Entwicklung kurz dargestellt.

3.1.5
Der Nürnberger Kodex von 1947

Im Rahmen des Nürnberger Kriegsverbrecherprozesses wurden 1946 20 Ärzte und drei Verwaltungsbeamte wegen menschenverachtender, häufig tödlicher Menschenexperimente in Konzentrationslagern angeklagt (Mitscherlich und Mielke 1947, 1949, Alexander 1949, Annas und Grodin 1992). Was heute als Nürnberger Kodex (Nuremberg Code 1947) bezeichnet wird, war Teil des am 19.8.1947 ergangenen Urteils im Prozeß "Vereinigte Staaten gegen Karl Brandt", der an medizinischen Experimenten während des zweiten Weltkrieges beteiligt war.[13] Die

---

[12] Dabei werden jedoch in der amerikanischen Bioethik frühere medizinethische Ansätze, z.B. die positivistische Rechtsposition als Grundlage der Arzt-Patient-Beziehung (Vertragsmodell) in der "Ärztlichen Ethik" Albert Molls (1904) nicht zur Kenntnis genommen.

[13] Bei der gegenwärtigen medizinethischen Diskussion des Nürnberger Ärzteprozesses wird häufig übersehen, daß es damals nicht um die generelle Rolle der Medizin bzw. der Ärzteschaft im Nationalsozialismus ging. Vielmehr wurde über Kriegsverbrechen und Verbrechen gegen die Menschlichkeit sowie über Mitgliedschaften in verbrecherischen Organisationen geurteilt, die an nichtdeutschen Staatsangehörigen in erster Linie in Konzentrationslagern begangen wurden. Verbrechen, die

Richter nahmen in ihrer Argumentation auf universal gültige moralische, ethische und rechtliche Prinzipien Bezug[14] und legten erstmals universal gültige und unveräußerliche Patientenrechte in der klinischen Forschung fest. Die freiwillige Zustimmung des Menschen ("voluntary consent") sowie ausreichendes Wissen und Informationsverständnis des Patienten ("sufficient knowledge and comprehension") wurden damit erstmals international rechtliche Voraussetzungen für die Durchführung von medizinischen Experimenten am Menschen. Aufklärung und Einwilligung stellten somit einen Rechtsanspruch des Patienten/Probanden dar und sollten ihn vor Mißbrauch schützen (Art. 1). Damit zogen die amerikanischen Richter die Konsequenz aus der ärztlichen Mitwirkung an den Naziexperimenten und ergänzten das ärztliche Beneficence-Prinzip durch das Autonomie-Prinzip auf der Patientenseite. Andererseits blieb auf der Seite des Arztes die Pflicht zur sorgfältigen Durchführung der Untersuchung und die nicht delegierbare Verantwortung für das Experiment bestehen. Darüber hinaus wurden, ähnlich wie in den deutschen Richtlinien von 1931, konkrete Festlegungen getroffen: Das Humanexperiment war erst nach der Durchführung von Tierversuchen erlaubt (Art. 3) und mußte wesentliche Ergebnisse zum Wohl der Allgemeinheit erwarten lassen, die nicht mit anderen Methoden erreicht werden könnten (Art. 2). Beim Experiment mußte alles unnötige Leiden bzw. Schäden vermieden werden (Art. 4), es durfte nicht durchgeführt werden, wenn mit Tod oder Invalidität gerechnet werden mußte (Art. 5). Grundsätzlich durfte das Risiko nie die humanitäre Bedeutung des zu erwartenden Experimentergebnisses überschreiten (Art. 6) und bei der Durchführung kam der Sicherheit der Versuchsperson höchste Priorität zu (Art 7). Die Versuchsperson hatte jederzeit das Recht zum Abbruch der Untersuchung (Art. 9) und die qualifizierten Wissenschaftler (Art. 8) waren verpflichtet, während des Versuchsverlaufs das Experiment zu beenden, wenn die Versuchsperson schweren Schaden nehmen könnte (Art. 10).

Im Nürnberger Kodex wurde die traditionelle ethische Verantwortung des Arztes für das Wohl des Patienten (Beneficence-Prinzip) durch das Recht des Patienten auf autonome informierte Entscheidungsfreiheit erweitert. Konzeptionell sollte zunächst auf Seiten des Arztes eine verantwortliche Versuchsplanung mit Risiko-Nutzen-Analyse erfolgen. Danach mußte die Versuchsperson um eine autonome und informierte Zustimmung zu dem aus ärztlicher Sicht verantwortbaren Experiment gebeten werden. Diese neue, durch Autonomie, Beneficence und Rechtsstaatlichkeit geprägte Informed Consent-Konzeption diente in den folgenden Jahrzehnten als Modell für verschiedene Richtlinien (Faden und Beauchamp 1986 S. 156). Besonders nachhaltige Wirkung zeigte der Nürnberger Kodex in den USA, wo das neue Informed Consent-Konzept in den späten 50er und frühen 60er Jahren

---

Deutsche gegen Deutsche begangen hatten, gehörten ebensowenig zum Bereich des amerikanischen Militärgerichts wie die sog. "Euthanasie"-Verbrechen in Deutschland (Jäckel 1996).

[14] Am 10.12.1948 verabschiedete die Generalversammlung der Vereinten Nationen die "Allgemeine Erklärung der Menschenrechte", die ähnlich abgeleitet und begründet wurden. Daher haben Autoren den Nürnberger Kodex als eine der ersten Festschreibungen von universalen Menschenrechten bezeichnet (Annas 1995).

schrittweise umgesetzt wurde. Während von 1930-1956 in der amerikanischen Literatur nur neun Publikationen über Einwilligungsfragen zu finden sind, kam es von 1960-1980 zu einer exponentiellen Zunahme der Veröffentlichungen über den Informed Consent mit über 1000 Arbeiten allein im Jahr 1980 (Kaufmann 1983). Nach Einschätzung von Faden und Beauchamp (1986, S 86-101) hängt diese rasante Entwicklung mit komplexen gesellschaftlichen Entwicklungen zusammen. Der moderne Informed Consent entstand außerhalb der Medizin als juristisches Konzept, das sich in der amerikanischen höchstrichterlichen Rechtsprechung (Case Law)[15] schnell durchsetzte. Mit der ersten Case Law-Entscheidung 1957 erlangte das moderne Konzept des Informed Consent in den USA Rechtsgültigkeit und fand danach im medizinischen Bereich verstärkte Beachtung. Durch die zeitgleiche Entwicklung der interdisziplinären "bioethics" in den USA (siehe Kap. 2) wurde die rechtliche Perspektive des Informed Consent schnell durch eine medizinethische erweitert. Gesellschaftspolitische Entwicklungen wie die amerikanische Bürgerrechtsbewegung ("civil rights movement", "consumer movement") führten zu größerer Autonomie, Individualismus und politischen Selbstbewußtsein, was sich im medizinischen Bereich durch stärkere Patientenrechte[16] zeigte.

3.1.6
Die Deklaration von Helsinki von 1964 (Fassung von 1996)

In Anlehnung an den Nürnberger Kodex beinhaltet die Deklaration von Helsinki des Weltärztebundes von 1964 in der gültigen Fassung von 1996 (Weltärztebund 1996 S. 17.C) Empfehlungen für Ärzte, die weltweit in der biomedizinischen Forschung tätig sind. Neben den bereits erwähnten Grundprinzipien des Nürnberger Kodex werden erstmals Ethikkommissionen zur Begutachtung der Forschungsprotokolle (Art. I.2) gefordert und der Prozeß des Informed Consent (Art. I.9-11) genauer geregelt. Erstmals wird die Bestellung eines gesetzlichen Vertreters für "nicht voll geschäftsfähige" Versuchspersonen gefordert und festgelegt, daß das Versuchsprotokoll ethische Überlegungen bezüglich der Versuchsdurchführung enthalten soll (Art. I.12). Ähnlich wie in den bereits dargestellten Richtlinien von 1931 wird zwischen therapeutischen (klinische Versuche) und nicht-therapeutischen Versuchen am Menschen unterschieden. Für letztere werden Versuchspersonen als gesunde Personen oder Patienten, bei denen die Versuchsabsicht nicht in Zusammenhang mit ihrer Krankheit steht, definiert. Der Weltärzteverband nimmt mit der grundsätzlichen Forderung nach Aufklärung und Einwilligung bei jedem Patienten bzw. Probanden das Grundprinzip des Informed Consent in seine Empfehlungen zur medizinischen Forschung auf. Bei therapeutischen Versuchen am Menschen wird jedoch eine Ausnahmeregelung eingeführt: "Wenn der Arzt es

---

[15] Hier sind besonders folgende "landmark cases" zu erwähnen: Salgo (1957), Natanson (1960) und Canterbury (1972).
[16] Z.B. verabschiedete die "American Hospital Association" 1972 auf Druck der wachsenden und selbstbewußt öffentlich auftretenden Patientenorganisationen die "Patient's Bill of Rights", die Patientenrechte bei einer Krankenhausbehandlung festlegten.

für unentbehrlich hält, auf die Einwilligung nach Aufklärung zu verzichten, sollen die besonderen Gründe für dieses Vorgehen in dem für den unabhängigen Ausschuß[17] bestimmten Versuchsprotokoll niedergelegt werden" (Art. II.5). Dadurch entsteht innerhalb der Deklaration eine Spannung zwischen der grundsätzlichen Forderung nach einem Informed Consent in der medizinischen Forschung am Menschen (Art. I.9) und der sehr allgemein formulierten Ausnahmeregelung (Art. II.5). Medizinethiker haben den Art. II.5 scharf kritisiert und befürchten ein Unterlaufen des im Nürnberger Kodex festgeschriebenen Rechtsanspruchs des Patienten bezüglich eines uneingeschränkten Informed Consents zugunsten der Wiedereinführung eines ärztlich-paternalistischen Beneficence-Prinzips in der klinischen Forschung. Diese Abschwächungstendenz ist auch in den internationalen ethischen Richtlinien für die biomedizinische Forschung am Menschen der Vereinigung der internationalen medizinischen Fachgesellschaften (CIOMS) und der Weltgesundheitsorganisation (WHO) zu finden (Annas 1995, Shamoo und Irving 1997 S 32-34). Mehrheitlich wird die Deklaration von Helsinki jedoch als wesentlicher Meilenstein bei der Akzeptanz des Informed Consent in der Forschung am Menschen durch die internationale Ärzteschaft angesehen (Faden und Beauchamp 1986 S. 157). Viele nationale Regelungen haben sich an der Deklaration orientiert, wie z.B. die erstmals kurz danach publizierten Bestimmungen der amerikanischen "Food and Drug Administration" (Food and Drug Administration 1981), die "National Commission for the Protection of Human Subjects of Biomedical and Behavioral Research" (Belmont Report 1979) (Übersicht bei Faden und Beauchamp 1986 S. 114ff und Levine 1986). In Deutschland wurden die Bestimmungen über Aufklärung und Einwilligung im Arzneimittelgesetz von 1976 (AMG), in der "Berufsordnung für die deutschen Ärzte" (Bundesärztekammer 1994) sowie in den "Empfehlungen zur Patientenaufklärung" (Bundesärztekammer 1990) umgesetzt.[18]

3.1.7
Die "Bioethikkonvention" des Europarates

1996 verabschiedete der Europarat die "Konvention zum Schutz der Menschenrechte und der Menschenwürde im Hinblick auf die Anwendung von Biologie und Medizin: Menschenrechtsübereinkommen zur Biomedizin" (sog. "Bioethikkonvention") (Council of Europe 1997). In diesem völkerrechtlich verbindlichem Dokument sollen europaweit Würde, Identität und Grundrechte aller Menschen in der biomedizinischen Forschung geschützt werden. Dabei haben nach der Konvention die Interessen und das Wohlergehen des einzelnen Menschen Vorrang vor dem alleinigen Interesse von Gesellschaft oder Wissenschaft (Art. 2). Art. 5

---

[17] Gemeint sind Forschungs-Ethikkommissionen.
[18] Die deutsche Ärzteschaft nahm jedoch erst 1988 die ärztliche Pflicht zur Aufklärung des Patienten in die Berufsordnung auf. Im Vorfeld hatte 1984 der Bundesgerichtshof (BGH) in einem Grundsatzurteil entschieden, daß sich die ärztliche Aufklärung als eine Hauptpflicht aus dem Behandlungsvertrag ergebe.

legt fest, daß Eingriffe im Gesundheitsbereich nur vorgenommen werden dürfen, wenn der Betroffene nach entsprechender Aufklärung seine freie Einwilligung (Informed Consent) erteilt hat. Hierzu ist der Proband zuvor in angemessener Form über Ziel und Art des Eingriffs sowie über dessen Folgen und Risiken zu informieren. Innerhalb des Forschungsprozesses kann der Betroffene jederzeit seine Einwilligung widerrufen. Einwilligungsunfähige Personen, wie z.B. Minderjährige oder Erwachsene mit einer psychischen Störung oder geistigen Behinderung, sollen in der medizinischen Forschung besonders geschützt werden. Medizinische Eingriffe dürfen bei dieser Personengruppe nur zu ihrem unmittelbaren Nutzen und nach Zustimmung des gesetzlichen Vertreters vorgenommen werden. Die Betroffenen sind beim Informed Consent so weit wie möglich mit einzubeziehen (Art. 6). Diese grundsätzliche Regelung wird jedoch durch Art. 17 Abs. 2 relativiert, der in Ausnahmefällen auch Forschung an einwilligungsunfähigen Personen zuläßt, die potentiell nicht von unmittelbarem Nutzen für die Gesundheit des Betroffenen ist. Hierfür gelten über die besonderen Schutzvorschriften bei der Forschung mit nicht einwilligungsfähigen Personen (Art. 17 Abs. 1) hinaus folgende Bedingungen: 1. muß das Ziel der Forschung eine Verbesserung des wissenschaftlichen Verständnisses für den Zustand, die Krankheit oder die Störung beitragen, unter der die Person selbst leidet, also z.B. diagnostische Forschung zur Alzheimerschen Erkrankung bei einem dementen Patienten. 2. darf die Forschung für den einwilligungsunfähigen Betroffenen nur mit einem minimalen Risiko und mit minimalen Belastungen verbunden sein (Art. 17 Abs. 2). Diese Ausnahmeregelung wurde besonders in Deutschland kontrovers diskutiert und führte auf politischer Ebene dazu, daß die Mehrzahl der deutschen Abgeordneten in der Parlamentarischen Versammlung des Europarates die "Bioethikkonvention" ablehnte. Im Ministerkomitee des Europarates enthielten sich Belgien, Deutschland und Polen der Stimme (Bockenheimer-Lucius 1995, Deutsche Gesellschaft für Psychiatrie, Psychotherapie und Nervenheilkunde 1996, Wunder et al. 1996, Bundesärztekammer 1997). Damit wurde auf europäischer Ebene eine rechtsverbindliche Regelung geschaffen, nach der unter strengen Schutzkriterien auch mit einwilligungsunfähigen Personen Forschung mit potentiell nicht unmittelbarem Nutzen für die Betroffenen erlaubt ist. Diese Ausnahmeregelung der Bioethikkonvention steht im Gegensatz zum deutschen Arzneimittelgesetz (Mattheis 1997), widerspricht jedoch nicht der Deklaration von Helsinki des Weltärztebundes.

3.1.8
Internationale Deklarationen für den Bereich der Psychiatrie

Nach der bisherigen Darstellung der historischen Entwicklung des Informed Consent in der medizinischen Forschung werden abschließend zwei Deklarationen erwähnt, in denen die medizinethischen Prinzipien des Respekts vor der Selbstbestimmung und Würde des Patienten auf die klinische Praxis in der Psychiatrie angewandt werden.

In der Deklaration von Hawaii der "World Psychiatric Association" (Weltverband für Psychiatrie) (1977) wird neben dem Wohl des psychisch Kranken besonders sein Recht auf Selbstbestimmung und persönliche Entfaltung betont; eindrücklich zieht sich der Begriff "informed consent" durch das gesamte Dokument. Gleichzeitig wird auf den möglichen Mißbrauch ärztlicher Maßnahmen hingewiesen, der im Bereich der Psychiatrie besonders groß ist. Im einzelnen werden die Besonderheiten der Arzt-Patient-Beziehung bei der Therapie psychisch Kranker sowie der mögliche politische Mißbrauch der Psychiatrie erörtert. Dabei sei jeder Psychiater in erster Linie dem Wohl und Interesse des Patienten verpflichtet. Nur so könne die Selbstbestimmung und persönliche Entfaltung des psychisch Kranken in schwierigen Situationen geschützt werden. Der politische Mißbrauch der Psychiatrie in totalitären Systemen könne nur durch ein unveräußerliches Autonomierecht und durch die Pflicht des Psychiaters geschützt werden, am politischen Mißbrauch von psychiatrischen Institutionen nicht mitzuwirken.

Gerade bei psychischen Störungen ist eine langfristig erfolgreiche Therapie ohne die Beachtung der Patientenautonomie nicht möglich. Anderseits kann die Möglichkeit zu autonomen Entscheidungen und Verhalten gerade durch die psychische Störung beeinträchtigt werden. Daraus resultieren ethische Probleme der Behandlung gegen den (natürlichen) Willen des Patienten, Zwangsunterbringung und -therapie sowie deren Regulierung durch eine neutrale Institution (Abs. 5 und 6). In diesen ethisch kritischen Situationen hilft nach der Deklaration das Informed Consent-Modell nur begrenzt weiter, weil das Autonomie-Prinzip gerade wegen der Natur der psychischen Störung nur begrenzt anwendbar ist. In diesen Fällen soll der Psychiater im besten Interesse des Kranken handeln. Diesem soll durch die Zustimmung der Angehörigen zur Behandlung und durch die Forderung, daß nur eine Behandlung zulässig ist, zu der der Patient rückwirkend zustimmen würde, sichergestellt werden (Abs. 5). Bei der klinischen Forschung mit psychisch Kranken gelten die bereits mehrfach beschriebenen Prinzipien des Informed Consent und der Risiko-Nutzen-Abwägung (Abs. 9).

Die Deklaration von Hawaii (1977) wurde vom Weltverband für Psychiatrie 1983 in den Deklarationen von Wien (1983) und von Madrid (1996) weiterentwickelt. In der letztgenannten Erklärung heißt es, daß die Psychiater-Patient-Beziehung primär durch den Respekt vor dem Patient sowie durch die Sorge um sein Wohl und seine Integrität geprägt sein muß. Im therapeutischen Prozeß soll der Patient vom Psychiater als gleichberechtigter Partner akzeptiert werden, der die Möglichkeit zu freien und selbstbestimmten Entscheidungen haben müsse. "The therapist-patient relationship must be based on mutal trust and respect to allow the patient to make free and informed decisions. It is the duty of psychiatrists to provide the patient with relevant information so as to empower the patient to come to a rational decision according to his or her personal values and preferences" (Pkt. 3). Bei einwilligungsunfähigen ("incapacitated") Patienten soll der Psychiater die Familie oder einen Rechtsvertreter einbeziehen, um die Menschenwürde und das Recht des Patienten zu schützen (Pkt. 4). In der Rolle als Gutachter hat jeder

Psychiater die Pflicht, die zu begutachtende Person ("person", nicht "patient") über Sinn und Zweck des Gutachtens und die Verwendung der Ergebnisse zu informieren (Pkt. 5). In der medizinischen Forschung stellen Patienten mit psychischen Störungen eine besonders verletzbare Gruppe ("vulnerable group") dar, die besonders zu schützen ist. "Because psychiatric patients are particulary vulnerable research subjects, extra caution should be taken to safeguard their autonomy as well as their mental and physical integrity". Hierzu zählen die Konsultation einer Ethikkommission, die Einhaltung nationaler und internationaler Regeln zur Forschungsdurchführung und eine ausreichende wissenschaftliche Qualifikation des forschenden Psychiaters (Pkt. 7).

Im September 1995 verabschiedete der Weltärztebund eine "Erklärung zu den ethischen Problemen bei Patienten mit psychischen Erkrankungen" (Weltärztebund 1996 S. 17.OO). In den formulierten ethischen Grundsätzen wird insbesondere auf die Bedeutung einer auf gegenseitigem Vertrauen aufbauenden Arzt-Patient-Beziehung hingewiesen. Hierzu sei es erforderlich, daß der Patient durch den Arzt über "den gesundheitlichen Zustand, die therapeutischen Methoden (einschließlich mögliche Alternativen und jeweilige Risiken) und über das erhoffte Ergebnis" informiert wird. Aus dem Vorliegen einer psychischen Störung, einschließlich schwerer Psychosen, dürfe nicht automatisch auf eine rechtliche Unzurechnungsfähigkeit geschlossen werden. Die Willensbekundung von psychisch Kranken soll in den Bereichen respektiert werden, in denen sie Entscheidungen treffen können (Pkt. 2). Auf diese relationale Konzeption des Informed Consent in Abhängigkeit von Art, Tragweite und Folgen einer Entscheidung wird später ausführlich eingegangen (Übersicht bei Helmchen und Vollmann 1999).

3.2
Theoretische Konzeption

3.2.1
Autonomie

Der Begriff Autonomie (lat. autonomia) stammt aus dem griechischen und setzt sich aus den Wörtern "autos" (selbst) und "nomos" (Regel, Gesetz) zusammen, was soviel wie Selbstbestimmung, Selbstgesetzgebung und Eigengesetzlichkeit bedeutet (Pohlmann 1971 S. 701). In der griechischen Antike wurde unter Autonomie zunächst die politische Unabhängigkeit und Selbstregierung der hellenistischen Stadtstaaten verstanden (Beauchamp und Childress 1994 S. 120). Später bezog sich Autonomie sowohl auf die äußere als auch auf die innere politische Freiheit der freien Bürger im antiken Griechenland (Pieper 1993 S. 95). Wurde der Begriff Autonomie zunächst überwiegend im politischen Zusammenhang gebraucht, so erfuhr er in der Neuzeit in Rechtswissenschaft, Theologie, Philosophie und schließlich auch in der Medizin eine erhebliche Ausweitung seiner Bedeutung.

Autoren sprechen von Autonomie als dem zentralen Begriff neuzeitlichen Denkens, der z.B. dem Postulat der Glaubensfreiheit in der Theologie oder der Befugnis, Gesetze zu erlassen zugrunde liegt. Schließlich wurde Autonomie als Grundrecht schlechthin anerkannt und von seiner politischen Bedeutung auf die Rechte des Einzelnen in Form von Freiheit, Herrschaft und Eigentum ausgeweitet (Pieper 1993 S. 95).

In Kants Philosophie spielt der Begriff der Autonomie eine zentrale und grundlegende Rolle für sein Verständnis vom aufgeklärten und mündigen Menschen. "Die Autonomie der praktischen Vernunft sieht Kant darin gewährleistet, daß sie den menschlichen Willen durch ihr Gesetz - das Sittengesetz - bzw. dessen Regeln - den kategorischen Imperativ - zu verpflichten vermag, dem unbedingt Gesollten den Vorrang vor dem naturwüchsig Gewollten zuzuerkennen. Naturwüchsig gewollt ist das Glück. Da jedoch dieses naturale Streben nach Glück, d.h. nach Erfüllung der individuell verschiedenen subjektiven Interessen, Wünsche, Bedürfnisse und Neigungen nicht selbst gewählt ist, taugt das Glücksprinzip nach Kant nicht für die Moral, denn insofern es ein die Natur des Menschen bestimmendes Seinsprinzip ist, steht der auf das Glück fixierte Wille im Dienst einer ihm vorgegebenen Zielvorstellung, kantisch ausgedrückt: Er gehorcht einem heteronomen Prinzip und unterwirft sich damit einer Fremdbestimmung, die ihn - wie das Tier - mittels seiner naturalen Ausstattung determiniert. Der Mensch ist für Kant nur dort ganz Mensch, wo er sich selbst bestimmt, indem er sich von seinem naturwüchsigen Begehren je und je distanziert, um sich vermöge seiner praktischen Vernunftkompetenz zu vergewissern, was er überhaupt wollen soll" (Pieper 1993 S. 95f, vergl. auch Höffe 1980a S. 62-65).

Neben Immanuel Kant argumentiert auch der britische Philosoph John Stuart Mill, daß sich der Respekt vor der Autonomie aus der Anerkenntnis ableite, daß allen Menschen ein bedingungsloser Wert zukomme und jeder die Fähigkeit besitze, sein eigenes Schicksal zu bestimmen. Eine Verletzung der Autonomie ist nach Kant dadurch gekennzeichnet, daß die Person ausschließlich als Mittel für Zwecke Dritter, nicht jedoch als Zweck selbst behandelt wird. Diese Art der Behandlung von Menschen stelle eine fundamentale moralische Verletzung dar, weil autonome Personen Zwecke in sich selbst sind und die Fähigkeit besitzen, ihr Leben aus sich heraus zu führen. Dagegen fokussierte Mill mehr auf die Individualität der Lebensführung von Personen. Hiernach besitzt jeder Bürger das Recht auf freie Selbstentfaltung nach seinen eigenen Überzeugungen, so lange diese nicht mit der Freiheit seiner Mitmenschen interferieren. Mill fordert sowohl die Nichtbeeinträchtigung anderer Bürger als auch eine aktive Stärkung autonomen Verhaltens, während Kant in seinem moralischen Imperativ die respektvolle Behandlung von Personen als Zweck in sich selbst und nicht als reine Mittel fordert (Beauchamp und Childress 1994 S. 125). Zusammenfassend bleibt festzuhalten, daß sowohl Kant als auch Mill in ihren unterschiedlichen philosophischen Theorien das Prinzip der Achtung vor der Autonomie von Personen fordern und die Autonomie aus der Vernunft (rationality) des Menschen ableiten (Beauchamp und Childress 1994 S. 125, Norden 1995 S. 180).

Für die folgenden medizinethischen Überlegungen bleibt festzuhalten, daß unterschiedliche neuzeitliche philosophische Ansätze trotz ihrer theoretischen Differenzen die Achtung der Wünsche autonomer Personen als gemeinsame und zentrale ethische Forderung erheben. Für den moralischen Wert menschlichen Lebens spielt die Achtung vor den Wünschen anderer deshalb eine zentrale Rolle, weil jedes Leben einen einzigartigen Wert besitzt und dieser Wert entscheidend dadurch bestimmt ist, was die betreffende Person für eigene Wünsche und Lebensziele hat. Dagegen wird im traditionellen ärztlichen Ethos die Selbstbestimmung des Patienten und der Respekt vor seinen autonomen Wünschen nicht betont.

Neben die Achtung der Patientenautonomie tritt in der Heilkunde stets das Handeln zum Wohl des Kranken, wobei der medizinischen Fachkompetenz des Arztes eine wichtige Rolle zukommt. Der englische Medizinethiker John Harris versuchte daher unter dem Begriff "Achtung der Person" beide Elemente, die Sorge um das Wohl (Beneficence-Prinzip) als auch die Achtung der Wünsche (Autonomie-Prinzip) des Patienten zu berücksichtigen (Harris 1995 S. 268). Trotzdem bleibt die Rolle und die Gewichtung beider, sich in medizinethischen Konfliktsituationen oft widersprechender Prinzipien weiter kontrovers. Auf der einen Seite ist der Begriff der Patientenautonomie zu einem zentralen und vielbeachteten Kriterium der medizinethischen Debatte, insbesondere im englischsprachigen Raum, geworden (vergl. Veatch 1981, Faden und Beauchamp 1986 S. 235-273, Gillon 1986, Beauchamp und Childress 1994, Engelhardt 1996). Auf der anderen Seite ist in der Paternalismusdebatte die traditionelle ärztliche Haltung wieder aufgegriffen worden (Überblick im Sammelband von Sartorius 1983). Hierbei geht es um die Frage, ob und unter welchen Umständen der Arzt verpflichtet ist auch gegen bzw. ohne den Wunsch des Patienten zu dessen Wohl zu handeln. Bei der ethischen Rechtfertigung der Einschränkung von Patientenautonomie durch den Arzt wird unterschiedlich argumentiert. Vertreter eines starken Paternalismus leiten aus der Fachkompetenz des Arztes die moralische Kompetenz und Pflicht zur Hilfeleistung bei weitgehender Bevormundung des Patienten ab ("therapeutisches Privileg" des Arztes). Sie argumentieren, daß durch das Fürsorgeprinzip (Beneficence) die Verletzung des Autonomieprinzips gerechtfertigt werde, weil dem gesundheitlichen Wohl und dem Abwenden von Schaden in der Medizin absolute Priorität zukomme (Murphy 1974, Fotion 1979, Loftus und Fries 1979, Komrad 1983, Ryan et al. 1995). Dagegen versuchen Vertreter eines gemäßigten bzw. schwachen Paternalismus eine differenzierte Abwägung der konkurrierenden ethischen Prinzipien im Einzelfall (Feinberg 1971, Dworkin 1976, Buchanan 1978, Wikler 1979, Baumgarten 1980, O'Neill 1984, Wolff 1989, DeGrazia 1991, Rössler 1996, Savulescu 1995) und weisen darauf hin, daß die medizinische Behandlung häufig einen Beitrag zur Wiederherstellung der Selbstbestimmung und Entfaltungsfreiheit des Patienten leiste und daher auch gegen bzw. ohne einen Patientenwunsch durchgeführt werden dürfe (Husak 1981).

Kritiker eines starken Paternalismus sehen im Verstoß gegen die Selbstbestimmung des Patienten einen Verstoß gegen die Menschenrechte, der durch den Hinweis auf das Fürsorgeprinzip ethisch nicht pauschal zu rechtfertigen ist (Dworkin

1976, Buchanan 1983, Anschütz 1987, Brody 1992, Richter 1992, Leist 1994). Pellegrino und Thomasma (1988) zeigen die Grenzen des Autonomie-Ansatzes (vergl. auch Fellner und Marshall 1970, Thomasma 1983, Silverman 1989, Jennings 1996) als auch des Paternalismus auf und schlagen eine Synthese in ihrem "model of beneficence" vor. Hierbei weisen sie auf die Wechselwirkungen zwischen Wohl und Wunsch des Patienten in der klinischen Praxis hin. Den Anhängern eines (starken) Paternalismus halten sie entgegen, daß eine erfolgreiche medizinische Behandlung in der Regel eine Zusammenarbeit zwischen Arzt und Patient voraussetze, die jedoch nur funktioniere, wenn die Wünsche des Patienten vom Arzt berücksichtigt würden. Andererseits könne sich der tugendhafte Arzt in seinem Handeln nicht ausschließlich am Willen des Patienten orientieren, da er als Arzt an professionelle ethische Verpflichtungen gebunden sei, die das Wohl des Kranken als oberstes Gebot ärztlichen Handelns setzen (vergl. auch Brock 1991, Katz 1992).

Neuere Positionen zur Verteidigung des Autonomie-Prinzips in der Medizinethik gehen von den oben skizzierten grundlegenden philosophischen Traditionen zur Autonomie des Menschen aus. Auf der einen Seite stellt der Respekt vor der Selbstbestimmung anderer Personen ein grundlegendes Prinzip in unserem heutigen moralischen Verständnis dar, auf der anderen Seite bestehen in der philosophischen Diskussion unterschiedliche Positionen über das Wesen und die ethische Bedeutung von Autonomie (Pohlmann 1971 S. 701-719, Faden und Beauchamp 1986 S. 235-273, Beauchamp und Childress 1994 S. 120-188, Norden 1995 S. 179-183). Für den Bereich der Medizinethik bedarf es daher einer pragmatischen Beschränkung auf die Frage von autonomen Entscheidungen einer Person über ihre gesundheitlichen Angelegenheiten. Im folgenden wird deshalb nur die persönliche Autonomie ("personal autonomy") in Gesundheitsfragen untersucht. Die amerikanischen Medizinethiker Beauchamp und Childress haben dafür folgende Definition von Patientenautonomie vorgeschlagen: "[The] personal rule of the self that is free from both controlling interferences by others and from personal limitations that prevent meaningful choice, such as inadequate understanding. The autonomous individual freely acts in accordance with a self-chosen plan [...] A person of diminished autonomy, by contrast, is in at least some respect controlled by others or incapable of deliberating or acting on this basis of his or her desires and plans. For example, institutionalized persons, such as prisoners and the mentally retarded, often have diminished autonomy. Mental incapacitation limits the autonomy of the retarded, and coercive institutionalization constrains the autonomy of prisoners" (Beauchamp und Childress 1994 S. 121). Für eine autonome Entscheidung eines Patienten müssen demnach äußere und innere Bedingungen erfüllt sein. Der Patient muß einerseits die "innere" Freiheit und Selbstbestimmung, wie z.B. ausreichendes Informationsverständnis und Einwilligungsfähigkeit,[19] besitzen und

---

[19] Bei der Konzeptionalisierung von Aufklärung und Einwilligung gibt es Unterschiede zwischen den genannten amerikanischen Autoren und deutschen Wissenschaftlern. Während erstere Informationsverständnis, Freiwilligkeit und Einwilligungsfähigkeit als Elemente des Informed Consents verste-

andererseits von außen nicht in seiner freien Willensentscheidung, z.B. durch Zwang, Drohungen oder Manipulation, eingeschränkt sein. In der amerikanischen Literatur sprich man daher auch von zwei Bedingungen für die autonome Entscheidung, einmal von "liberty", also der inneren Freiheit von kontrollierenden äußeren Faktoren, und zweitens von "agency", das heißt der Fähigkeit des Patienten zu intentionalen Entscheidungen und Handlungen.

Weiterhin muß zwischen einer autonomen Person ("autonomous person") und einer autonomen Wahlentscheidung ("autonomous choice") differenziert werden. Während in der medizinethischen Literatur häufig auf den Aspekt der autonomen Person einschließlich ihrer Kapazität zur Selbstbestimmung (z.B. Verständis, kausales Denken, Abwägen, freie Entscheidung) abgehoben wird, kommt es nach Beauchamp und Childress für die Patientenautonomie in der Medizin weniger auf die Kapazität zu autonomen Entscheidungen, sondern vielmehr auf den autonomen Charakter der aktuellen Entscheidung selbst an (Beauchamp und Childress 1994 S. 121). Z.B. kann ein einwilligungsfähiger Patient, der also die Fähigkeit zu ausreichendem Informationsverständnis besitzt, trotzdem eine nicht autonome Entscheidung treffen, wenn er nämlich in der konkreten Situation die nötige Information nicht erhält oder nicht versteht, obwohl er die persönliche Kapazität hierzu besitzt. Neben der Autonomie der Person sowie der Wahlentscheidung tritt als dritter Aspekt der Respekt vor der Autonomie des Patienten ("respect for autonomy"). Hiermit ist gemeint, daß die autonome Entscheidung des Patienten an sich einen ethischen Wert besitzt. Daher darf die Schwelle, einen Patientenwunsch als "wirklich autonom" zu qualifizieren, nicht beliebig hoch gelegt werden, weil dadurch die Gefahr besteht, in einem infiniten theoretischen Regress die Qualifizierungsschwelle immer höher zu legen und damit einem großen Teil der Patienten ihre Autonomie abzusprechen. "Some theories of autonomy require that both persons and their actions meet still more rigorous standards [...] to be autonomous. For example, some theories demand that the autonomous person be exceptionally authentic, self-possessed, consistent, independent, in command, resistent to control by authorities, and the original source of personal values, beliefs, and life plans. Alternatively, some theories demand that an individual evaluate and accept each of the reasons on which the individual acts. One problem with all such exacting requirements for autonomy [...] is that few choosers, and also few choices, would be autonomous if held to such standards, which in effect present an aspirational

---

hen, definieren letztere diese als Bestandteile der Einwilligungsfähigkeit selbst. Dabei wird insbesondere das Informationsverständnis unter die Einwilligungsfähigkeit subsumiert (Helmchen und Lauter 1995 S. 27ff). Dagegen unterscheiden amerikanische Autoren zwischen dem situationsbezogenen Informationsverständnis ("understanding": Hat eine von ihren kognitiven Fähigkeiten einwilligungsfähige Person die vermittelten Informationen verstanden oder müssen diese nochmals vermittelt werden?) und der personenbezogenen Einwilligungsfähigkeit ("competence"), bei der die vermittelten Informationen aufgrund kognitiver Defizite nicht, auch nicht nach Wiederholung, verstanden werden. Einwilligungsfähigkeit ist demnach eine persönliche Voraussetzung für den Informed Consent, Informationsverständnis ein Informationselement des Informed Consents (Beauchamp und Childress 1994 S. 142-146). Vergl auch Kap. 3.2.2 und 3.2.4.

ideal of autonomy" (Beauchamp und Childress 1994 S. 123). Aufgrund dieser Problematik kann die Patientenautonomie nicht anhand theoretisch wie auch immer begründeter Kriterien allein bestimmt werden. "No theory of autonomy is acceptable if it presents an ideal beyond the reach of normal choosers. Instead of depicting an ideal of this sort, our analysis will be closely tied to the assumptions of autonomy underlying moral requirements of 'respect of autonomy'" (Beauchamp und Childress 1994 S. 123, vergl. auch Raz 1986 S. 145-162 und 368-429, Benn 1988 S. 3-6 und 175-183, Dworkin 1988, Kuttig 1993, Vollmann 1996b. Übersichten bei Powers 1994 und Miller 1995.) Für empirische Befunde siehe Kap. 3.3.

Zur Definition von Patientenautonomie bedarf es daher sowohl der Beachtung der autonomen Wahlentscheidung als auch des Respekts vor der Autonomie an sich. Die Autonomie der Wahlentscheidung soll anhand folgender Kriterien bestimmt werden: 1. Intentionalität ("act intentionally"), 2. Verständnis ("understanding") und 3. Freiheit von kontrollierenden Einflüssen ("without controlling influences"). Während Intentionalität entweder gegeben ist oder nicht, liegen die Bedingungen 2 und 3 graduell vor, so daß die Autonomie der Handlung insgesamt nicht in einer ja-nein-Kategorie, sondern in einer graduellen Abstufung angegeben werden muß. Aus den o.g. Überlegungen bezüglich des Respekts vor der Autonomie an sich folgt, daß für den autonomen Charakter einer Patientenentscheidung weder ein vollständiges Informationsverständnis ("full understanding") noch eine vollständige Freiheit von äußeren Einflüssen ("complete absence of influence") erfüllt sein muß. In der klinischen Praxis reicht ein ausreichender Grad ("substantial degree") von Verständnis und Freiheit aus, um von autonomen Wahlentscheidungen und Handlungen sprechen zu können. Eine nähere Abgrenzung zwischen den Kategorien "ausreichend" ("substantial") und nicht ausreichend ("insubstantial") kann in der Praxis nur anhand bedeutungsvoller Entscheidungen im konkreten Kontext, nicht jedoch durch eine allgemeine Theorie erfolgen (Beauchamp und Childress 1994 S. 123f).

3.2.2
Aufklärung und Einwilligung (Informed Consent)

Trotz unterschiedlicher medizinethischer Standpunkte hat der Grundsatz der Aufklärung und Einwilligung (Informed Consent) des Patienten in der medizinischen Praxis in den letzten Jahrzehnten weitgehend Anerkennung in der westlichen Medizin gefunden (siehe Kap. 3.1). Der Begriff wurde in den USA 1957 in einem Gerichtsurteil geprägt (Faden und Beauchamp 1986 S. 125-132) und wird seitdem als Terminus technicus in der rechtlichen und medizinischen Literatur verwendet (vergl. Kapitel "Informed Consent" in Reich 1995). Dabei standen zunächst Fragen der inhaltlichen Informationspflicht auf der Seite des Arztes oder Forschers im Vordergrund. Hierzu gehört das Problem, bei welchen medizinischen Eingriffen eine Aufklärung und Einwilligung erfolgen muß und wie ausführlich der Arzt aufklären soll. Heute hat sich dagegen das Forschungsinteresse auf die Fragen nach der Qualität des Informationsverständnisses und der Einwilligung auf seiten des Patienten und Probanden verschoben. Hierbei kann zwischen drei wichtigen Funktionen des Informed Consent unterschieden werden. Neben 1. dem Respekt vor der Selbstbestimmung des Patienten (Autonomie) soll 2. der Kranke vor Schaden bewahrt werden (Nonmaleficence) und 3. wird der Arzt zu verantwortlichem Verhalten gegenüber dem Patienten oder Probanden (Beneficence) angehalten (Beauchamp und Childress 1994 S. 142). Während die beiden letztgenannten Aspekte einer Reduzierung von Risiko und Schaden für den Patienten und insbesondere für den Probanden in der klinischen Forschung diskutiert wurden und sich in verschiedenen historischen Regulierungen niederschlugen (siehe Kap. 3.1) steht heute der Schutz der Autonomie und der selbstbestimmten Entscheidungsmöglichkeit des Patienten und Probanden im Vordergrund der medizinethischen Diskussion.

Durch dieses Prinzip der autonomen Einwilligung des Patienten soll dem grundlegenden Recht nach Selbstbestimmung und Achtung der Person bei medizinischen Entscheidungen und Handlungen Rechnung getragen werden. Konzeptionell geht es beim Paradigma des Informed Consent um die Umsetzung des theoretischen Prinzips Autonomie (im Sinne von autonomen Entscheidungen und dem Respekt der Autonomie an sich) in konkrete Situationen der klinischen Praxis. Aus dem Recht des Patienten auf eine selbstbestimmte Entscheidung resultiert die Pflicht des Arztes zu Aufklärung und Respekt vor der Entscheidung des Kranken (Kirby 1983). Es reicht demnach nicht aus, daß der Patient lediglich keine Einwände gegen einen medizinischen Eingriff erhebt oder ihm unbedacht zustimmt, indem er z.B. lediglich ein Einverständnisformular unterschreibt. Vielmehr muß er eine informierte, selbstbestimmte und von äußeren Zwängen ausreichend unabhängige Entscheidung treffen, damit von einer medizinethisch gültigen Einwilligung, einem Informed Consent, gesprochen werden kann. Gerade durch den autonomen Charakter der Entscheidung hebt sich der Informed Consent von anderen Arten der Einwilligung wie z.B. der stillschweigenden Einwilligung ("tacit consent"), der implizierten Einwilligung ("implicit" oder "implied consent") und der mutmaßlichen Einwilligung ("presumed consent") ab.

Im Modell des Informed Consent wird der Patient demnach als eine selbstbestimmte und eigenverantwortliche Person und nicht nur als Objekt ärztlicher Behandlung anerkannt. Er ist auch als kranker und hilfsbedürftiger Mensch ein gleichberechtigter Partner in der Arzt-Patient-Beziehung, dessen Menschenwürde und Persönlichkeitssphäre respektiert und geschützt werden muß (Cassell und Katz 1978, Jonsen et al. 1982 S. 67ff, Lutterotti et al. 1992). Damit der Patient jedoch eine eigenständige Einwilligung (Lenckner 1992) geben kann, müssen ihm als medizinischem Laien die hierfür notwendigen Informationen im ärztlichen Aufklärungsgespräch in angemessener Form vermittelt werden. Für eine autonome Entscheidung muß der Patient die Information verstehen, auf seine persönliche Lage anwenden und frei entscheiden können. Neben dem Respekt vor der Autonomie der Person kann die Patientenaufklärung philosophisch auf der Grundlage des Patientenwohls (siehe Kap. 3.2.1) und durch Nützlichkeitserwägungen

3.2 Theoretische Konzeption

(Utilitarismus) (Reiman 1988) begründet werden. Für eine medizinethische Begründung des Informed Consent-Modells reichen sie nicht aus, da aus ihnen zwar in Einzelfällen das Gebot einer Aufklärung und Einwilligung abgeleitet werden kann, hierdurch jedoch keine ausreichende Begründung für eine grundlegende Verpflichtung zur Wahrung des Informed Consent gegeben wird. Diese kann nur durch die o.a. ethische Ableitung aus dem Autonomie-Prinzip geleistet werden (siehe Kap. 3.2.1) (Vergl. auch Lebacqz und Levine 1978, Appelbaum et al. 1987 S. 17-32).

Von anderen Autoren wurde vorgeschlagen, das Konzept von Aufklärung und Einwilligung im klinischen Kontext als gemeinsamen Entscheidungsprozeß zwischen Arzt und Patient ("shared decisionmaking") zu verstehen, so daß die Begriffe "informed consent" und "shared decisionmaking" synonym gebraucht werden sollen (President's Commission 1982 Vol. 1 S. 15, Katz 1984 S. 86-87). Bei diesem Vorschlag wird zu Recht darauf hingewiesen, daß sich in der klinischen Realität die Patientenentscheidung nicht auf einen bestimmten Zeitpunkt reduzieren läßt. Zwar wird die Einwilligung formal zu einem bestimmten Zeitpunkt gegeben und rechtsverbindlich dokumentiert, doch der ethisch relevante Vorgang der Information, Beratung und Meinungsbildung des Patienten erstreckt sich in der Regel über einen längeren zeitlichen und zwischenmenschlichen Prozeß. Daher muß eine autonome Einwilligung nach Aufklärung im Idealfall als zeitlicher Prozeß und nicht als singuläres Ereignis, wie z.B. das Unterschreiben eines Einwilligungsformulars, verstanden und konzeptionalisiert werden (Carpenter 1974, Appelbaum et al. 1987 S. 151-174, Lidz et al. 1988, Kuczewski 1996. Vergl. auch Uexküll 1992).

Es bleibt festzuhalten, daß die Aufklärung und Einwilligung in der Realität kein singuläres Ereignis, sondern einen zeitlichen Prozeß in der Arzt-Patient-Beziehung (bzw. Proband-Forscher-Beziehung) darstellt. Hieraus kann jedoch nicht abgeleitet werden, daß das Konzept des Informed Consent auf "shared decisionmaking" reduziert werden kann. Zwar stellt die gemeinsame Entscheidungsfindung von Arzt und Patient einen Idealzustand in der Medizin dar (Brock 1991, Abramovitch und Schwartz 1996. Vergl. auch Emanuel und Emanuel 1996 und Emanuel et al. 1996), diese ist aber in vielen klinischen Situationen, z.B. in der Kinderheilkunde, Notfallmedizin und Psychiatrie, nicht realisierbar. Aber auch in den Situationen, in denen eine ausreichende Verständigung zwischen Arzt und Patient möglich ist, muß konzeptionell zwischen dem gemeinsamen Gespräch mit einem Informationsaustausch zwischen Arzt und Patient und der ethisch entscheidenden Legitimierung des medizinischen Eingriffes durch die Einwilligung des autonomen Patienten unterschieden werden. Auch wenn diese Trennung in der medizinischen Praxis nicht immer möglich ist, so ist die Differenzierung dennoch medizinethisch sinnvoll, um den Stellenwert des Selbstbestimmungsrechts des Patienten innerhalb der Medizin auf konzeptioneller Ebene zu betonen. Daher wird von Beauchamp und Childress eine Gleichsetzung von "informed consent" und "shared decisionmaking" abgelehnt und stattdessen der Informed Consent als zeitlicher Prozeß konzeptionalisiert, wobei die Einwände der Befürworter einer Gleichsetzung von "informed consent" mit "shared decisionmaking" berücksichtigt wurden, ohne vom eigentlichen Konzept der aufgeklärten Einwilligung abweichen zu müssen (Beauchamp und Childress 1994 S. 143).

Im Hinblick auf die Realität in der klinischen Praxis muß zwischen zwei unterschiedlichen Bedeutungen von Aufklärung und Einwilligung differenziert werden. Zum einen wird der Begriff des Informed Consent, wie oben dargestellt, als Bevollmächtigung des selbstbestimmten Patienten verstanden und medizinethisch begründet ("informed consent as autonomous authorization"). Neben dieser starken Bedeutung des Informed Consent wird in der medizinischen Praxis, besonders in Institutionen, wie z.B. Kliniken oder Pflegeheimen, unter einem Informed Consent lediglich die faktische Einwilligung unabhängig von einem selbstbestimmten Informations- und Entscheidungsprozeß verstanden ("informed consent as effective consent"). Hierbei geht es nicht primär darum, den Patienten durch Information und Beratung in die Lage zu versetzen, eine angemessene, selbstbestimmte Entscheidung zu treffen, sondern es werden lediglich soziale Regeln und formale Kriterien, wie z.B. die schriftliche Dokumentation zur rechtlichen Absicherung, befolgt (Faden und Beauchamp 1986 S. 277-287, Beauchamp und Childress 1994 S. 143f). Leider hat die zweite Form des Informed Consent in der Medizin in den letzten Jahren, gefördert durch die Rechtsprechung in medizinischen Kunstfehlerprozessen, an praktischer Bedeutung gewonnen. Dieses defensivmedizinische Verständnis wird jedoch einem von der Autonomie des Patienten ausgehenden Informed Consent-Konzept nicht gerecht.

Aus diesen Gründen genügt z.B. das von deutschen Chirurgen vorgeschlagene Modell einer "Stufenaufklärung" (Weißauer 1977 und 1980) den medizinethischen Kriterien eines aus der Patientenselbstbestimmung abgeleiteten Informed Consents nicht. Bei dieser Form der Aufklärung und Einwilligung wird der Patient in zwei "Stufen" aufgeklärt. In der ersten Stufe erhält der Patient ein "Merkblatt", das in einem kurzen, allgemeinverständlichen Informationsteil den geplanten Eingriff einschließlich seiner Risiken kurz beschreibt. Im Einwilligungsteil des Merkblattes kann der Patient ankreuzen, keine weiteren Fragen mehr zu haben und kann dann per Unterschrift schriftlich seine Einwilligung zu geben, ohne daß ein persönliches Aufklärungsgespräch stattfindet. Nur wenn der Patient von sich aus noch weiteren Informationsbedarf anmeldet, wird er in der "Stufe 2" vom Arzt persönlich und inhaltlich auf seine individuelle Lage bezogen aufgeklärt (Weißauer 1977 und 1980). Diese "Stufenaufklärung" ist aus den o.g. medizinethischen Überlegungen zu Recht zurückgewiesen worden. Die Aufklärung des Kranken muß individuell in einem persönlichen Gespräch erfolgen, um im Einzelfall der Selbstbestimmung des Patienten Rechnung tragen zu können; Formblätter können hierfür kein Ersatz sein. Vielmehr wird im Konzept der "Stufenaufklärung" weniger dem persönlichen Aufklärungs- und Entscheidungsrecht des einzelnen Patienten, sondern vielmehr den Bedürfnissen der Institution Krankenhaus nach möglichst zeitsparender, "effizienter", formal dokumentierter und rechtlich abgesicherter Aufklärung und Einwilligung Rechnung getragen. "Der Grundfehler in der Konzeption der Stufenaufklärung liegt darin, daß sie zunächst und letztlich allein zu

Beweiszwecken dem Patienten eine Fülle schriftlicher Informationen aufdrängt, die verklausuliert alle bei einem Eingriff theoretisch mögliche Risiken enthalten muß, um zu der gewünschten Entlastung des Arztes zu führen. Dem Patienten als Laien fehlen unter diesen Bedingungen alle Voraussetzungen zu einer kritischen Bewertung. Seine individuelle Situation wird ebensowenig berücksichtigt wie seine jeweils unterschiedliche Aufnahmefähigkeit" (Wachsmuth und Schreiber 1982 S. 595f. Vergl. auch Vaccarino 1978).

Es kann festgehalten werden, daß sich das Konzept der Aufklärung und Einwilligung (Informed Consent) in der Medizin von der philosophischen Konzeption der Autonomie ableitet. In der klinischen Praxis sollen Patienten in die Lage versetzt werden, bezüglich ihrer eigenen Gesundheit selbstbestimmte Entscheidungen fällen zu können, die vom Arzt respektiert werden müssen. Hierbei darf der Prozeß der Aufklärung und Einwilligung nicht auf einen formalen Akt, wie z.B. das Unterzeichnen von Einwilligungsformularen, reduziert werden. Vielmehr stellt der Informed Consent einen Prozeß dar, der verschiedene Elemente enthält. In der Literatur wird mehrheitlich folgende 5-Elemente-Definition des Informed Consent gegeben, wobei eine Informations- und eine Einwilligungskomponente unterschieden werden können (Belmont Report 1979, Meisel und Roth 1981, President's Commission 1982 Vol. 2 S. 317-410).

5 Elemente des Informed Consent
Informations-Komponente:
1. Einwilligungsfähigkeit ("competence")
2. Informationsvermittlung ("disclosure")
3. Informationsverständnis ("comprehension")

Einwilligungs-Komponente:
4. Freiheit der Entscheidung ("voluntariness")
5. Einwilligung in eine konkrete medizinische Maßnahme
   ("consent")

Beauchamp und Childress haben diese 5-Elemente-Definition des Informed Consent leicht modifiziert. Sie argumentieren, daß bei einer medizinischen Behandlung für den Patienten nicht nur die medizinische Informationsvermittlung, sondern ganz wesentlich die persönliche ärztliche Empfehlung von Bedeutung ist. Empfehlungen haben jedoch neben einer informativen stets auch eine normative Eigenschaft. Daher sind sie von der Informationsvermittlung zu unterscheiden und eigenständig als Element (Nr. 4) aufzuführen. Im Gegensatz zur Therapie würde die Behandlungsempfehlung im Bereich der medizinischen Forschung eine untergeordnete Bedeutung besitzen. Weiterhin müsse bei einer konsequenten Umsetzung des Autonomieprinzips nicht nur die Einwilligung ("consent"), sondern auch die Ablehnung ("refusal") beachtet werden. Die Autoren sprechen daher neutral von einer Entscheidung ("decision") des Patienten bzw. Probanden (Beauchamp und Childress 1994 S. 145f).

Elemente des Informed Consent nach Beauchamp und Childress (1994 S. 145f)
Schwellen-Elemente (Voraussetzungen):
1. Einwilligungsfähigkeit ("competence")
2. Freiwilligkeit im Entscheidungsprozeß ("voluntariness")

Informations-Elemente:
3. Informationsvermittlung ("disclosure")
4. Empfehlungen ("recommendation")
5. Verständnis von 3. und 4. ("understanding")

Einwilligungs-Elemente:
6. Entscheidung ("decision")
7. Genehmigung ("authorization")

3.2.3
Informed Consent in der Psychiatrie

Gegenwärtig wird die ethische Notwendigkeit nach Aufklärung und Einwilligung (Informed Consent-Konzept) sowohl für die klinische Forschung als auch für die Krankenversorgung von einer Vielzahl psychiatrischer und medizinethischer Autoren anerkannt (Meisel et al. 1977, Lidz et al. 1984, Wing 1984, Helmchen 1986, Appelbaum et al. 1987, Dyer und Bloch 1987, Barocka 1988 S. 111ff, Dyer 1988 S. 83-98, Kindt 1988, Sass 1991, Simon 1992 S. 121-149. Übersichten bei Burt 1978, Amelung 1996, Hope und Fulford 1996, Helmchen und Vollmann 1999). Helmchen (1986) unterscheidet bei der Aufklärung eines Patienten zwischen Diagnose-, Prognose-, Risiko- und nachwirkender Aufklärung. Die Diagnoseaufklärung beinhaltet Informationen über die Bezeichnung der Erkrankung entsprechend der aktuellen medizinischen Krankheitslehre (Nosologie), deren Herkunft und Entstehung (Ätiologie) sowie der ihr zugrundeliegenden krankhaften körperlichen und seelischen Abläufe (Pathogenese). Steht für den Arzt häufig die Diagnostik im Vordergrund seiner Tätigkeit, haben für den Kranken die Behandlungsmöglichkeiten und der Krankheitsverlauf (Prognoseaufklärung) den höchsten Stellenwert. In der Risikoaufklärung wird über die Wirksamkeit, die Risiken und Nebenwirkungen sowie über Behandlungsalternativen informiert. Dabei kann sich der Arzt nicht auf reine Informationsvermittlung im Gespräch oder durch Hilfsmittel (Schriften, Abbildungen, Videokassetten) beschränken, sondern muß sein medizinisches Wissen auf die individuelle Situation des Kranken anwenden, mögliche Behandlungsalternativen im Einzelfall darstellen, diskutieren und interpretieren, um schließlich einen kompetenten ärztlichen Ratschlag für seinen Patienten zu erteilen. In der nachwirkenden Aufklärung muß ausdrücklich auf Nachwirkungen einer medizinischen Behandlung, wie z.B. eine Beeinträchtigung der Fahrtauglichkeit durch Psychopharmaka, hingewiesen werden. Sonderformen der Aufklärung stellen die Aufklärung bei der Verweigerung einer medizinisch notwendigen Behandlung ("informed refusal", "informed denial", "informed

3.2 Theoretische Konzeption

dissent") (van Putten et al. 1976, Faden und Faden 1977, Appelbaum 1988, Simon 1992 S. 95-117, Geiselmann 1994, Sullivan und Younger 1994, Wenger und Halpern 1994) und bei Teilnahme an klinischen Forschungsprojekten (Helmchen 1986, Helmchen und Vollmann 1999) dar.

Die Bedeutung der Patientenaufklärung in der Psychiatrie hat in den letzten Jahren zugenommen, was durch verschiedene Faktoren beeinflußt wurde. Moderne psychiatrische Behandlungsformen, wie z.b. die Psychopharmakologie, haben einerseits zu besseren Behandlungserfolgen geführt, können anderseits jedoch mit erheblichen Nebenwirkungen verbunden sein, über die der Kranke aufgeklärt werden muß. Aufgrund des gestiegenen medizinischen Wissens in der Bevölkerung möchten Patienten und ihre Angehörigen vom Psychiater Informationen über Erkrankung und Behandlungsmöglichkeiten erhalten, was besonders bei der oft langfristigen Behandlungsnotwendigkeit in der Psychiatrie wichtig ist. Wissenschaftliche Untersuchungen haben gezeigt, daß eine gute Zusammenarbeit von Arzt und Patient (Coping) z.B. bei der psychopharmakologischen Prophylaxe von chronischen Schizophrenien mit hoher Patienteninformiertheit und -selbstbestimmung korrelieren (Linden 1993, siehe auch Kap. 3.3). Auf der anderen Seite sind Patienten häufig einseitig oder falsch vorinformiert und kommen mit nicht realistischen Vorstellungen über psychische Erkrankungen und deren Behandlungsmöglichkeiten in die psychiatrische Behandlung, wodurch eine Patientenaufklärung durch den Psychiater erschwert werden kann. Andererseits zeigt sich gerade in diesem Fall, wie dringend erforderlich eine sachgerechte Aufklärung ist. (Helmchen 1986).

Juristisch stellt eine sachgemäße Aufklärung die Voraussetzung für eine rechtswirksame Einwilligung des Patienten in eine Behandlung dar, die anderenfalls als unzulässiger Eingriff in die Integrität eines Menschen, juristisch als Körperverletzung, angesehen wird. Aufgrund der Rechtsprechung hat die Aufklärung an Bedeutung gewonnen, weil in den häufiger gewordenen Arzthaftungsprozessen die Beweislast eines Behandlungsfehlers mit dem Argument unzureichender Aufklärung umzudrehen versucht wird. Daher haben bei der Aufklärung des Patienten durch den Arzt formale Aspekte, wie z.B. die juristisch einwandfreie Dokumentation, an Bedeutung gewonnen. Aufklärung wird von Ärzten zunehmend aus der juristischen Defensive betrieben. In der Praxis wird daher ein Zuviel an genormter Sachinformationen im Aufklärungsgespräch und ein Zuwenig an individuellem Eingehen auf den Patienten in der konkreten Behandlungssituation beklagt (Helmchen 1986, Gerok 1988, Giebel und Troidl 1997).

Gleichzeitig muß beachtet werden, daß die Patientenaufklärung häufig bereits einen Teil der psychiatrischen Behandlung darstellt. Nach Helmchen (1986a) kann sie "nur gelingen, wenn sie das anthropologische Grundverhältnis zwischen Krankem und Arzt realisiert, das weder ein mythologisch begründetes Unterwerfungsverhältnis noch ein rein juristisch definierbares Vertragsverhältnis ist. Wenn Arzt und Kranker rechtlich auch gleichrangig sind, so ist ihr Verhältnis zueinander in der Lebenswirklichkeit doch asymmetrisch, insofern als der Kranke Hilfe sucht oder benötigt, und der Arzt helfen will und kann." Eine ähnliche anthropologische Position vertreten Engelhardt et al. (1973 S. 97): "Ein Mensch, dessen Befinden durch den Krankheitsprozeß modifiziert ist, hat auch einen anderen Weltbezug; ein Kranker nimmt die Umwelt anders wahr als ein Gesunder. Seine Denkvorgänge, Empfindungen und Sinneswahrnehmungen sind verändert". In diesem Kontext wird die eingeschränkte Aufklärung wegen verminderter Belastbarkeit des Patienten mit dem Recht des Patienten vor schädlichen Einflüssen begründet (Helmchen 1984, Anschütz 1987 S. 133). Nach Helmchen (1984) ist im Einzelfall zu klären, wieviel Verzicht auf Aufklärung die Äußerung eines Kranken enthält, der zwar verbal nach Wahrheit fragt, aber nach Hoffnung sucht. Außerdem ist zu bedenken, in wieweit ein Arzt den häufigen Aufklärungswunsch des Patienten nach einer Prognose sachlich erfüllen kann, da eine individuelle Prognose medizinisch oft nur unsicher zu stellen ist. Auf diesen Prozeß des Informationsaustausches und der Entscheidungsfindung wird bei der Analyse von empirischen Untersuchungen näher eingegangen. Im Kapitel 3.2.4 wird das Element der Einwilligungsfähigkeit ("competence") detailliert untersucht und diskutiert.

3.2.4
Einwilligungsfähigkeit (competence)

Die Einwilligungsfähigkeit[20] ("competence") stellt als ein Element des Informed Consent-Modells eine grundlegende Voraussetzung für eine aufgeklärte Einwilligung dar. Da es bei der Alzheimerschen Erkrankung, wie bei anderen Formen der Demenz, im Krankheitsverlauf zu einem fortschreitenden Verlust der kognitiven Fähigkeiten und damit auch der Einwilligungsfähigkeit kommt, soll dieses Element hier im einzelnen untersucht werden.

Bereits 1896 schrieb der amerikanische Arzt J. Sanderson Christison im "Journal of the American Medical Association": "By the term normal mind I mean the prompt and coordinate action of all the mental faculties coexisting with pacific disposition or temper. It has no reference to knowledge in the numerical sense, nor capacity in the geometrical sense, but simply that state of mind which enables the individual to do his best in any given relation [...] Self-possession is the essential characteristic of the normal mind. It is the condition of the greatest freedom of the will and power of attention with which it is commensurable. The power of discerment and the power of choice are at their highest degree, and are at all times ruled by fundamental principles" (Christison 1896). Bei diesem frühen Definitionsversuch wird die Komplexität des Einwilligungsfähigkeitskonstruktes zwischen mentalen Funktionen und gesellschaftlichen Kriterien deutlich. Der bereits in Kap. 3.1 erwähnte Berliner Psychiater Albert Moll, der in seiner "Ärztliche[n] Ethik" eine kritische und für die damalige Zeit fortschrittliche Haltung zur medizinischen Forschung mit Patienten bezog, ging wie selbstverständlich davon aus, daß alle "Geisteskranken" grundsätzlich als einwilligungsunfähig zu betrachten

---

[20] In der Literatur werden die Begriffe Einwilligungsfähigkeit, Selbstbestimmungsfähigkeit, Urteilsfähigkeit, Einsichtsfähigkeit und die englischen Begriffe "competence" und "capacity" parallel verwendet.

seien und deshalb stets von den Angehörigen nach ärztlicher Aufklärung die Einwilligung stellvertretend eingeholt werden müsse (Moll 1902 S. 246). Diese Einschätzung wurde von der Mehrzahl der Psychiater geteilt, indem sie in der Praxis psychisch Kranke pauschal als einwilligungsunfähig bezeichneten und, falls sie die Informed Consent-Problematik überhaupt thematisierten, die Einwilligung durch die nächsten Angehörigen einzuholen (siehe Kap. 3.1). Der Versuch, Einwilligungsunfähigkeit direkt aus dem Kranksein abzuleiten, wurde von Ärzten bis in die Gegenwart vertreten. So meinte z. B. Komrath, Krankheit an sich stelle bereits einen Zustand verminderter Autonomiekompetenz dar (Komrath 1983 S. 41). Engelhardt et al. (1973 S. 97) vertreten eine anthropologische Position, in der der Kranke durch sein Kranksein einen anderen Bezug zur Welt habe als der Gesunde. Durch die Krankheit an sich seien nicht nur die Denkvorgänge, sondern auch die Sinneswahrnehmungen und Emotionen grundlegend verändert. Der Psychiater Göppinger versuchte, ausgehend von diesem Denkansatz, eine differenziertere Beurteilung der Einwilligungsfähigkeit anhand der Art des vorliegenden Krankheitsbildes. Hierbei wurde versucht, anhand einzelner Krankheitsbilder bzw. Diagnosen eine Aussage über die Einwilligungsfähigkeit abzuleiten (Göppinger 1956). Nach heutigem Wissensstand kann dieser Zuordnungsversuch von diagnostischer Klassifikation und Einwilligungsfähigkeit nicht mehr aufrecht erhalten werden. Vielmehr argumentiert heute die Mehrheit der Autoren, "daß die Zuordnung eines Patienten zu einer diagnostischen Klasse oder Untergruppe keine verläßliche Aussage über das Fehlen oder Vorhandensein der aktuellen Einwilligungsfähigkeit ermöglicht, so daß derartige klassifikatorische Kriterien nicht als angemessener Beurteilungsmaßstab gelten können" (Helmchen und Lauter 1995 S. 39. Siehe Kap. 3.2.4). Diese Auffassung konnte durch empirische Untersuchungen an Patienten mit unterschiedlichen Diagnosen bestätigt werden (siehe Kap. 3.3).

Zusammenfassend bleibt festzuhalten, daß die Feststellung der Einwilligungsfähigkeit weder durch das Phänomen "Krankheit", noch über eine genauere Zuordnung zu einzelnen Krankheiten bzw. diagnostischen Gruppen erfolgen kann. Grund hierfür ist jedoch nicht nur die o.a. unzureichende Genauigkeit der diagnostischen Differenzierung, sondern grundlegende konzeptionelle Schwierigkeiten. Der Ansatz scheitert nämlich auf theoretischer Ebene bereits an der Tatsache, daß es einen hinreichend definierten Krankheitsbegriff nicht gibt und die verschiedenen Definitionsvorschläge, wie z.B. die WHO-Definition von Krankheit, umstrittene normative Anteile enthalten (Kuttig 1993 S. 272). Konzeptionell leitet sich die Einwilligungsfähigkeit als Element des Informed Consent-Modells vielmehr vom Autonomieprinzip ab (siehe Kap. 3.2.1). Daher muß die Einwilligungsfähigkeit als Legitimitätsfaktor für medizinisches Handeln von der Autonomie des Patienten und nicht von der medizinischen Diagnose abgeleitet und medizinethisch begründet werden. Zur Feststellung der Einwilligungsfähigkeit im Einzelfall ist eine empirische Feststellung anhand sicherer Beurteilungskriterien, bei denen z.B. kognitive Funktionen, Kommunikationsfähigkeit, Entscheidungsfähigkeit geprüft werden, erforderlich. Für die psychiatrische Praxis bedarf es daher eines Modells der Einwilligungsfähigkeit, das medizinethisch Einwilligungsfähigkeit aus der Fähigkeit zu autonomer Entscheidung des Patienten ableitet und legitimiert (siehe Kap. 3.2.1). Dabei muß die klinische Feststellung der Einwilligungsfähigkeit im Einzelfall empirisch mit Hilfe möglichst objektiver und valider Tests erfolgen.

Eine möglichst objektive und sichere Feststellung der Einwilligungsfähigkeit bzw. der Einwilligungsunfähigkeit ist von zentraler medizinethischer Bedeutung für die Arzt-Patient-Beziehung. Denn diese Feststellung wird vom Arzt, häufig einem Psychiater, getroffen, so daß es bei Meinungsdifferenzen zwischen Arzt und Patient aufgrund der schwächeren Stellung des Kranken im Arzt-Patient-Verhältnis zu Mißbrauch kommen kann. Für den Patienten ist mit der Feststellung seiner Einwilligungsunfähigkeit nämlich nicht nur eine deskriptive Aussage über seine kognitiven Fähigkeiten verbunden. Die Einwilligungsunfähigkeit hat gleichzeitig auch normative Konsequenzen, die über eine medizinische Diagnose weit hinausgehen. Denn ein als einwilligungsunfähig bezeichneter Patient wird in der Praxis in seinem Recht, daß seine Willensäußerungen als autonome Entscheidungen von Dritten respektiert werden müssen, eingeschränkt. In der medizinischen Praxis sind dann Ärzte nicht mehr an die (natürlichen) Willensäußerungen des einwilligungsunfähigen Kranken gebunden. Diesem kann z.B. ein vormundschaftsgerichtlich bestellter Betreuer zur Seite gestellt werden, der in bestimmten Lebensbereichen für den Betreuten entscheidet (Buchanan und Brock 1989). In der amerikanischen medizinethischen Literatur wird daher von "competence" als "gatekeeping function" gesprochen, weil durch die Feststellung der Einwilligungsfähigkeit in der Praxis de facto über die Fähigkeit zu selbstbestimmten Entscheidungen entschieden wird (Beauchamp und Childress 1994 S. 132f) und damit nicht nur eine medizinische Feststellung, sondern gleichzeitig eine normative Entscheidung getroffen wird.

Eine medizinethische Konzeption der Einwilligungsfähigkeit muß demnach sowohl theoretische, als auch praktisch-empirische Aspekte berücksichtigen. Daher ist vor einer detaillierten Diskussion der Standards, mit deren Hilfe die Einwilligungsfähigkeit bestimmt werden soll, eine konzeptionelle Differenzierung der einzelnen begrifflichen Ebenen notwendig. Hierbei werden fünf medizinethisch relevante Ebenen differenziert:

Begriffliche Differenzierung in 5 Ebenen
1. Menschenbild
2. Medizinethisches Prinzip
3. Medizinethische Regel (mit einzelnen Elementen)
4. Medizinethische Standards
5. Empirische Tests

Mit empirischen Tests (5) sind die medizinischen und testpsychologischen Untersuchungen gemeint, die in der klinischen Praxis durchgeführt werden, um die Einwilligungsfähigkeit bzw. die Einwilligungsunfähigkeit empirisch festzustellen. Diese Diagnostik kann dabei das Vorliegen der medizinethischen Standards (4) als übergeordneter Ebene bestätigen. Wichtig dabei ist, daß sich die ausgewählten empirischen Tests nach dem Standard richten, welchen sie diagnostisch bestätigen sollen und nicht umgekehrt. Medizinethisch kann also nicht von der Ebene der empirischen Tests, z.B. mit dem Argument ihrer Praktikabilität oder Meßgenauigkeit, auf die (moralische) Richtigkeit der ihr übergeordneten medizinischen Standards geschlossen werden. Vielmehr können empirische Tests nur das Vorliegen eines vorher festgelegten Standards im praktischen Einzelfall bestätigen. Die Auswahl der medizinischen Standards leitet sich von der übergeordneten medizinethischen Regel (3) ab, die wiederum aus dem übergeordneten medizinethischen Prinzip (2) und dem Menschenbild (1) ethisch begründet wird.

Für die Praxis folgt daraus, daß aus dem Menschenbild eines selbstbestimmten, aufgeklärten Menschen (Ebene 1) (siehe Kap. 3.2.1) das medizinethische Prinzip des Respekts vor der Selbstbestimmung des Patienten (Autonomie, Ebene 2) folgt. Hieraus wird die medizinethische Regel abgeleitet, daß vor medizinischen Eingriffen der Patient aufgeklärt werden muß, um seine Einwilligung geben zu können (Informed Consent, Ebene 3). Diese Regel setzte sich aus mehreren Elementen (Informationsvermittlung, Informationsverständnis, freie Entscheidung und Einwilligungsfähigkeit) zusammen, wobei wir hier nur das letztere Element genauer untersuchen. Zur Feststellung der Einwilligungsfähigkeit müssen medizinethische Standards (Ebene 4) festgelegt werden, die in der klinischen Praxis mittels medizinischer und testpsychologischer Tests empirisch bestätigt werden (Ebene 5).

Während sich der Arzt in der klinischen Praxis vor allem an den medizinischen und testpsychologischen Tests orientiert, die die Einwilligungsfähigkeit bzw. Einwilligungsunfähigkeit eines Patienten bezüglich einer konkreten Fragestellung empirisch bestätigen, muß also die medizinethische Herleitung von den übergeordneten Ebenen her erfolgen, denn die ethisch relevanten Entscheidungen werden in erster Linie auf den übergeordneten Ebenen (1-3) getroffen, aus denen die untergeordneten Ebenen (4 und 5) abgeleitet und bestimmt werden. Es sei nochmals betont, daß z.B. aus der Sicherheit (Objektivität, Reliabilität und Validität) medizinischer und testpsychologischer Untersuchungen zum kausalen Denken nicht auf die ethische Gültigkeit dieses Standards für die Einwilligungsfähigkeit geschlossen werden kann. Eine ethische Definition der Einwilligungsfähigkeit läßt sich nicht aus empirischen Meßdaten ableiten, sondern muß von den übergeordneten medizinethischen Ebenen argumentativ abgeleitet werden. Nach dieser konzeptionellen und begrifflichen Klärung werden im folgenden die Einwilligungsfähigkeit und deren medizinethische Standards untersucht.

3.2.4.1
Konzeption

Obwohl es eine Vielzahl unterschiedlicher Vorschläge für die Definition und die Standards von Einwilligungsfähigkeit gibt, gehen die divergierenden Vorschläge von einem gemeinsamen Grundverständnis aus. Hiernach beinhaltet die Einwilligungsfähigkeit die Fähigkeit, eine Aufgabe durchführen zu können ("the ability to perform a task" (Culver und Gert 1982 S. 123-126)). Beim Konzept der Einwilligungsfähigkeit muß demnach eine Aufgabe erfüllt werden können, also eine Fähigkeit beim Betroffenen vorliegen, auch wenn über die Definition dieses Vermögens unterschiedliche Vorstellungen bestehen. Unklar ist also, wie eine objektive, nicht willkürliche Grenzziehung zwischen einwilligungsfähigen und einwilligungsunfähigen Personen gezogen werden kann.

Diese beiden Probleme lassen sich jedoch konzeptionell lösen, wenn wir die Einwilligungsfähigkeit nicht global auf eine Person ("autonomous person") bezogen, sondern im Hinblick auf eine konkrete Entscheidung ("autonomous action") feststellen (siehe Kap. 3.2.1). Diese Eingrenzung ermöglicht eine genauere und situationsbezogenere Beurteilung der Einwilligungsfähigkeit eines konkreten Patienten bezüglich eines konkreten Sachverhalts ("concept of specific incompetence"). Z.B. kann ein Patient, der bezüglich einer Teilnahme an einer medizinischen Forschungsstudie nicht einwilligungsfähig ist, für die Entscheidung, ob er als Patient am Studentenunterricht teilnehmen möchte, durchaus einwilligungsfähig sein. In der psychiatrischen Praxis stellen sich angesichts unterschiedlicher Patienten (z.B. Kinder, Jugendliche, Erwachsene, Greise), verschiedener Krankheitsbilder (z.B. akute Psychose, wahnhafte Depression, Demenz, geistige Behinderung, Sucht) und einem unterschiedlichen Entscheidungsbedarf (z.B. notfallmäßige Behandlung, Zwangsbehandlung, Rezidivprophylaxe, Forschungsstudie) unterschiedliche Anforderungsniveaus an die Testung der Einwilligungsfähigkeit des Patienten.

Zweitens muß die Einwilligungsfähigkeit einer konkreten Person bezüglich einer konkreten Entscheidung als zeitlich variabel verstanden werden. Besonders neurologische und psychiatrische Krankheitsbilder, wie z.B. transitorisch ischämische Attacken (TIA) oder transitorisch globale Amnesien, sind durch einen sich schnell ändernden Krankheitsverlauf gekennzeichnet. Bei dementen Patienten können die kognitiven Fähigkeiten und die Einwilligungsfähigkeit sogar stündlich schwanken, so daß von einer zeitlich dynamischen Konzeption der Einwilligungsfähigkeit ausgegangen werden muß ("intermittent competence") (Beauchamp und Childress 1994 S. 134. Vergl. auch Faden und Beauchamp 1986 S. 287-294, Helmchen et al. 1989, Helmchen und Lauter 1995).

Zusammenfassend bleibt festzuhalten, daß trotz unterschiedlicher Bedeutung von Autonomie (Selbstbestimmung) und Einwilligungsfähigkeit (Fähigkeit, eine Aufgabe zu erfüllen) die Kriterien für die personen-bezogene Autonomie und die handlungs-bezogene Einwilligungsfähigkeit de facto ähnlich sind. In der klinischen Praxis sind die Kriterien, die eine autonome Person auszeichnen, denen einer einwilligungsfähigen Person sehr ähnlich. Daraus folgt nach Beauchamp und Childress, daß eine autonome Person per definitionem notwendigerweise eine einwilligungsfähige Person (für bestimmte Entscheidungen) ist. Die Feststellung der Einwilligungsfähigkeit für gesundheitliche Angelegenheiten soll sich daher darauf stützen, ob die betreffende Person autonom ist. Obwohl bei dieser Sichtweise sowohl die Autonomie als auch die Einwilligungsfähigkeit kontinuierliche Größen mit einer Vielzahl von Abstufungen darstellen, soll aus praktischen Gründen die Einwilligungsfähigkeit im Gegensatz zur Autonomie als Schwellenwert konzeptionalisiert werden. Ab einer festzulegenden Schwelle ist demnach ein Patient bezüglich einer bestimmten Entscheidung zu einem Zeitpunkt einwilligungsfähig oder nicht (ja/nein-Kategorie). Wie viel dieser ober- oder unterhalb der Schwelle liegt, spielt bei der Konzeption und Definition der Einwilligungsfähigkeit daher keine Rolle. "However, it is confusing to think of this continuum as involving degrees of competency. For practical and policy reasons, we need threshold levels on this continuum below which a person with a certain level of abilities is incompetent. Not all competent individuals are equally able and not all incompetent persons equally unable, but competence determinations sort persons into these two basic classes, and thus treat persons as either competent or incompetent. Where we draw the line will depend on the particular tasks involved. Although a continuum of abilities underlies the performance of tasks, the gatekeeping function of competence requires sorting persons into one of two classes: competent or incompetent. In this respect, competence is a threshold and not a continuum concept like autonomy (Beauchamp und Childress 1994 S. 136f. Vergl. auch Schaffner 1991).

Eine ähnliche Konzeption vertritt ein interdisziplinärer Arbeitskreis aus Psychiatern und Juristen in Deutschland, der das Problemfeld Forschungsbedarf und Einwilligungsproblematik bei psychisch Kranken analysierte. "Zunächst ist davon auszugehen, daß es sich bei der Einwilligungsfähigkeit um ein relationales bzw. sektorales Merkmal handelt. Es gibt also keine allgemeine Einwilligungsfähigkeit, sondern nur eine Einwilligungsfähigkeit in bezug auf eine konkrete Maßnahme. Ein bestimmter Patient kann daher unter Umständen für eine bestimmte diagnostische oder therapeutische Maßnahme einwilligungsfähig sein und seine Zustimmung zur Teilnahme an einem Forschungsprojekt oder seine diesbezügliche Ablehnung in rechtswirksamer Weise bekunden, wenn es sich um eine klar überschaubare, leicht verständliche Intervention handelt, deren Nutzen und Risiken ohne Schwierigkeiten zu überblicken sind. Dagegen kann der gleiche Patient möglicherweise in bezug auf eine andere medizinische Maßnahme oder ein anderes Forschungsvorhaben einwilligungsunfähig sein, wenn der geplante Eingriff oder das vorgesehene wissenschaftliche Vorhaben komplexer Natur ist oder mit potentiell eingreifenden Folgeerscheinungen einhergeht, deren Beurteilung einen schwierigen Abwägungsprozeß voraussetzt. Aus diesem Grund ist aus psychiatrischer Sicht die Einwilligungsfähigkeit unter Umständen für bestimmte Sachverhalte und deren Konsequenzen (z.B. die Zustimmung zu einer ärztlich notwendigen risikoarmen Untersuchung) zu bejahen, für andere hingegen (z.B. die Zustimmung für die Amputation einer nicht mehr ausreichend mit Blut versorgten Extremität) zu verneinen [...] Schließlich handelt es sich bei der Einwilligungsfähigkeit um ein kategoriales Merkmal. In bezug auf eine konkrete Maßnahme kann ein Patient daher einwilligungsfähig oder einwilligungsunfähig sein" (Helmchen und Lauter 1995 S. 38).

Um diese Einteilung vornehmen zu können, bedarf es spezifischer Tests mit differenzierten Standards und Schwellenwerten für die Einwilligungsfähigkeit. In der Literatur sind eine Vielzahl von Standards zur Feststellung der Einwilligungsunfähigkeit vorgelegt worden. Hierbei wurde versucht, bestimmte psychische Zustände und Funktionen zu messen und mit den Kennzeichen, die eine selbstbestimmte Person auszeichnen, zu verbinden. Hierzu gehören z.B. das Verständnis und die Verarbeitung von Informationen, schlußfolgerndes Denken und das Erkennen von Konsequenzen einer Entscheidung. Im folgenden werden zunächst rechtliche und anschließend medizinische Standards zur Feststellung der Einwilligungsfähigkeit dargestellt und analysiert.

3.2.4.2
Juristische Standards

Die Einwilligungsfähigkeit als Element der Einwilligung nach Aufklärung hat international durch die Rechtsprechung an praktischer Bedeutung für die medizinische Forschung und Behandlung gewonnen. Daher sollen hier kurz die wichtigsten Positionen der deutschen höchstrichterlichen Rechtsprechung und Rechtslehre dargestellt werden. In Deutschland wird juristisch die Einwilligungsfähigkeit von den zivil- und strafrechtlichen Begriffen der Geschäfts- und der Zurechnungsfähigkeit unterschieden. Die Einwilligungsfähigkeit kommt jedoch weder im Bürgerlichen Gesetzbuch (BGB), noch im Strafgesetzbuch (StGB) vor. Dagegen enthält das deutsche Arzneimittelgesetz (AMG) eine Umschreibung der Einwilligungsfähigkeit im § 40 Abs. 2 Nr. 1, nach der ein Proband bei einem Arzneimittelversuch in der Lage sein muß, "Wesen, Bedeutung und Tragweite der klinischen Prüfung zu erkennen und sich danach zu bestimmen." Damit ist einmal die Einsichtsfähigkeit und andererseits die Fähigkeit zur einsichtsgemäßen Selbstbestimmung gemeint, die nach dem AMG beide erfüllt sein müssen (Helmchen und Lauter 1995 S. 29f). Diese formelhafte Umschreibung der Einsichtsfähigkeit im deutschen AMG entstammt der Rechtsprechung des Bundesgerichtshofs, der 1969 entschied, daß eine geisteskranke Einwilligende "die ausreichende Urteilsfähigkeit über Wesen, Bedeutung und Tragweite der gegen sie gerichteten Handlung" besitzen müsse (BGH St 23, 1 (4) zit. nach Helmchen und Lauter 1995 S. 35). Noch 1953 hatte der Bundesgerichtshof in Zusammenhang mit der Frage nach der Wirksamkeit der Einwilligung eines Alkoholisierten eine detailliertere Definition gegeben. Dort wurde ein "volles Verständnis für die Sachlage, namentlich vom voraussichtlichen Verlauf und den möglichen Folgen" des Eingriffs gefordert, wobei der Einwilligende "die nötige Urteilskraft und Gemütsruhe besaß, um die Tragweite seiner Erklärung für das Für und Wider verständig gegeneinander abzuwägen" (BGH St 4, 88 (90) zit. nach Helmchen und Lauter 1995 S. 35). Zusammenfassend halten die Autoren fest: "In der skizzierten Formel wird die Einwilligungsfähigkeit mit der Einsichtsfähigkeit identifiziert. Eine Fähigkeit zur einsichtsgemäßen Selbstbestimmung wird in der tradierten Definition der Rechtsprechung jedoch nicht gefordert, d.h. es überwiegt die kognitive gegenüber der voluntativen Komponente der Einwilligungsfähigkeit [...] Als einigermaßen gesichert lassen sich nur 2 Grundsätze der Rechtsprechung identifizieren. Einmal gehen die Gerichte davon aus, daß die Einwilligungsfähigkeit nicht generell, sondern konkret, d.h. für jeden Einzelfall, zu bestimmen ist; sie kann also für eine be-

3.2 Theoretische Konzeption

stimmte Art von Eingriff gegeben sein, für eine andere dagegen nicht. Außerdem sind die Gerichte der Auffassung, daß um so geringere Anforderungen an die Einwilligungsfähigkeit zu stellen sind, je dringlicher eine Heilmaßnahme ist" (Helmchen und Lauter 1995 S. 35f).

Die Mehrheit der deutschen Rechtslehre hat die o.a. Definitionen der höchstrichterlichen Rechtsprechung ohne wesentliche Kritik übernommen. 1958 definierte Englisch die Einwilligungsfähigkeit als "Reife und Fähigkeit, die Tragweite des ärztlichen Eingriffes für Körper, Beruf und Lebensglück zu ermessen" (Englisch 1958). Ein neuerer Vorschlag stammt vom Strafrechtler Amelung, der die Einwilligungsunfähigkeit auf der Grundlage der Struktur einer rationalen Einwilligungsentscheidung wie folgt definiert:

"1. Einwilligungs*un*fähig ist, wer wegen Minderjährigkeit, geistiger Behinderung oder psychischer Erkrankung nicht erfassen kann,
a) welchen Wert oder welchen Rang die von der Einwilligungsentscheidung berührten Güter und Interessen für ihn haben, oder
b) welche Folgen oder Risiken sich aus der Einwilligungsentscheidung ergeben, oder
c) welche Mittel es zur Erreichung der mit der Einwilligung erstrebten Ziele gibt, die ihn weniger belasten.
2. Das gleiche gilt, wenn der Minderjährige, geistig Behinderte oder psychisch Erkrankte zwar die erforderliche Einsicht hat, aber nicht in der Lage ist, sich danach zu bestimmen" (Amelung 1992 zit. nach Helmchen und Lauter 1995 S. 36. Vergl. auch Amelung 1996 und zum Vergleich mit dem amerikanischen Recht Amelung 1995a S. 27).

In dieser 2-Stufen-Definition der Einwilligungs*un*fähigkeit müssen zunächst die "biologischen Voraussetzungen" (Minderjährigkeit, geistige Behinderung, psychische Erkrankung) vorliegen. In einem zweiten Schritt werden dann die "psychologischen Folgen" dieser "biologischen Voraussetzungen" bezüglich der Einwilligungsunfähigkeit anhand der Rationalstruktur der Einwilligungsentscheidung angegeben. Aber auch dieser Definitionsversuch des Juristen läßt wesentliche medizinethische Probleme der Einwilligungsfähigkeit unberücksichtigt. Erstens erscheinen die "biologischen Voraussetzungen" für die Einwilligungsunfähigkeit zu starr und undifferenziert. Zwar soll hierdurch der Gefahr einer Ausweitung der Annahme von Einwilligungsunfähigkeit auf weite Teile der Bevölkerung begrenzt werden, das einseitige Fokussieren auf Alter, psychische Behinderung und Erkrankung läßt jedoch eine individuelle Prüfung der Einwilligungsfähigkeit auch bei juristisch "Minderjährigen" vermissen (vergl. Harris 1995 S. 293-300). Weiterhin ist angesichts neuerer empirischer Studien die Eingrenzung auf geistig Behinderte und psychisch Kranke (in Abgrenzung zu körperlich Kranken) nicht gerechtfertigt (siehe Kap. 3.3). Darüber hinaus erscheinen aus medizinethischer Sicht die normativen Auslegungsspielräume, die insbesondere die Autonomie des Einzelnen versus der "sozialstaatlichen Fürsorge" betreffen, nicht befriedigend (vergl. Helmchen und Lauter 1995 S. 37).

Auch in der amerikanischen Rechtsprechung ist bisher kein konkreter Test zur Feststellung der Einwilligungsfähigkeit anerkannt worden (Meisel et al. 1977 S. 287, Roth et al. 1987). Das amerikanische Case-Law hat lediglich die Voraussetzungen für eine rechtsgültige, informierte Patientenzustimmung herausgearbeitet, die bereits als Elemente des Informed Consent (siehe Kap. 3.2.2) dargestellt wurden. "It is assumed that information given to a competent, free actor will result in understanding and that understanding will yield a decision. A consent will protect the physician from liability as long as the treatment itself is not negligently rendered; a refusal of treatment will also shield the physician from liability. From the patient's viewpoint, the decision-making process protects bodily integrity, privacy, and the right to make a decision whether to undergo or forego treatment free from coercion and with adequate information so that the decision may be made intelligently. Because of the failure of the judical opinions to confront and discuss squarely the meaning of their requirements of competency and understanding and because of the potential overlap of the two elements depending on how each is defined, we offer two alternative models of a valid consent" (Meisel et al. 1977 S. 287).

3.2.4.3
Medizinethische Standards

Es bedarf demnach klinischer Standards zur Feststellung der ethisch wie rechtlich geforderten Einwilligungsfähigkeit im Einzelfall. Meisel et al. (1977 S. 287f) haben dazu das sog. "objektive Modell" von einem "subjektiven Modell" abgegrenzt.

Im "objektiven Modell" wird die Gültigkeit der Patientenentscheidung nicht am tatsächlichen, individuellen Verständnis des Patienten festgemacht. Ob der einzelne Patient die gegebenen Informationen wirklich verstanden hat ("actual understanding"), ist unerheblich, es kommt vielmehr darauf an, ob die Patientenentscheidung rational und angemessen erscheint, wobei sie in der konkreten Einwilligungssituation mit der eines fiktiven, rationalen Menschen verglichen wird ("reasonable person-standard"). Dieses Modell kommt der klinischen Wirklichkeit nahe, denn in der psychiatrischen Praxis wird grundsätzlich von der Einwilligungsfähigkeit des Patienten ausgegangen (Helmchen 1986b), "weil der Arzt in der Praxis die Einwilligung oder Nichtablehnung der im besten Interesse des Patienten vorgeschlagenen Maßnahme für nicht überprüfungsbedürftig hält oder weil Zweifel an der Einwilligungsfähigkeit eines psychisch Kranken beim Fehlen eindeutiger kognitiver Störungen oder Verhaltensauffälligkeiten als Diskriminierung verstanden und zu einer empfindlichen Belastung des Vertrauensverhältnisses führen könnten. In der Regel taucht die Frage nach der Einwilligungsfähigkeit Erwachsener in der Praxis nur auf, wenn ein Patient eine dringliche oder gar lebensnotwendige Behandlung ohne erkennbaren oder nachvollziehbaren Grund ablehnt" (Helmchen und Lauter 1995 S. 38). Wenn Einwilligungsfähigkeit als autonomes Verhalten einer Person in bezug auf eine konkrete

3.2 Theoretische Konzeption 53

Entscheidung verstanden wird, kann das "objektive Modell" nicht überzeugen, da hierbei dem für eine selbstbestimmte Entscheidung notwendigen Verständnis von Informationen keine Bedeutung zukommt. Dagegen stützt sich das "subjektive Modell" gerade auf das rationale Informationsverständnis des Patienten, welches unabhängig von Inhalt seiner Entscheidung das ethisch entscheidende Merkmal darstellt. Hier ist eine noch so unkonventionelle, aus der Sicht des Arztes negative Entscheidung gültig und zu respektieren, wenn der betroffene Patient hierzu die notwendige Verständnisfähigkeit besitzt. Die Feststellung ausreichenden Informationsverständnisses im Einzelfall ist jedoch methodisch sehr schwierig (Meisel et al 1977). Hierfür wurden von verschiedenen Autoren folgende psychologische Kriterienkataloge vorgeschlagen.

Die Richtlinien der"Kanadischen Psychiatrischen Vereinigung zur Beurteilung der Einwilligungsfähigkeit" orientieren sich primär am "subjektiven Modell" (Cahn 1980). Zur Einwilligungsfähigkeit in eine Elektrokrampftherapie fordern die kanadischen Psychiater Martin und Bean (1992) eine Ausdrucksfähigkeit der Entscheidung, ein Informationsverständnis mit einer vernunftgemäßen Verarbeitung der Information sowie eine Einsicht des Patienten in die Beschaffenheit der Situation. Im "Mental Medical Health Act of Ontario" (Kanada) werden für die Einwilligungsfähigkeit des Patienten folgende vier Standards gefordert:

- understand the nature of the mental illness
- understand the nature of the treatment recommended
- appreciate the consequences of the given consent
- appreciate the consequences of withholding consent

(Hoffmann und Srinivasan 1992. Vergl. auch Ontario Office Consolidation 1994, Silberfeld und Fish 1994, Checkland und Silberfeld 1995 und 1996, Pepper-Smith et al. 1996).

Der Hamburger Psychiater Bruder hat einen psychologischen Kriterienkatalog zur Beurteilung der freien Willensentscheidung vorgeschlagen, wonach Einwilligungsfähigkeit voraussetzt, daß

- die Willensentscheidung des Patienten von einer gewissen Dauer bzw. Beständigkeit sein muß,
- dem Patienten ein Entscheidungsspielraum gegeben ist,
- er ein gewisses Maß an Verständnis für die Konsequenzen der Entscheidung haben muß
- seine Willensentscheidung im Rahmen seiner Persönlichkeit gesehen werden muß und Stimmigkeit aufzuweisen hat,
- die Willensentscheidung vernünftig und realitätsangemessen ist (Anhaltspunkte hierfür sind logische Stimmigkeit und soziale Konformität),
- die Ergebnisse des Denkens sprachlich ausgedrückt werden können,
- die Willensentscheidung begründbar sein muß, also verteidigt werden kann,
- die Willensentscheidung Ansätze zur Umsetzung liefern muß (Bruder zit. nach Neubauer 1993).

Mehrheitlich werden in der internationalen Literatur Standards zur Feststellung der Einwilligungsfähigkeit vertreten, die sowohl Elemente des "subjektiven Modells", als auch des "objektiven Modells" berücksichtigen. Bereits 1977 schlugen amerikanische Autoren (Roth et al. 1977) folgenden Kriterien für die Einwilligungsunfähigkeit vor, die in Deutschland von Helmchen et al. (1989) übernommen wurden:

1. Verhalten des Patienten, als könne er eine Wahlmöglichkeit nicht nutzen (z.B. bei katatonem oder depressivem Stupor, psychotischer Ambivalenz, manischer Erregung).
2. Der Patient versteht die gegebenen Informationen nicht wirklich, kann sie z.B. nicht korrekt wiedergeben (z.b. bei erheblicher geistiger Behinderung, ausgeprägter Demenz, Störung von Konzentration und Merkfähigkeit in einer Psychose).
3. Der Patient hat die Information verstanden, kann sie aber für eine angemessene Entscheidung nicht nutzen (z.B. bei Wahn, Halluzinationen, schweren formalen Denkstörungen, ausgeprägter Sucht).
4. Der Patient hat keine wirkliche Einsicht in die Natur seiner Erkrankung (z.B. bei Einschränkungen des abstrakten Denkens, bei wahnhaften Realitätsverzerrungen).
5. Der Patient ist nicht mehr authentisch, nicht mehr in Übereinstimmung mit seinen Werten, Zielen etc., die er vor der Erkrankung hatte (z.B. Manien, Wahn, Schizophrenie).

Bei der Reihenfolge der Kriterien steigen die Anforderungen an den Patienten und damit die Schwelle für die Annahme der Einwilligungsfähigkeit. Kann Kriterium 1 aus einer reinen Verhaltensbeobachtung entschieden werden, bedarf es bei den folgenden Punkten einer psychiatrischen Exploration mit Erhebung eines psychopathologischen Befundes, für das 5. Kriterium sogar einer detaillierten biographischen Anamnese. Letztlich beruht hier die Entscheidung über die Einwilligungsfähigkeit auf einer Asymmetrie, bei der die "richtige" Einschätzung des Arztes maßgebend ist. Zwar wird grundsätzlich von dem Bestehen der Einwilligungsfähigkeit des Patienten ausgegangen, aber Gründe für einen Zweifel am Bestehen derselben ergeben sich stets bei Entscheidungsdifferenzen zwischen Arzt und Patient. Anders formuliert: "Wenn die Patienten sich nicht für den 'falschen' Weg entscheiden, wird das Thema der Einwilligungsfähigkeit wahrscheinlich gar nicht auftauchen" (Roth et al. 1977).

Dieser konzeptionelle Zugang zur Einschätzung der Einwilligungsfähigkeit (Meisel et al. 1977, Roth et al. 1977) wird in seinen wesentlichen Zügen von Beauchamp und Mc Cullough (1984) unterstützt. Dagegen äußert Hipshman (1987) grundlegende Zweifel an der praktischen Relevanz dieses theoretischen Modells. Er schlägt dagegen die Fähigkeit des Patienten, eine therapeutische Beziehung eingehen zu können, als Maßstab für seine Einwilligungsfähigkeit vor. "Existing models are not clinically useful. The patient's ability to form a therapeutic alliance is shown to be a valid assessment model for defining a treatment deci-

3.2 Theoretische Konzeption

sion-making ability threshold [...]" (Hipshman 1987). Die in der Praxis notwendige Grenzziehung bei der Beurteilung der Beziehungsfähigkeit des Patienten in einer Arzt-Patient-Beziehung erfolgt bei Hipshman (1987) allein durch den Arzt. Dieser Vorschlag ist medizin-ethisch unbefriedigend, weil dadurch der Patient im Konfliktfall nicht gleichberechtigt ist, sondern der Arzt, selbst Partei im Konflikt mit dem Patienten, de facto privilegiert wird. Mißbrauch, Machtwillkür und ideologische Verzerrungen können nicht kontrolliert werden, wovor der Patient durch das Informed Modell-Konzept gerade geschützt werden soll.

Es bleibt festzuhalten, daß es bisher bei der Vielzahl der Beiträge in der internationalen Literatur (vergl auch Appelbaum und Roth 1981, Dyer 1985, Fletcher et al. 1985, Lo 1990, Howe et al. 1991, Free 1993, Moreno 1993, Morreim 1993, Marson et al. 1994, Berghmans 1995 Chap. 3, British Medical Association und The Law Society 1995, Delvecchio Good 1995, Harris 1995 S. 272-277) weder eine Einigkeit über die Definition und Konzeptionalisierung von Einwilligungsfähigkeit, noch über die Methoden zu ihrer standardisierten Erfassung gibt. Dennoch können folgende vier wesentliche Entscheidungsebenen der Einwilligungsproblematik festgehalten werden, die Appelbaum und Mitarbeiter herausgearbeitet haben (Appelbaum et al. 1981, Appelbaum und Roth 1982):

- die Fähigkeit, eine Wahl für oder gegen eine Behandlung zu treffen ("communicating one's choice")
- das Verstehen der Information, die für die Behandlungsentscheidungen relevant ist ("understanding relevant information")
- die Fähigkeit, mit der verstandenen Information rational umzugehen und sie rational verarbeiten ("manipulating information rationally")
- das Erkennen der Grundzüge der Einwilligungssituation und ihrer Konsequenzen ("appreciating the current situation and its consequences")

Diese Konzeptionalisierung der Einwilligungsfähigkeit ist in den letzten Jahren von der Arbeitsgruppe um Appelbaum methodisch operationalisiert worden (Appelbaum und Grisso 1988 und 1995, Grisso und Appelbaum 1995a und 1995b, Grisso et al. 1995). Aufbauend auf die in Kap. 3.2.4 eingeführten medizinethischen Ebenen faßt die folgende Übersicht das bisher gesagte strukturiert zusammen.

Übersicht der medizinethischen Ebenen:
1. Menschenbild:
    selbstbestimmter und aufgeklärter Mensch (siehe Kap. 3.2.1)
2. Medizinethisches Prinzip:
    Patientenautonomie
3. Medizinethische Regel:
    Recht auf Aufklärung und Einwilligung (Informed Consent-Regel).

Elemente des Informed Consent:
- Informationsvermittlung (disclosure of information)
- Informationsverständnis (understanding)

- freie Entscheidung (voluntariness)
- Einwilligungsfähigkeit (competence)

4. Medizinethische Standards der Einwilligungsfähigkeit:
- Fähigkeit zum Treffen und Kommunizieren einer Entscheidung (communication one's choice)
- Fähigkeit zum Verständnis der relevanten Information (understanding relevant information)
- Fähigkeit zu rationalem und schlußfolgerndem Umgang und Verarbeitung der Information (reasoning, manipulating information rationally)
- Erkennen der Einwilligungssituation und ihrer Konsequenzen (z.B. Krankheitseinsicht) (appreciating the current situation and its consequences, e.g. appreciation of disorder)

5. Empirische Tests für die Einwilligungsfähigkeit:
- MacArthur Treatment Competence Test (MacCAT)
- Hopkins Competency Assessment Test (HCAT)

3.3
Empirische Untersuchungen

3.3.1
Die ersten empirischen Studien

Die ersten empirischen Untersuchungen zum Informed Consent in der Medizin wurden in den späten sechziger Jahren in den USA durchgeführt. Im Bereich der klinischen Forschung gingen erstmals Park, Covi und Uhlenhuth (1967) empirisch den Auswirkungen des Informed Consent auf Forschungspatienten und Forschungsergebnissen nach, während sich Epstein und Lasagna (1969) mit der Art und Weise von Aufklärung und Einwilligung in der klinischen Forschung befaßten. Hershey und Bushkoff (1969) untersuchten in Interviews mit Klinikern, inwieweit die von der Rechtsprechung vorgegebenen Standards der Patientenaufklärung in der Chirurgie umgesetzt wurden. Bei der Durchführung der Studie stießen die Wissenschaftler, ein Chirurg und ein Jurist, auf große Vorbehalte bei Chirurgen und Krankenhäusern. Viele Chirurgen lehnten eine Teilnahme an der Studie ab, weil in dieser Studie der Informed Consent mittels Einwilligungsformularen dokumentiert wurde, ein Vorgehen, das damals bei der präoperativen Aufklärung nicht üblich war. Daher nahmen nur zehn Chirurgen in drei Krankenhäusern mit insgesamt 256 Behandlungsfällen an der Untersuchung teil. In dieser kleinen und wegen der o.g. Umstände zwangsläufig vorselektierten Untersuchungsgruppe zeigte sich bei allen befragten Chirurgen ein übereinstimmendes Aufklärungsverhalten, das eine Beschreibung der Operation (therapeutische Aufklärung) und der damit verbundenen Risiken (Risikoaufklärung) und Konsequenzen (prognostische Aufklärung) beinhaltete.

In einer weiteren Studie wurde die Einstellung und Werthaltung von 379 Ärzten untersucht, die ärztliche Kunstfehlerfälle unter den Aspekten guter klinischer Medizin ("good medical practise"), medizinischer Ethik und Recht beurteilen sollten. Die Mehrzahl der Ärzte beurteilten die moralische und juristische Pflicht zur Einholung einer Patienteneinwilligung vor der Behandlung sowie eine damit verbundene Information des Patienten in Abhängigkeit von der Schwere und Invasivität der medizinischen Behandlung. Dabei gaben die Ärzte zwar eine moralische und juristische Pflicht zur Patientenaufklärung und Einwilligungseinholung an, die jedoch nicht notwendigerweise für eine gute Patientenbehandlung aus ärztlicher Sicht notwendig war. Die Hälfte der Ärzte hielten z.B. eine Mastektomie ohne eine ausdrückliche Einwilligung der Patientin im Krankenhaus vom medizinischen Standpunkt für unproblematisch, aber nur 30% der Ärzte bezeichneten dieses Vorgehen aus ethischer und nur 38% aus juristischer Perspektive für richtig. Ähnliche Ergebnisse wurden für andere Beispiele invasiver Diagnostik und Therapie gefunden. Wie sehr der Informed Consent von den Ärzten als fremde, juristische Konstruktion betrachtet wurde, verdeutlichen die Angaben der Ärzte bei der spezifischen Risikoaufklärung. Während die Mehrzahl der Befragten eine spezifische Risikoaufklärung bei einem risikoreichen Eingriff (25%iges Schädigungsrisikos) aus medizinischer (58%) und ethischer (54%) Sicht für nicht notwendig hielt, waren es auf der juristischen Ebene nur 29%! Z.B. hielten es 53% der Ärzte für ethisch angemessen, eine Krebspatientin nicht über ihre Teilnahme an einer doppelblind durchgeführten, experimentellen Therapiestudie aufzuklären (Hagman 1970).

Fellner und Marshalls (1969 und 1970) Untersuchung über den "Mythos des Informed Consent" bei der Lebendnierenspende stellt eine frühe Kritik des Informed Consent-Konzepts aus klinischer Perspektive dar. Die Psychiater wandten das Informed Consent-Modell bei 30 Lebendorganspendern, in der Regel Familienangehörige, an und untersuchten die Entscheidungsprozesse bei Spendern und Familienangehörigen sowie beim medizinischen Behandlungsteam. Die Autoren konnten nur auf der medizinischen Entscheidungsebene Prinzipien des Informed Consent in der Praxis nachweisen, während auf den persönlichen Ebenen Entscheidungen nicht nach Prinzipien von rationaler Aufklärung und Einwilligung, sondern in einen irrationalen Prozeß getroffen wurden. Aus diesen empirischen Daten folgerten die Autoren, daß das Informed Consent-Modell als rationaler Ansatz zwar als juristisches Modell bei Kunstfehlerprozessen hilfreich sei, jedoch wegen des irrationalen Charakters vieler therapeutischer Entscheidungen in der klinischen Praxis ungeeignet sei.

Alfidi (1971) untersuchte die Patientenreaktionen auf Aufklärung und Einwilligung vor einer Angiographie. Über 200 Patienten füllten einen kurzen Fragebogen aus, nachdem sie ein Aufklärungsblatt über Durchführung und Risiken einer Angiographie gelesen hatten. Da nur 2% der Angiographiepatienten die Untersuchung nach Kenntnisnahme des Aufklärungsformulars verweigerten, folgert der Autor, daß die Befürchtungen der Ärzte vor negativen Auswirkungen des Informed Consents überzogen und sachlich nicht gerechtfertigt seien. Dagegen kritisierte Demy (1971) das Informed Consent-Modell, weil es die moralische Pflicht des Arztes zur Übernahme von Verantwortung für die Sorge seines Patienten aufheben würde. Wie Fellner und Marshall (1970) bezweifelt der Autor eine rationale Entscheidungsmöglichkeit von Patienten und die Angemessenheit eines rationalen Entscheidungsmodell bei Krankheit und Not für die Arzt-Patient-Beziehung.

Zusammenfassend kann festgehalten werden, daß aus den frühen empirischen Studien zum Informed Consent nur Daten zu Teilaspekten der somatischen Medizin (Chirurgie, Lebendorganspende, Angiographie) vorliegen. Diese belegen bei Ärzten und Krankenhäusern eine skeptisch-distanzierte bis ablehnende Haltung zum Modell der Aufklärung und Einwilligung des Patienten. Stattdessen versteht die Mehrzahl der Ärzte die Arzt-Patient-Beziehung als ein persönliches Verhältnis, in dem der Arzt dem Wohl seines Patienten verpflichtet ist und der Selbstbestimmung des Patienten nur untergeordnete Priorität zukommt. Patienten wurden von der Mehrheit der untersuchten Ärzte in erster Linie als hilfesuchend, schutz- und behandlungsbedürftig und weniger als rational und selbstbestimmt entscheidende Menschen wahrgenommen. Bezüglich der praktischen Anwendbarkeit der Patientenaufklärung und -einwilligung und des Informationswunsches der Patienten kommen die frühen Studien zu unterschiedlichen Ergebnissen.

Seit den siebziger Jahren ist besonders in den USA ein sprunghafter Anstieg an Publikationen zum Informed Consent in der medizinischen Fachliteratur zu verzeichnen (Faden und Beauchamp 1986 S. 91). Die Mehrzahl dieser Studien untersuchten aus medizinethischer und klinischer Perspektive die praktische Durchführung der Patientenaufklärung und -einwilligung in speziellen Situationen und Fachgebieten (Übersichten bei Raspe 1983, King 1986, Bulletin of Medical Ethics 1990 und 1993). Mehrere Autoren analysierten die Informationsbedürfnisse der Patienten sowie Indikatoren, Gründe und Folgen von Informations- und Aufklärungsdefiziten. Weiter wurden die Wechselwirkungen von der Qualität der Arzt-Patient-Beziehung mit dem Informed Consent aus der subjektiven Sicht der Patienten untersucht. Bei den amerikanischen Ärzten ist in den siebziger Jahren ein Einstellungswechsel in Richtung umfassenderer Patienteninformation und Aufklärung sowie routinemäßiger Einwilligungseinholung beim Patienten vor medizinischen Eingriffen empirisch nachweisbar (Novack et al. 1979).

3.3.2
Information des Patienten

In Deutschland untersuchte Raspe (1983) das Informationsbedürfnis von 414 Patienten bei der ärztlichen Aufklärung. Über 80% der Befragten gaben ein hohes, inhaltlich bestimmtes und subjektiv begründetes Informationsbedürfnis an und nur knappe 20% wollten "möglichst wenig" oder "nicht jede Einzelheit" wissen. In einer Übersichtsarbeit gab die Mehrheit (50-99%) der befragten Patienten unterschiedlicher Diagnosegruppen in verschiedenen westlichen Ländern ein hohes Informations- und Aufklärungsinteresse an. Dabei wurden Unterschiede zwischen dem "wirklichen" Informationsbedürfnis und dem verbalisierten Aufklärungswunsch bei den Patienten deutlich. Methodisch konnte diese Differenzierung jedoch nicht überzeugend durchgeführt werden. In der Praxis ist es daher für den behandelnden Arzt bei der individuellen Patientenaufklärung schwierig, Patienten mit fraglichem oder ambivalentem Informationswunsch von der Patientengruppe (20%) zu unterscheiden, die "wirklich" keinen detaillierten Informationswunsch haben (Raspe 1983). In diesem Zusammenhang wird in der Literatur mehrheitlich ein flexibles Informed Consent-Modell gefordert, bei dem grundsätzlich vom Informationsbedürfnis des Patienten ausgegangen wird. Für die Annahme, daß ein Patient nicht aufgeklärt werden möchte, müssen im Einzelfall konkrete Fakten und Hinweise vorliegen (King 1986, Bulletin of Medical Ethics 1990, Helmchen und Vollmann 1999). In einer deutschen Langzeitstudie wurden seit 1978 2000 Patienten zur Arzt-Patient-Beziehung interviewt. Bei der Aufklärung des Patienten wurden neben dem Zeitmangel (90%) besonders unverständliche Aussagen, zu leises und zu schnelles Sprechen, zu viele Fachtermini und zu viele entmutigende Signale kritisiert, selbst Fragen zu stellen (je 80%). Im Aufklärungsgespräch wurden eine burschikose und unangemessen familiäre Ausdrucksweise, die Kürze des Aufklärungsgespräches (70%) sowie die unzureichenden Informationen über verschriebene Medikamente, deren Wirkung und besonders deren Nebenwirkungen (60%) bemängelt (Oksaar 1995). Eine große randomisierte Studie mit 69 Ärzten und 648 Patienten belegt, daß das ärztliche Gesprächsverhalten durch Kommunikationstraining erfolgreich verbessert werden kann, so daß Patienten weniger emotionalem Streß während des Arztgespräches ausgesetzt sind, was sich auch positiv auf die Informationsvermittlung auswirkt (Roter et al. 1995). Neue empirische Untersuchungen belegen ein ausgeprägtes Aufklärungsbedürfnis und einen Wunsch nach Mitbestimmung bei Behandlungsentscheidungen auf Seiten der Patienten (Deber et al. 1996). Die Patientenaufklärung stellt dabei nicht nur einen formalen Akt dar, sondern hat für die Praxis handfeste Konsequenzen, da sich die Wünsche selbstbestimmter Patienten im Einzelfall bezüglich des diagnostischen und therapeutischen Vorgehens deutlich unterscheiden (Wolf et al. 1996). Eine empirische Feldstudie mit 1000 Einwohnern Torontos zum Informed Consent und zu "Advance Directives" (Patientenverfügungen, Betreuungsvollmachten) belegt ebenfalls ein hohes Aufklärungs- und Mitbestimmungsbedürfnis bei medizinischen Entscheidungen (Singer et al. 1993). Auch in Europa wurde von Patienten und Patientenverbänden mehr Information und Mitsprache bei medizinischen Entscheidungen gefordert (Pflanz 1994, Klinkhammer 1995, Vollmann 1995, Deutsches Ärzteblatt 1996). Selbst in sehr schwierigen zwischenmenschlichen Situationen, wie z.B. bei Eingriffen bei kürzlich verstorbenen Patienten zu Unterrichtszwecken (Intubation), willigte die Mehrheit der Angehörigen nach einem Aufklärungsgespräch ein (McNamara et al. 1995).

Während die meisten empirischen Studien bei der Mehrzahl der Patienten ein Informations- und Aufklärungsbedürfnis nachweisen, liegt über den Inhalt des Informationswunsches nur wenig empirisches Wissen vor. Übereinstimmend konnte bei Patienten ein primäres Interesse an der Prognose (Krankheitsverlauf, Heilungsaussichten, Nebenwirkungen der Heilmaßnahmen) gegenüber diagnostischen und ätiologischen Angaben, die im Vordergrund des ärztlichen Interesses standen, nachgewiesen werden (Schmitz 1976, Robinson und Merav 1976, Habeck et al. 1977, Troschke und Siegrist 1977, Mann 1984). Neben den objektiven Informationsinhalten im Aufklärungsgespräch spielte die Komplexität und Anschaulichkeit der Krankheitsbilder (z.B. chirurgische versus internistische Therapien) sowie die subjektive Wahrnehmung des Patienten eine entscheidende Rolle (Schmitz 1976, Raspe 1983). Widersprüchliche Forschungsergebnisse zum Aufklärungswunsch und zur Einwilligung in risikobehaftete medizinische Eingriffe können methodisch damit erklärt werden, daß in den Studien einerseits Patienten in realen Krankheitssituationen und andererseits gesunde Versuchspersonen mit einer hypothetischen Erkrankung untersucht wurden. Kranke äußerten in der Mehrzahl der Studien eine höheren Risikobereitschaft bei medizinischen Eingriffen als Gesunde, während ein möglichst detaillierter Aufklärungswunsch bei den Versuchspersonen überwog (Vergl. auch Meisel und Roth 1981).

In der Psychiatrie wurden seit den 70er Jahren über 100 empirische Untersuchungen zum Informed Consent publiziert (Übersichten bei Lidz et al. 1984 S. 24-32, Knapp und Van de Creek 1987 S. 25-33, Appelbaum und Grisso 1995). Die Studien untersuchten ethische Fragestellungen bei der Aufklärung und Einwilligung bei verschiedenen psychiatrischen Diagnosen, Therapieformen und in Konfliktbereichen wie z.B. Hospitalisierung und Behandlung gegen den Willen des Patienten, Patientencompliance bei medikamentösen Langzeitbehandlungen, sozialpsychiatrische Versorgung etc. In einer experimentellen psychologischen Studie beurteilten 78 Frauen und 46 Männer das Verhalten von Therapeuten in hypothetischen Therapeut-Klient-Beziehungen. Therapeuten, die Aufklärungs- und Einwilligungsfragen ansprachen, wurden als kompetenter, vertrauenswürdiger und empfehlenswerter eingeschätzt (Sullivan et al. 1993). In mehreren empirischen Untersuchungen wurde die Patientenaufklärung in der Psychiatrie untersucht. Sie zeigen, daß viele Ärzte dem Gespräch mit dem Patienten über seine Krankheit insbesondere bei der Mitteilung unangenehmer Dinge und prognostisch schlechter Diagnosen auswichen (Luderer 1989). Dieses vermeidende Verhalten auf Seiten des Arztes korrespondierte häufig mit einem Verhalten auf Patientenseite, das durch ein geringes Bemühen um fachliche Information gekennzeichnet war. Die Studien belegen, daß die Psychiater die Informationsvermittlung im Patientengespräch von der Diagnose abhängig machten. Schizophrene Patienten wurden im Vergleich zu Patienten mit Zyklothymien und Suchterkrankungen weniger umfassend über Diagnose und Therapie aufgeklärt. Die Diagnose "Schizophrenie" wurde häufiger umschrieben als andere Krankheitsbezeichnungen, Residualsyndrome und Langzeitnebenwirkungen einer Neuroleptikatherapie wurden von vielen Psychiatern nicht thematisiert (Helmchen 1986 und Helmchen und Vollmann 1999). Das Wissen der Patienten über ihre Erkrankung und Behandlung korrelierte positiv mit höherer Schulbildung und günstiger diagnostischer Einschätzung durch den behandelnden Arzt. Auch in dem Krankheitskonzept unterschieden sich einzelne Patientengruppen: Neurotische Patienten führten ihre psychische Störung mehrheitlich auf ihre Lebensumstände (60%) zurück, Suchtpatienten beschuldigten sich selbst für ihre Erkrankung (73%) und nur 26% der Patienten mit einer affektiven und schizophrenen Störungen sahen ihre psychische Störung als krankheitsbedingt (medizinische Erklärung) an, wogegen über 90% der behandelnden Ärzte eine biologische Konzeption von affektiven und schizophrenen Erkrankungen hatten. Die Autoren leiteten aus diesen Ergebnissen die Notwendigkeit zu einer verbesserten Kommunikation über Krankheitsdiagnose und Therapie zwischen Patienten und Psychiatern ab. Verbesserte Patienteninformation über Diagnose und Therapie erhöhte das Krankheitsverständnis und die Compliance, wenn die Aufklärung am individuellen Erleben und Krankheitskonzept sowie am medizinischen Vorwissen des einzelnen Patienten ansetzte (Luderer 1989, Luderer und Böcker 1993). Über den Wunsch nach Aufklärung von Patienten mit dem Verdacht auf eine Demenz vom Alzheimer-Typ, die durch die ungünstige Prognose bei schlechten therapeutischen Möglichkeiten ethisch problematisch ist (Drickamer und Lachs 1992), liegt nur wenig empirisch gesichertes Wissen vor. In einer amerikanischen Untersuchung äußerten über 90% der insgesamt 224 befragten Patienten, die zur Demenzdiagnostik zum Arzt kamen, den Wunsch, über das Ergebnis informiert zu werden (Erde et al. 1988). Auch in einer Pilotstudie mit dementen Patienten im Frühstadium führte die Aufklärung und Diskussion über die Erkrankung zu keinen schwerwiegenden negativen Folgen ("serious adverse consequences") (Finucane et al. 1993).

3.3.3
Erinnerungsfähigkeit und Informationsverständnis

In zahlreichen Studien wurde die Erinnerungsfähigkeit und das Informationsverständnis von Patienten zu verschiedenen Zeitpunkten nach dem Aufklärungsgespräch untersucht. Die Mehrzahl der erfolgreich am Herz operierten Patienten konnte vier bis sechs Monate nach der Behandlung wesentliche Sachinformationen des Aufklärungsgespräches nicht mehr wiedergeben. Selbst bei einer Vorgabe von Antwortmöglichkeiten konnte weniger als die Hälfte der Patienten richtige Angaben zu Diagnose, Natur ihrer Erkrankung, der durchgeführten Operation und ihren Risiken machen (Robinson und Merav 1976). In einer anderen Untersuchung erinnerten Patienten bereits eine Woche nach ihrer Operation nur noch ein Drittel der gegebenen Informationen (Leeb et al. 1976). 16 Wochen nach der Aufklärung konnten nur 33% der freiwilligen Probanden einer Medikamentenstudie die wesentlichen Nebenwirkungen angeben (Hassan und Weintraub 1976) und weniger als 50% der Patienten, die sich einem plastisch-chirurgischem Eingriff unterziehen wollten, konnten nach dem Aufklärungsgespräch die wichtigsten Komplikationen wiederholen (Goin et al. 1976). Bei 38 Patienten wurde vor großen kieferchirurgischen Eingriffen ein ausführliches Informationstraining mit einem "patient-educator" durchgeführt. Hierbei mußten alle im Aufklärungsgespräch gegebenen Informationen von den Patienten korrekt wiedergegeben werden. Bei falschen oder unvollständigen Patientenantworten wurden die Sachinformationen solange wiederholt, bis der Kranke alle Sachinformationen korrekt wiedergegeben hat. Erst danach konnte der Patient das Einwilligungsformular unterschreiben. Doch sechs Monate nach der Operation konnten die gegeben Informationen nur noch in 1 - 25% der Fälle korrekt wiedergegeben werden. Dabei wurden Informationen über das potentielle Wohl des Patienten durch die Operation ("potential benefit") in 16-22% erinnert, während Risiken der stattgefundenen Operation nur in Einzelfällen benannt werden konnten (Hutson und Blaha 1991). Als wichtige Faktoren für Erinnerungsfähigkeit und das Verständnis des Patienten wurden das Bildungsniveau der Patienten und Probanden (Martin et al. 1968, Cassileth et al. 1980), das Vertrauen des Patienten auf den ärztlichen Rat (Beecher 1966), psychologische Abwehrmechanismen (Goin et al. 1976) und ein reziprokes Verhältnis von Informationsmenge im Aufklärungsgespräch und der Menge der vom Patienten behaltenen Informationen (Epstein und Lasagna 1969) gefunden. In einer neueren Studie zeigten Lavelle-Jones et al. (1993), daß die Erinnerungsfähigkeit des Patienten unmittelbar nach dem Informed Consent am größten ist und bereits kurz danach steil abfällt. Dabei stellten hohes Lebensalter, eingeschränkte kognitive Funktionen, unterdurchschnittlicher Intelligenzquotient und das subjektive Gefühl, die eigene Gesundheit nicht beeinflussen zu können, Prädiktoren für eine schlechte Erinnerung der im Aufklärungsgespräch vermittelten Informationen dar.

Dagegen konnten andere Autoren eine ausreichende Wiedergabe von im Aufklärungsgespräch vermittelten Informationen durch die Patienten feststellen (Benson et al. 1977, Morrow et al. 1978, Woodward 1979). Patienten, die sowohl in einem persönlichen Gespräch, als auch mittels schriftlicher Informationsmaterialien informiert wurden, zeigten ein besseres Informationsverständis als diejenigen, die nur schriftliches Informationsmaterial erhalten hatten (Williams et al. 1977). In einer Studie mit 100 Patienten in einer allgemeinchirurgischen Abteilung konnte die Patientengruppe, welche ergänzend zum persönlichen Aufklärungsgespräch schriftliche Informationen (Informationsblatt) erhielt, nach zwei bis sieben Tagen post operationem die gegebenen Informationen besser erinnern (97%) als die in der üblichen Art und Weise aufgeklärte Kontrollgruppe (69%) (Askew et al. 1990). Davis-Osterkamp (1977) wies einen positiven Zusammenhang von Informiertheit, emotionalem Befinden und postoperativen Genesungsverläufen nach. Bei der Interpretation dieser empirischen Untersuchungen muß auf den methodisch fragwürdigen Ansatz hingewiesen werden, aus dem Informations-Recall zu unterschiedlichen Zeitpunkten nach dem Aufklärungsgespräch auf das Informationsverständnis zum Zeitpunkt der Aufklärung und Einwilligung zu schließen. Der Informations-Recall stellt nur einen Teilaspekt des Informationsverständnisses ("understanding") dar und wird in vielen empirischen Untersuchungen entweder ausschließlich untersucht oder überbewertet (Meisel und Roth 1981). Aus der Informationserinnerung, z.B. ein halbes Jahr nach einer Operation, kann nur sehr bedingt eine Aussage über das Informationsverständnis zum Zeitpunkt der Aufklärung und Einwilligung gemacht werden. Vielmehr liegt es bei dem langen Zeitraum nach einer abgeschlossenen Behandlung nahe, daß es sich um einen natürlichen Vergessensprozeß handelt, der in den angeführten

Studien weder methodisch kontrolliert noch diskutiert wurde.[21] Doch auch in Studien, die das Informationsverständnis ("understanding") differenzierter operationalisierten, wurde ein niedriges Niveau von Informationsverständnis bei Patienten gefunden (Meisel und Roth 1981). Trotzdem kann aus der Anzahl der Patienten, die das Einwilligungsformular ohne es vorher gelesen zu haben unterschrieben, nicht auf die Qualität des persönlichen Aufklärungsgespräches zwischen Arzt und Patient geschlossen werden. Es ist möglich, daß sich der Patient nach einem persönlichen und angemessenen Aufklärungsgespräch mit dem Arzt gut und umfassend informiert fühlte und danach seine Unterschrift ohne genaue Studie des Einwilligungsformulars leistete.[22] Entscheidend für die Qualität und Gültigkeit des Informed Consent ist nicht die formale Dokumentation, sondern die tatsächliche und individuelle Aufklärung und Einwilligung des Patienten.

Der Stellenwert von schriftlichem Informationsmaterial wird durch die schlechte Verständlichkeit ("readability") der untersuchten Aufklärungs- und Einwilligungsformulare eingeschränkt. Powers (1988) fand bei 111 Patienten in der Notaufnahme, daß über die Hälfte das schriftliche Informationsmaterial nicht ausreichend verstand. Eine amerikanische Studie analysierte 65 Informed Consent-Formulartexte auf die sprachliche Verständlichkeit mit einem Computerprogramm (Flesh/Fry-Readability-Scoring). Bei der Auswertung wurde die durchschnittliche Schulbildung der Bevölkerung zugrunde gelegt. Hiernach waren die Texte nur für 37,4% der Gesamtbevölkerung verständlich und waren damit deutlich schwerer zu verstehen als Zeitschriften, wie z.B. "Reader's Digest" (59,1%) oder "The New Yorker" (42,7%). Die Autoren kritisierten nicht nur die geringe Verständlichkeit der Informed Consent-Formulare, sondern besonders, daß diese im Review-Verfahren der Forschungs-Ethikkommissionen nicht oder nur unzureichend verbessert wurden (Hammerschmidt und Keane 1992). Mit derselben Methodik (Flesh/Fry) untersuchte eine niederländische Forschergruppe ihre eigenen Aufklärungsinformationsbögen und kam selbstkritisch zum Schluß: "The readability of the information sheet required more education than was intended" (Oddens et al. 1992). Zu

---

[21] Der Frage nach dem natürlichen Vergessensprozeß des Patienten kommt in einem anderen Kontext jedoch hohe Bedeutung zu. Für die hier angeführte ethische Argumentation ist die Erinnerungsfähigkeit des Patienten irrelevant, sie spielt dagegen im Rechtsstreit zwischen Patient und Arzt eine zentrale Rolle, wenn der Patient angibt, vom behandelnden Arzt über bestimmte Risiken nicht aufgeklärt worden zu sein. Die angeführten empirischen Untersuchungsergebnissen zur Erinnerungsfähigkeit von Patienten erfordern es, solche Patientenangaben in einem Rechtsstreit kritisch zu betrachten, unabhängig von der Forderung an den Arzt, die erfolgte Aufklärung auch nachweisen zu können.

[22] Beim Gefühl des Patienten, gut aufgeklärt worden zu sein, spielen neben der sachlichen Informationsvermittlung und dem kognitiven Informationsverständnis auch subjektive und emotionale Faktoren eine Rolle. Neben Elementen rationaler Selbstbestimmtheit spielt in der klinischen Praxis auch das persönliche Vertrauen eines Patienten zum Arzt eine Rolle. In diesem Grenzbereich bleibt umstritten, ob z.B. eine aus dem Gefühl des Vertrauens gegebene Einwilligung ("akzeptiere Abhängigkeit" des Patienten vom Arzt) als selbstbestimmt bezeichnet werden kann. Dabei wäre dann das Verhältnis von Sachinformation zu Individuum-bezogener Information, von Informationsgabe zu Informationsvermittlung, zu Motivation bis hin zur Manipulation zu untersuchen.

ähnlichen Ergebnissen kommt eine englische Studie, in der 48 von 50 untersuchten Informed Consent-Formularen schwieriger zu lesen waren als die Editorials der zehn führenden Tageszeitungen. Im einzelnen wurde die Länge von Absätzen und Sätzen sowie der exzessive Gebrauch von langen Wörtern kritisiert (Priestley et al. 1992). Nach einer Untersuchung von Taub et al. (1986) ist das Informationsverständnis positiv mit dem Bildungsabschluß und negativ mit dem Patientenalter korreliert. Daher reiche eine allgemeine Verbesserung der Verständlichkeit nicht aus, sondern es müßten vulnerable Subgruppen bezüglich unzureichendem Informationsverständnis identifiziert werden.

Dieser Problematik kommt bei der Aufklärung und Einwilligung von älteren und insbesondere dementen Patienten eine wichtige Rolle zu. Eine amerikanische Studie zeigte, daß der häufige Gebrauch von medizinischen, technischen und wissenschaftlichen Fachbegriffen in Beipackzetteln von frei verkäuflichen Medikamenten das Informationsverständnis zur korrekten Medikamenteneinnahme von älteren Patienten erschwert (Tymchuk 1990). Auch bei der ärztlichen Aufklärung und Einwilligung in medizinische Eingriffe haben ältere Personen in der Praxis Verständnisprobleme. Beim Vergleich des Verständnisses eines Aufklärungsformulars von "jungen Alten" ("young-old volunteers", 60-69 Jahre) mit "alten Alten" ("old-old volunteers", 80-89 Jahre) wurde eine Korrelation zwischen hoher Schulbildung und niedrigem Alter mit hohem Informationsverständnis nachgewiesen. Bei genauerer Untersuchung der Schriftgröße des Aufklärungsformulars zeigte sich jedoch kein altersspezifischer Unterschied im Informationsverständnis, wenn eine große, auch für die alten Personen lesbare Schriftart verwendet wurde. Die Autoren schließen daraus auf die Bedeutung der visuellen Lesbarkeit von schriftlichem Aufklärungsmaterial in der Geriatrie, was jedoch in der Praxis häufig nicht beachtet wird (Taub et al. 1987). Weiterhin spielt bei schriftlicher Informationsvermittlung eine Rolle, ob Informationen am Anfang, am Ende oder in der Mitte des Textes gegeben werden. In einer amerikanischen Studie mit 500 Altenheimbewohnern (mittleren Alters: 88 Jahre) wurden bei der Aufklärung über hohe Risiken ("high-risk vignettes") früh gegebene Informationen schlecht und spät aufgeführte Informationen akkurat wiedergegeben und folgten damit der typischen Vergessenskurve. Dagegen konnten bei der schriftlichen Aufklärung über niedrige Risiken die Informationen am Anfang und am Ende gut, die in der Mitte schlecht erinnert werden. Die Autoren folgern aus ihren Ergebnissen für die Praxis, daß in Abhängigkeit vom Risiko der Informed Consent-Prozeß bei älteren Personen dementsprechend unterschiedlich gestaltet werden muß (Tymchuk und Ouslander 1991). Die Reihenfolge der vermittelten Informationen und die Art der Informationspräsentation (z.B. in Form von Kurzzeit- und Langzeitüberlebenskurven bei verschiedenen Therapieformen) hat eine Auswirkung auf die Präferenzen des Patienten, wobei das Lebensalter der Patienten (über/unter 65 Jahre) einen Einfluß hat (Mazur und Merz 1993).

Eine Möglichkeit, das Informationsverständnis von älteren Probanden zu erhöhen, stellen "multiple comprehension tests" dar. Sowohl das Verständnis als auch die Erinnerungsfähigkeit von Informationen konnte durch altersgemäße Informa-

3.3 Empirische Untersuchungen

tionspräsentation, -vermittlung, Wiederholung der Information und Möglichkeit der unmittelbaren Nachfrage bei Unklarheiten verbessert werden (Taub et al. 1981, Taub und Baker 1983). Neben dem Druck des schriftlichen Informationsmaterials in großen Buchstaben und einer einfachen Sprache tragen die Informationsvermittlung durch ein "storybook" (Bildergeschichte) und der Einsatz von Videokassetten zum besseren Informationsverständnis bei, vorausgesetzt die Patienten leiden nicht an einer Kurzzeitgedächnisschwäche (Tymchuk et al. 1986, Tymchuk und Ouslander 1990). Bei diesen Untersuchungen muß durch die Untersuchungsmethodik sichergestellt werden, daß nicht lediglich ein verbessertes Auswendiglernen durch eine Wiederholung der Informationen, sondern ein besseres Informationsverständnis bei den älteren Patienten bzw. Probanden gemessen wird (Taub und Baker 1984). Dagegen äußern sich Brod und Feinbloom (1990) kritisch über die praktische Anwendbarkeit einer schriftlichen Aufklärung und Einwilligung in der Geriatrie. In ihrer Untersuchung mit 114 Patienten waren nur 60 bereit, das Einwilligungsformular für eine geriatrische Forschungsstudie zu unterschreiben, während 100 dieser Patienten mündlich zustimmten. Die Autoren folgern daraus, daß sich die Anzahl möglicher Studienteilnehmer in der Geriatrie um 40% verringern würde, wenn auf einer schriftlichen Form des Informed Consent bestanden würde. Wegen "inherent difficulties with written consent" bei älteren Patienten fordern sie eine "verbal consent" für geriatrische Studien (Brod und Feinbloom 1990).

Doch gerade in der klinischen Forschung erscheint wegen der möglichen Interessenskonflikte zwischen individuellem Patientenwohl versus wissenschaftlichem Forschungsinteresse ein gültiger Informed Consent notwendig. Daher müssen an das Verständnis der ärztlichen Aufklärung über klinische Forschungsvorhaben hohe Anforderungen gestellt werden, die in der Praxis jedoch oft nicht realisiert werden. Nur 39% der Teilnehmerinnen einer Medikamentenstudie in der Geburtshilfe verstanden, daß sie an einem Forschungsprojekt teilnahmen (Gray 1975). Die Hälfte der Teilnehmer an einer experimentellen Forschungsuntersuchung konnte eine Stunde nach dem Aufklärungsgespräch dessen Inhalt nicht wiedergeben (Schultz et al. 1975). 44% der Eltern erkannten trotz ärztlicher Aufklärung nicht den experimentellen Charakter der klinischen Untersuchung, an denen sie ihre erkrankten Kinder im Krankenhaus teilnehmen ließen (McCollum und Schwartz 1972). In einer Arzneimittelstudie wurden die behandlungsbezogenen Informationen (Diagnose, Natur der Erkrankung, Therapie, Name des Medikamentes) besser erinnert als studienbezogene Informationen (Oddens et al. 1992). Benson et al. (1985) untersuchten in vier psychiatrischen Forschungsprojekten mit depressiven und schizophrenen Patienten durch systematische Beobachtung mit Audio- und Videoaufzeichnungen sowie mittels standardisierter Auswertung die Aufklärungsgespräche zwischen Forscher und Proband. Das Erreichen eines Informed Consents wurde durch das geringe Sachverständnis der meisten Probanden und ihre Schwierigkeit, zwischen Behandlung und Teilnahme an einem Forschungsprojekt zu unterscheiden, erschwert. So verstand die Mehrheit der Probanden nicht das Wesen einer randomisierten (zufallsverteilten) Doppelblindstudie, sondern ging von ausschließlich therapeutischen Bedingungen aus ("therapeutic misconception"); nur 4% der Probanden verstanden das Studiendesign völlig. Dieses Unterscheidungsproblem der Probanden wurde durch das Verhalten der Ärzte noch verstärkt, die die therapeutischen und persönlichen Aspekte der Studie gegenüber den Forschungsaspekten hervorhoben. "The investigator often failed to verbally inform these subjects that they were being asked to participate in research; instead, the term 'program' or 'treatment' were employed [...] In neither study did researchers inform subjects that research participation would place them in a situation where their clinical interest would be subordinated at least to some degree to broader scientific interests"(Benson et al. 1985) Das Verständnis der Probanden korrelierte positiv mit ihrem Bildungsgrad und der Art und Weise des Aufklärungsgespräches (Methodik). Doch auch die Verbesserungen von Kommunikationsproblemen und Einsetzen von "active educational techniques" konnten den grundsätzlichen Interessenskonflikt zwischen Therapie und Forschung nicht aufheben. "The crux of the problem, however, lies in the fact, that the ultimate goal of therapy and research are different [...] It is clear, however, that the present system of eliciting informed consent in biomedical investigations is not working as well as it could. Whether it is worthwhile to hinder scientific activity by promoting individual autonomy through truly informed consent is a question of values. Although empirical research can inform the query, it cannot answer it" (Benson et al. 1985).

Zusammenfassend erkannte die Mehrzahl der Patienten in klinischen Studien nicht die wissenschaftliche Ausrichtung der Therapie, an der sie teilnahmen. Vielmehr gingen sie davon aus, daß die Behandlungsmaßnahmen nach ihren persönlichen Bedürfnissen und nicht nach einem Forschungsprotokoll festgelegt wurden. Diese "therapeutic misconception" (Appelbaum et al. 1987) kommt einerseits durch die subjektive Wahrnehmung der Patienten zustande, die primär ein Interesse an einer optimalen Behandlung und nicht an wissenschaftlichen Studien haben. Auf der anderen Seite wird von forschenden Ärzten der experimentelle Charakter der Therapie nicht explizit benannt und nur unzureichend zwischen (etablierter) Behandlung ("therapy") und klinischer Studie ("research") unterschieden. Das Beratungskomitee für Gentherapie der britischen Regierung hat Richtlinien zur Anfertigung von Informations- und Aufklärungsmaterial für Patienten in der gentherapeutischen Forschung erarbeitet (Gene Therapy Advisory Committee 1995), die auf die psychiatrische Forschung modifiziert Anwendung finden könnten .

Die Arbeitsgruppe um Appelbaum hat verschiedene Modelle getestet, um den Informed Consent-Prozeß zu verbessern. Empirische Ergebnisse aus 88 Einwilligungserklärungen zur Teilnahme an psychiatrischen Forschungsstudien ergaben, daß durch einen "independant subject educator" im Vergleich zur Standardaufklärung durch einen Arzt des Forschungsteams das Informationsverständnis des Probanden verbessert werden konnte. Das Verständnis des Probanden korrelierte signifikant mit der Qualität der Informationsdarbietung. Hier waren verschiedene experimentelle Verfahren durch einen "independant subject educator" dem Standardverfahren überlegen (Benson et al. 1985 und 1988). In einer schwedischen Multicenter-Studie zeigten sich bei einer retrospektiven Untersuchung erhebliche Qualitätsunterschiede bei der Patienteninformation, die teilweise nicht die Standards der Deklaration von Helsinki erfüllte (Lynoe et al. 1991). Zusammenfassend sind bei psychiatrischen Patienten, auch bei optimierter Informationsvermittlung, die psychiatrische Diagnose und der Schweregrad des psychopathologischen Befundes die wichtigsten Prädiktoren für das Informationsverständnis des Patienten (Benson et al. 1988).

In einer deutschen Studie wurde zur Verbesserung des Informed Consent-Prozesses ein Computerprogramm erprobt, welches das Erstellen individueller und detaillierter schriftlicher Aufklärungsmaterialen im Kliniksalltag ermöglichte. Diese hatten gegenüber vorgedruckten Standardformblättern den Vorteil größerer Individualität und gegenüber Formularen mit Freiraum für handschriftliche, patientenbezogene Informationen den der größeren Ausführlichkeit (Müller 1993). Gleichzeitig wurde durch das neue Computerprogramm auf allen Stationen die Aufmerksamkeit und die Sensibilität für die Patientenaufklärung in einer chirurgischen Klinik erhöht. Doch auch wenn dieses Verfahren dem Konzept der "Stufenaufklärung" (Weißauer 1977, siehe Kap. 3.2.2) überlegen sein sollte, kann es nicht das persönliche Aufklärungs- und Einwilligungsgespräch zwischen Patient und Arzt ersetzen. Vielmehr argumentiert Müller (1993), daß das "computergestützte Konzept zur ärztlichen Aufklärung" indirekt zu entsprechenden ärztlichen Gesprächen zwingen würde, weil die eindeutigen Formulierungen im Protokoll es letztlich nicht erlaubten, zu großzügig über einzelne Punkte hinwegzugehen. So käme die bei der Dokumentationspflicht eingesparte Zeit dem eigentlichen Aufklärungsgespräch zugute. Ob dieses in der Praxis wirklich so ist, bedarf weiterer empirischer Untersuchungen. Auf konzeptioneller Ebene muß bezweifelt werden, ob ein computergestütztes Erstellen von individuelleren schriftlichen Informationsunterlagen bereits ein neues "Konzept zur ärztlichen Aufklärung" darstellt (siehe Kap. 3.2.2).

3.3.4
Auswirkungen auf den Patienten

Als schwerwiegendes Argument gegen eine umfassende Patientenaufklärung wurde von ärztlicher Seite wiederholt der mögliche Schaden für den Patienten durch die Informationsvermittlung angeführt. Als negative Effekte werden in erster Linie psychologische und vegetative Reaktionen wie vermehrte Ängstlichkeit, Unruhe, innere Getriebenheit, Grübeln und Schlafstörungen angegeben. Doch liegen nur wenige empirische Studien vor, die einen Zusammenhang von Patientenaufklärung und psychologischen Auswirkungen nachweisen. Simes und Tattersall (1986) zeigten, daß Patienten nach einer vollen Aufklärung ("total disclosure") initial ängstlicher waren als Patienten, die individuell ("individual disclosure") aufgeklärt wurden. Diese Ergebnisse können nicht als empirischer Beleg gegen eine Patientenaufklärung schlechthin interpretiert werden, sondern unterstützen lediglich die Forderung nach individueller Patientenaufklärung. Methodisch bleibt dabei offen, ob eine "individual disclosure" primär durch die Menge der Aufklärungsinformation (versus "total disclosure") charakterisiert war, oder ob vielmehr andere Wirkfaktoren, wie das Eingehen auf individuelle Patientenbedürfnisse und die Art und Weise des Aufklärungsprozesses, eine größere Bedeutung für die Patientenreaktion haben als die Menge der mitgeteilten Informationen (Vergl. Kap. 3.3.3). Dagegen zeigen andere empirische Studien, daß gerade eine unvollständige Information den Patienten mehr beunruhigt und ängstigt als eine Aufklärung, die die wesentlichen und typischen Chancen und Risiken eines medizinischen Eingriffs beinhaltet (King 1986). Methodisch ist die einseitige Bewertung von Ängstlichkeit als negativer Effekt problematisch, denn Ängstlichkeit und Beunruhigung können in der Situation angemessen sein und zu einem besonders kritischen und genauen Fragen des Patienten führen. Daher stellt eine mögliche Angstreaktion nach Mitteilung einer bedrohlichen Erkrankung kein Argument gegen die ethische Verpflichtung zur Aufklärung und Einwilligung des Patienten dar. Im Gegenteil, diese Situation kann in der Praxis zu einem kritischen und authentischen Informed Consent führen. Viele wichtige Lebensentscheidungen sind mit Ambivalenz-, Unsicherheits- und Angstgefühlen verbunden. Wenn diese im medizinischen Bereich von vornherein als negativ, unerwünscht und patientenschädlich gewertet werden, wird die Selbstbestimmung und Authentizität des Patienten zugunsten eines ärztlichen Paternalismus eingeschränkt.

Eine methodisch überzeugende kontrollierte Studie führten Lankton et al. (1977) an 28 Patientinnen vor einer gynäkologischen Operation durch. Am Abend vor dem Eingriff klärten sie eine Gruppe (n=16) detailliert über das bestehende Narkoserisiko und die statistische Wahrscheinlichkeit eines Todesfalles bei einer Vollnarkose auf. Die Patientinnen der Kontrollgruppe (n=12) wurden dagegen "conventional", d.h. ohne explizite Erwähnung spezifischer Komplikationsmöglichkeiten, aufgeklärt. Interessant ist, daß sieben der 16 "voll aufgeklärten" Patientinnen bei einer weiteren Operation keine volle Risikoaufklärung wünschten und vier Patientinnen angaben, sie seien durch die Aufklärung verängstigt worden. Insgesamt variierte die Patientinnenreaktion in der Aufklärungsgruppe von Angst, über Ärger bis zum ausdrücklichen Wunsch, über keine weiteren Risiken mehr informiert zu werden. Daraus folgern die Autoren, daß es große interindividuelle Unterschiede im Aufklärungswunsch der Patientinnen gibt und daß eine "volle" Aufklärung nicht immer im besten Interesse des Patienten liegt.

Die Ergebnisse von Loftus und Fries (1979) weisen auf einen möglichen suggestiven Effekt bei der Risikoaufklärung hin. In einer placebokontrollierten Studie entwickelten Patienten der placebobehandelten Kontrollgruppe Nebenwirkungen des Studienmedikamentes, über die sie im Aufklärungsgespräch informiert wurden. Die Autoren folgern daraus, daß diese "dark side to the placebo effect" beim Informed Consent Patienten schädigen könnte. In einer anderen Studie gaben 44% der über Nebenwirkungen aufgeklärten Patienten an, unter solchen zu leiden, während nur 16% der nicht aufgeklärten Patienten über Nebenwirkungen klagten (Cairns et al. 1985). In einer Arzneimittelstudie mit 203 Patienten traten spezifi-

3.3 Empirische Untersuchungen 69

sche Nebenwirkungen des geprüften Medikaments bei aufgeklärten und nicht aufgeklärten Patienten (Kontrollgruppe) gleich häufig auf, während sonstige klinische Probleme in der aufgeklärten Gruppe statistisch nicht signifikant häufiger auftraten (38% versus 31%). Die Autoren schließen aus ihren Ergebnissen, daß eine Patientenaufklärung über mögliche Nebenwirkungen vor einer medikamentösen Therapie nicht zu einem erhöhten Auftreten von Nebenwirkungen führt, über die aufgeklärt wurde. Auf der Basis dieser Daten erscheint eine angeblich "schützende" Nichtinformation des Patienten durch den Arzt ethisch nicht gerechtfertigt (Lamb et al. 1994).

Andere empirische Studien belegen dagegen, daß eine angemessene Risikoaufklärung den Ängstlichkeitsgrad des Patienten signifikant senken kann. Patientinnen, die vor einer Hysterektomie durch umfangreiches schriftliches Informationsmaterial aufgeklärt wurden, zeigten im Vergleich zur Kontrollgruppe keine höhere präoperative, sondern eine signifikant geringere postoperative Angst (Denney et al. 1975). Hieraus folgerten die Autoren, daß die Kombination von ausführlichem schriftlichen Informationsmaterial, das die Patientinnen in Ruhe zu Hause studieren konnten, mit einem individuellen Arztgespräch der wesentliche Wirkfaktor für die reduzierte Ängstlichkeit der Patientinnen nach der Operation war. Diese Feststellung muß jedoch kritisch betrachtet werden, weil eine selektive Zuteilung der Patientinnen zu den beiden Gruppen methodisch nicht ausgeschlossen werden konnte, und dadurch die Studienergebnisse beeinflußt sein können. Zu ähnlichen Ergebnissen kommt eine neuere Untersuchung von Kerrigan et al. (1993), in der Patienten vor einer elektiven Hernienoperation untersucht wurden. Eine detaillierte Risikoaufklärung führte nicht zu einer signifikanten Steigerung der Angst beim Patienten und hat den Vorteil einer umfassenden Patienteninformation bei einem elektiven Eingriff. Für einen positiven Behandlungseffekt durch Patienteninformation sprechen auch die Erfolge dieser präoperativen Patientenberatung ("pre-operative councelling"). Der besser informierte Patient zeigte weniger prä- und postoperative Angst, verlangte weniger Schmerzmittel, hatte eine kürzere stationäre Behandlung und gab ein größeres Gefühl von Aktivität und Fähigkeit zum Umgang mit der Krankheit an (Übersicht bei Wallace 1986).

Zusammenfassend kann aus den widersprüchlichen empirischen Ergebnissen keine eindeutige Antwort auf mögliche Patientenschädigung nach einer ärztlichen Aufklärung gegeben werden. Offensichtlich spielt nicht allein die Quantität und der Inhalt der gegebenen Information eine Rolle, sondern auch die Art und Weise der Informationsvermittlung, die individuelle Situation sowie die Persönlichkeit des Patienten. Methodisch ist es daher schwierig, die beteiligten Wirkfaktoren und Prozesse objektiv und differenziert zu untersuchen.

Neben den oben diskutierten, möglichen nachteiligen Folgen des Informed Consent müssen auch die vorteiligen Wirkungen dieses Konzepts in der Praxis untersucht werden. Denn eine angemessene Aufklärung des Patienten bzw. Probanden kann zu einer rationalen, seinen Interessen entsprechenden Entscheidung beitragen und ihn vor nicht gewollten Risiken und Schäden schützen. Der letztgenannte Aspekt hat besonders in der klinischen Forschung eine wichtige praktische Bedeutung. Mehrere englische Studien zeigen, daß Patienten bzw. Versuchspersonen nach einer ausführlichen Risikoaufklärung weniger häufig an experimentellen Therapien teilnehmen. Besonders mit einem randomisierten, doppelblind durchgeführten Studiendesign (ggf. noch mit Placebo-Kontrolle) sind große Probleme der Informationsvermittlung und der Patientenakzeptanz verbunden. Der Patientenwille ("willingness") und die Patientenpräferenzen in Situationen, in denen die bestmögliche Therapie nicht bekannt ist, sowie die unterschiedlichen psychologischen und persönlichkeitsabhängigen Entscheidungsstrategien in Situationen des Nicht-Wissens, sind bisher empirisch unzureichend erforscht (Kassirer 1994, Silverman und Altman 1996). In einer Studie gaben 25 der insgesamt 35 Patienten, die eine Studienteilnahme ablehnten, als Grund für ihre Ablehnung eine Aversion gegen die Randomisierung an (Llewellyn-Thomas et al. 1991). Australische Wissenschaftler fanden in einer kontrollierten Studie signifikante Unterschiede in den psychologischen Profilen von Eltern, die der Teilnahme ihrer Kinder an einer klinischen Behandlungsstudie zustimmten bzw. diese ablehnten. Einwilligende Eltern zeigten mehr Sinn für das Allgemeinwohl, während ihnen Macht und Prestige weniger wichtig waren. Sie hatten gleichzeitig weniger Selbstbewußtsein, waren mehr introvertiert, ängstlich und besaßen ein geringeres soziales Selbstvertrauen und weniger emotionale Stabilität. Die Autoren folgerten aus ihren Ergebnissen, daß Eltern, die ihre Kinder an klinischen Behandlungsstudien teilnehmen lassen, nicht nur sozial benachteiligt, sondern auch emotional verletzbarer und psychologisch zum "volunteering" prädisponiert seien. Sie sprechen von einem "psychosozialen Filter" beim Informed Consent, der dazu führe, daß gesellschaftlich privilegiertere, besser ausgebildete und selbstbewußtere Eltern mehrheitlich eine Teilnahme ihres Kindes an klinischen Studien ablehnen (Hart et al. 1992).

Sturges et al. (1979) untersuchten die Motivation von 12 an einer affektiven Störung erkrankten Patientinnen zur Teilnahme (n=8) bzw. Ablehnung (n=4) an einer neuropsychiatrischen Follow-up-Studie. Alle Patientinnen wurden vorher wegen ihrer affektiven Störung auf einer Forschungsstation behandelt und wurden 10 Monate nach stationärer Entlassung gebeten, an der longitudinalen follow-up-Studie teilzunehmen. Die Untersuchung umfaßte Blutabnahmen, Urinanalyse, Selbsteinschätzungsskalen, psychiatrische Interviews sowie eine spezielle Diät und eine Medikamentenauswaschphase. Allen Patientinnen wurde die Studienteilnahme mit einem kleinen Geldbetrag ("modest fee") vergütet. Parallel zur neuropsychiatrischen Untersuchung wurden die Patientinnen nach ihrer Motivation und nach ihren Gründen zur Studienteilnahme befragt. Die Versuchspersonen wurden bei ihren Entscheidungen von verschiedenen und komplexen Motivationen und Risiko-Nutzen-Abwägungen getragen, die teilweise bewußt, teilweise unbewußt abliefen. Als Hauptgrund für eine Studienteilnahme gaben die Patientinnen die mögliche Hilfe für andere Kranke an. Dabei blieb ungeklärt, in welchem Ausmaß diese Entscheidung durch soziale Erwünschtheit ("social desirability") oder durch ein Verpflichtungsgefühl gegenüber medizinischer Forschung ("commitment to research") nach vorheriger Behandlung auf einer psychiatrischen Forschungsstation beeinflußt war. Die Mehrheit der Studienpatientinnen gab weiterhin Vorteile für sich selbst an, wie z.B. durch das Auswaschdesign unter wissenschaftlicher Beobachtung die Psychopharmaka absetzen zu können. Das mit dem Medikamentenabsetzen verbundene Rückfallrisiko wurde wegen der Hoffnung, ohne Psychopharmaka leben zu können (und daher "nicht mehr krank zu sein"), von den Patientinnen in Kauf genommen. Die Probandinnen schätzten das Medikamentenabsetzrisiko innerhalb der wissenschaftlichen Studie geringer ein, als wenn dieses von ihrem behandelnden Psychiater vorgenommen würde. Keine Versuchsperson fühlte sich durch ihren Therapeuten überredet oder manipuliert, an der Forschungsstudie teilzunehmen. Weder die teilnehmenden Patientinnen noch die Therapeuten befürchteten, daß die persönliche Arzt-Patient-Beziehung durch die Studienteilnahme beeinträchtigt werden würde. Als psychologische Vorteile für die Patientinnen selbst spielten nicht nur ein ausgeprägter Altruismus, sondern auch das Gefühl der Wichtigkeit und des Selbstwertes, das durch die Einladung zur Teilnahme gesteigert wurde sowie die damit verbundene Aufmerksamkeit und Unterstützung durch das Forschungsteam eine wichtige Rolle. Dagegen fiel die finanzielle Vergütung bei der Entscheidung zur Studienteilnahme kaum ins Gewicht. Vier Patientinnen, die eine Studienteilnahme ablehnten, gaben als wesentliche Gründe die damit verbundenen Unannehmlichkeiten ("inconvenience") und fehlende persönliche Vorteile ("lack of benefit") an, obwohl drei der vier Patientinnen Neugierde ("curiosity") dahingehend äußerten, daß eine Studienteilnahme eine interessante neue Erfahrung für sie sein könnte. Nach Gray (1975) sind für Patienten Unannehmlichkeiten ("inconvenience") und Neugierde ("curiosity") die wichtigsten Entscheidungsfaktoren für die Entscheidung, ob sie an Forschungsstudien mit minimalem Vorteil und Risiko teilnehmen. Die Autoren kommen bei ihren Ergebnissen wie Gray (1975) zum Schluß, daß zur Teilnahme an Forschungsstudien unterschiedliche Motivationen eine Rolle spielen. Eine Gruppe von Probanden tut dieses aus eigenen psychologischen Bedürfnissen ("own need") heraus. Dagegen ist für die andere Gruppe das Gefühl der Zufriedenheit und Leistung ("satisfaction and accomplishment") entscheidend, das sich einstellt, wenn sie dem Wohl anderer Kranker dienen können (Sturges et al. 1979).

Haupt und Lauter (1995) untersuchten in einer nichtrepräsentativen Fragebogenerhebung bei Angehörigen von Demenzkranken (Gruppe 1, n=52) und bei Familienangehörigen von kognitiv nicht gestörten Personen (Gruppe 2, n=42) die Bereitschaft zur Teilnahme an Studien zur Demenzforschung. Von Oktober 1993 bis März 1994 wurden Angehörige von Alzheimer-Kranken über die Alzheimer-Gesellschaft München (Gruppe 1) sowie Angehörige von kognitiv nicht gestörten älteren Menschen aus der Gedächnissprechstunde der Münchener Psychiatrischen Universitätsklinik (TU) und aus einem großen Münchener Senioren-Wohnstift (Gruppe 2) rekrutiert. In der 2. Gruppe litt kein Familienangehöriger unter einer Demenz und die befragten Angehörigen hatten keine persönliche Erfahrung mit dementen Menschen. Um mögliche Einflußnahmen, Abhängigkeiten oder Verpflichtungsgefühle gegenüber den forschenden Ärzten zu minimieren, wurden nur

Personen befragt, bei denen weder sie selbst noch Angehörige in der untersuchenden Psychiatrischen Universitätsklinik behandelt wurden. Die Probanden wurden telefonisch kontaktiert und um eine Teilnahme an der Studie gebeten und ihre Einwilligung eingeholt. Die Rekrutierung der Probanden der Gruppe 2 erfolgte über den behandelnden Arzt im Altersheim. Als Erhebungsinstrument diente ein dreiteiliger Fragebogen. Im ersten Teil wurden frühe Krankheitssymptome der Alzheimerschen Demenz mittels einer kurzen Fallvignette dargestellt. Nach dieser Einführung wurden zwei Forschungsstudien, eine placebokontrollierte Medikamentenstudie (therapeutische Forschung) und eine diagnostische Studie ohne unmittelbaren individuellen Nutzen (nicht-therapeutische Forschung) dargestellt. Im dritten Teil wurden von den pflegenden Angehörigen (Gruppe 1) Daten über Krankheitsdauer, Pflege und verwandtschaftliche Beziehung erhoben. Alle Versuchspersonen wurden gefragt, ob sie bezüglich der beiden Studien einer Teilnahme generell, als persönlich betroffener Kranker oder als Bevollmächtigter eines nahen, dementen Angehörigen zustimmen würden. Bei einem erstaunlichen Rücklauf von 100% der Fragebögen und einem durchschnittlichen Alter der Befragten von 62 Jahren ergaben sich folgende Ergebnisse: Bezüglich aller drei Fragen in beiden Untersuchungsgruppen stimmte die überwiegende Mehrheit der Probanden (81-95%) der Teilnahme an Demenzforschungsstudien zu. Erstaunlicherweise wurden keine wesentlichen Unterschiede zwischen den Angehörigen, die durch die Erkrankung eines Angehörigen betroffen waren, und den nicht betroffenen Angehörigen festgestellt. Die Angaben differierten auch nicht bezüglich therapeutischer und nicht-therapeutischer Forschung. In der Gruppe der Angehörigen von Alzheimer-Patienten hatte weder der Verwandtschaftsgrad noch die Pflegedauer einen signifikanten Einfluß auf die Zustimmungsrate. Hieraus folgerten die Autoren, daß die Bereitschaft zur Teilnahme an der Demenzforschung bei den untersuchten Angehörigen außerordentlich hoch sei und die überwiegende Mehrheit auch persönlich bereit sei, an dieser Forschung teilzunehmen. Haupt und Lauter bewerten das Ergebnis dieser kleinen und nicht repräsentativen Stichprobe zurückhaltend und diskutieren, ob die "außergewöhnlich hohe Rücklaufquote der Fragebögen" und die hohen Zustimmungsraten durch eine hohe Informiertheit der über die Alzheimergesellschaft rekrutierten Angehörigen bzw. durch einen überdurchschnittlichen Bildungsstand der aus einer höheren sozialen Schicht stammenden Angehörigen (Wohnstift) erklärt werden könnte. Eingedenk dieser methodischen Einschränkungen interpretieren die Autoren ihre Ergebnisse als Hinweis auf eine hohe persönliche Teilnahmebereitschaft an der Demenzforschung und als offensichtlicher Ausdruck eines "weit verbreiteten sozialen Verantwortungsgefühls". Sofern diese Annahme zutreffend wäre, "würden die geltenden gesetzlichen Regelungen zur Forschung bei Demenz, die der individuellen Selbstbestimmung absoluten Vorrang einräumen, diesem Empfinden der Bevölkerung nicht Rechnung tragen." Danach wären "maßvolle Gesetzesänderungen" im Arzneimittel- und Betreuungsgesetz erforderlich, um Demenzforschung besser zu ermöglichen (vergl. Helmchen und Lauter 1995). Bei dieser Interpretation wird von den Autoren das hohe Lebensalter der befragten Angehörigen nicht kritisch diskutiert. Die befragten Personen, wahrscheinlich überwiegend ältere Frauen, gehören einer Generation an, in der noch mehrheitlich ein sich dem Arzt unterordnendes Rollenverhalten verbreitet ist. Das Arzt-Patient-Verhältnis ist gerade bei älteren Patientinnen häufig durch ein Befolgen der ärztlichen Verordnungen und gerade nicht durch ein selbstbestimmtes Einwilligen oder Ablehnen nach Aufklärung durch den Arzt geprägt. Die Befragung einer hochselektierten, nicht repräsentativen Bevölkerungsgruppe ist nicht geeignet, die Häufigkeit grundsätzlicher Teilnahmebereitschaft an der Demenzforschung zu untersuchen. Die Aussagekraft der Ergebnisse wird weiterhin dadurch eingeschränkt, daß lediglich eine hypothetische Teilnahmebereitschaft im Sinne einer potentiellen Einwilligung ohne ausreichende Aufklärung untersucht und diskutiert wurde. Für eine fundierte und qualifizierte Aussage über die Teilnahmebereitschaft an der Demenzforschung bedarf es aber einer qualifizierten Aufklärung (Informations-vermittlung, Verständnis, Einwilligungsfähigkeit, Freiwilligkeit), welche insbesondere für eine aufgeklärte Einwilligung (Informed Consent) unbedingt erforderlich ist (Vergl. Kap. 3.2). Weiterhin könnte der für empirische Erhebungen sehr ungewöhnliche 100%ige Fragebogenrücklauf auf ein psychologisches Abhängigkeitsverhältnis und Verpflichtungsgefühl der Befragten deuten, das die Angaben beeinflußt haben könnte. Dies mag besonders in der Gruppe 2 eine Rolle spielen, in der die Angehörigenrekrutierung über den behandelnden Arzt der Wohnstift-Bewohner erfolgte. Auch die undifferenzierten Antworten im Hinblick auf die eigene Betroffenheit (allgemein, Befragter ist selbst Versuchsperson, naher Angehöriger des Befragten ist die Versuchsperson) sowie im Hinblick auf den eigenen Erfahrungsgrad (Alzheimererfahrene Angehörige (Gruppe 1) versus nicht betroffenen Angehörige (Gruppe 2)) sowie die fehlende Unterscheidung zwischen Fällen der Einwilligung in therapeutische und solchen in nicht-therapeutische Studien können als Hinweise auf eine unzureichende Aufklärung der Befragten gedeutet werden.

Andere empirische Untersuchungen zeigen, daß Patienten ihre Einwilligung verweigern, weil sie sich zu wenig informiert und aufgeklärt fühlen (President's Commission for the Study of Ethical Problems in Medicine and Biomedical and Behavioral Research 1982). Demnach gibt es keine empirisch belegte Antwort zum Verhältnis von Risikoaufklärung und Patienteneinwilligung. Weder das traditionelle, paternalistische Argument, daß Risikoaufklärung generell die Behandlung und damit das Wohl des Patienten gefährden würde, noch die Gegenposition, daß möglichst viel Information die Patientenentscheidung stets positiv beeinflussen würde, werden durch die vorliegenden empirischen Daten eindeutig belegt. Diese Diskrepanz kann am überzeugendsten dadurch erklärt werden, daß neben dem rationalen Aspekt (Informationsvermittlung, Risikoabwägung) weitere Faktoren im Prozeß der Einwilligung eine Rolle spielen (Nusbaum und Chenitz 1990). Hierzu gehören persönliche Behandlungsvorerfahrungen des Patienten, intuitive persönliche Entscheidungen, persönliche zwischenmenschliche Bindungen, emotionale Abhängigkeiten und finanzielle Aspekte, die bisher unzureichend untersucht sind (Fellner und Marschall 1970, Faden und Beauchamp 1980. Vergl. auch Kap. 3.3.3).

Sulmasy et al. (1994) untersuchten die Einschätzung der Qualität der Aufklärung vor diagnostischen Eingriffen durch Patienten als Indikator für die Prozeßqualität des Informed Consent. Hierbei wurden die Dokumentation, die Informationsdarbietung, das Patientenverständnis und die Einwilligung geprüft. In fast allen Fällen lagen vom Patienten unterschriebene Einwilligungsformulare vor und 80% der Patienten waren im Nachhinein mit ihrer Aufklärung über den Eingriff und seine Risiken zufrieden. Allerdings gaben nur 53% der Patienten an, vom Arzt auch über Alternativen aufgeklärt worden zu sein. Nicht krankenversicherte Patienten gaben an, daß ihnen nicht bekannt war, daß sie trotz fehlender Krankenversicherung das Recht haben, einen vorgeschlagenen medizinischen Eingriff abzulehnen. Diese Befunde weisen daraufhin, daß psychosoziale Faktoren den Prozeß des Informed Consent beeinflußen. Weitere Einzeluntersuchungen zeigen ein einseitig rationales Verständnis des Informed Consent durch die Ärzte, die häufig emotional involviert waren, aber keine Bereitschaft zeigten, über die eigene Unsicherheit, Ängste, Abhängigkeiten und Motive in schwierigen Aufklärungssituationen zu sprechen und diese selbstkritisch zu reflektieren. Diese Verleugnung der persönlichen Situation im Aufklärungsprozeß auf Seiten der Ärzte hatte mehrheitlich negative Auswirkungen auf die Kommunikation zwischen Arzt und Patient (Übersicht bei King 1986).

Die bisher analysierten empirischen Studien gingen von einer großen Bedeutung der ärztlichen Information aus. In einer Studie über nicht-chirurgische Kontrazeptionsmethoden gaben jedoch nur 12% der befragten Patienten an, daß die ärztliche Information der entscheidende Entscheidungsfaktor gewesen sei. Die Mehrzahl entschied sich aufgrund früherer persönlicher Vorerfahrungen mit einem Verhütungsmittel und aufgrund persönlicher Gefühle. Andererseits hatte die gegebene Information keine negativen Auswirkungen auf die Patientinnen, sondern erleichterten deren Entscheidung (Faden und Beauchamp 1980).

Eine weithin empirisch ungeklärte Frage stellt der optimale Zeitpunkt der Aufklärung und Einwilligung des Patienten dar. Meisel und Roth (1981) weisen darauf hin, daß ein enges zeitliches Zusammentreffen von Informed Consent und medizinischem Eingriff den Patienten psychologisch in seiner autonomen Entscheidungsfreiheit beschränken könnte. Ein enger zeitlicher Zusammenhang würde eine Zustimmung wahrscheinlicher machen als ein Zeitraum, der dem Patienten ein Abwägen von Entscheidungsalternativen bzw. Überdenken einer vorläufig getroffenen Entscheidung ermöglichen würde. Diese Problematik führt zur Frage der Freiwilligkeit (voluntariness) einer autonomen Entscheidung, die wegen ihrer Komplexität schwer methodisch und konzeptionell zu fassen ist. Nur sehr wenige Studien widmen sich diesem Problem. Die bereits zitierten Untersuchungen über Eltern, die ihre Kinder an einer Behandlungsstudie teilnehmen ließen, zeigen, daß diese aus einem Gefühl der Hilflosigkeit und Abhängigkeit heraus handeln und nicht aus autonomer Selbstbestimmung und Freiwilligkeit (McCollum und Schwartz 1969, Harth et al. 1992). Auch bei der Entscheidung zur Lebendnierenspende für einen Familienangehörigen spielten emotionale Bindungen innerhalb der Familie eine größere Rolle als freiwillige, rationale und autonome Überlegungen (Fellner und Marshall 1970). Besonders bei abhängigen Patienten, wie z.B. alten, pflegebedürftigen Kranken in Heimen (Ouslander et al. 1989) oder Patienten in psychiatrischen Kliniken (Kindt 1988) kann die Freiwilligkeit der Entscheidung durch die Institutionalisierung eingeschränkt sein.

3.3.5
Institutionelle, rechtliche und kulturelle Faktoren

Weiterhin haben die institutionellen Rahmenbedingungen, unter denen das Aufklärungsgespräch stattfindet, in der klinischen Praxis einen großen Einfluß auf die Güte des Informed Consent. Die Bedeutung der "äußeren" Faktoren für den Prozeß von Aufklärung und Einwilligung wird häufig nicht ausreichend beachtet. In diesem Zusammenhang werden unter "Institutionen" Krankenhäuser, besonders psychiatrische Kliniken, Altenheime und andere Behandlungs- und Betreuungseinrichtungen verstanden. Mann (1984) zeigte, daß in Einrichtungen, in denen ausreichend Zeit für ein Aufklärungsgespräch zur Verfügung stand, Patienten sich besser aufgeklärt fühlten und dem Arzt mehr Vertrauen entgegenbrachten als unter ungünstigeren Rahmenbedingungen. Weiterhin hatte eine hohe Konstanz der Arzt-Patient-Beziehung einen direkten Einfluß auf die Qualität des Aufklärungsgespräches. Patienten fühlten sich emotional besser verstanden und zeigten weniger Angst und Hemmungen. Im Gespräch mit einem bekannten Arzt nahm der Redeanteil des Patienten und seine initiativen Sprechakte zu. Patienten stellten nicht nur von sich aus Fragen zu den vom Arzt angesprochenen Inhalten, sondern sie sprachen auch aus eigener Initiative Themenbereiche an. Dabei korrelierte erstaunlicher Weise eine höhere berufliche Qualifikation und ein niedriges Patientenalter mit einem geringen Redeanteil im Arzt-Patient-Gespräch, was vom Autor nicht weiter interpretiert wird (Mann 1984). Dagegen konnte Raspe (1983) keinen Zusammenhang von Redeanteil des Patienten mit sozialer Schicht, Schulbildung, Ausbildung, Beruf und finanzieller Situation finden.

In einer schwedischen Studie mit 199 Patienten wurden praktisch-ethische Probleme einer psychiatrischen Krankenhausbehandlung gegen den Willen des Patienten mittels retrospektiver Befragung von Patienten, Angehörigen und medizinischem Personal untersucht. Die Mehrzahl der Patienten litt unter akuten Psychosen, die mehrheitlich im Laufe der Krankenhausbehandlung abklangen. 70% der gegen ihren Willen hospitalisierten Patienten und 97% der Angehörigen erklärten sich im Nachhinein mit dem Vorgehen der Ärzte bei der Krankenhausbehandlung gegen den Willen des Patienten einverstanden. Die Autoren rechtfertigten die Zwangseinweisung und -behandlung mit dem nachträglichen Einverständnis und der erfolgreichen Behandlung der Kranken. Durch dieses Vorgehen hätten sie letztlich zur Wiederherstellung der Patientenautonomie beigetragen. Dagegen wurde die Art und Weise der Zwangsbehandlung von vielen Patienten kritisiert. Es sei gegen die Prinzipien der persönlichen Integrität und Gerechtigkeit während des Kliniksaufenthaltes verstoßen worden. Sogar von den Patienten, die sich freiwillig in stationäre psychiatrische Behandlung begaben, bemängelten 28

% unnötige Zwangsmaßnahmen und 41% fühlten sich in ihrer persönlichen Integrität verletzt. Trotz dieser Kritik wünschten 60% der Patienten und 85-90% der Angehörigen, daß die Entscheidung über eine Zwangsbehandlung vom Arzt getroffen werde, während 3% der Patienten und 10-15% der Angehörigen diese Entscheidung einem Gericht überlassen wollten (Westrin et al. 1990). Am Beispiel der Elektrokrampftherapie (EKT) gingen Culver und Mitarbeiter (1980) der Frage nach, ob schwer depressive Patienten eine gültige Einwilligung in diese Behandlung geben könnten. Die Mehrheit der Patienten willigte in die Behandlung ein, wenn sie vom Arzt empfohlen wurde. Dabei vertraten die Autoren die nicht näher begründete Auffassung, daß diese Patienten einen gültigen Informed Consent hätten abgeben können. Eine rationale oder auch nicht rational begründete Ablehnung der Patienten sollte bei der Elektrokrampftherapie (EKT) vom Arzt beachtet werden, es sei denn, der Patient befindet sich in Lebensgefahr (Culver et al. 1980).

Neben dem Zeitfaktor und der Qualität der Arzt-Patient-Beziehung spielt der Stellenwert der Patientenaufklärung und -selbstbestimmung innerhalb einer Institution eine zentrale Rolle. Appelbaum und Roth (1983) untersuchten die institutionellen Strukturen des Informed Consent in der klinischen Forschung. Interviews mit 17 leitenden Ärzten einer amerikanischen Universitätsklinik ergaben, daß trotz unterschiedlicher Bewertungen des Informed Consent-Konzeptes durch die Forscher die Praxis der Aufklärung und Einwilligung der Patienten/Probanden ähnlich verlief. Die verantwortlichen forschenden Ärzte waren nicht in den Informed Consent-Prozeß involviert, sondern delegierten diese Aufgabe an Assistenzärzte. Diese erhielten keine Ausbildung bzw. Einführung für diese Aufgabe, wurden nicht supervidiert und waren sich der klinischen Probleme, die dabei auftreten konnten, nicht bewußt. Die Assistenzärzte standen unter einem Erwartungsdruck, von möglichst vielen Patienten einen Informed Consent für Forschungszwecke zu bekommen ("to get a informed consent-form signed"). Die Autoren diskutieren die Konsequenzen dieser Forschungspraxis kritisch. Eine verstärkte externe Kontrolle des Informed Consent-Prozesses würde diesen formalisieren und die persönliche Arzt-Patient-Beziehung, besonders in der Psychiatrie, gefährden. Auf der anderen Seite könne die gegenwärtige Praxis, in der sich die verantwortlichen Wissenschaftler nicht um eine professionelle und rechtmäßige Durchführung der Aufklärung und Einwilligung kümmerten, nicht ohne institutionelle Reformen hingenommen werden. Um potentielle Studienteilnehmer ausgewogener zu informieren und einen persönlichen Konflikt zwischen Behandler- und Forscherrolle bei den Ärzten zu vermeiden, sollte das Aufklärungsgespräch nicht vom behandelnden Arzt, sondern von einem an der Behandlung nicht beteiligten Studienarzt durchgeführt werden (Appelbaum und Roth 1980).

Lidz und Mitarbeiter (1984) konnten bei ihren Untersuchungen an mehreren hundert psychiatrischen Patienten keinen positiven Einfluß der bestehenden Patientenaufklärungspflicht auf das therapeutische Milieu feststellen. Es gab keine Hinweise auf eine bessere Kommunikation zwischen Patient und medizinischem Personal, auf verstärkte Patientenkooperation bei der Behandlung oder größeres

Verständnis und Selbstbestimmung der Patienten. In der Praxis kamen Behandlungsverweigerungen durch Patienten, große Angst vor Nebenwirkungen der Therapie oder unzureichende medizinische Behandlung wegen mangelnder Zustimmung auf Seiten der Patienten selten vor. Beim medizinischen Personal fielen dagegen eine Frustration und ein gewisser Zynismus auf, wenn aus juristischen Gründen formale Kriterien des Informed Consent erfüllt werden mußten, die in der konkreten klinischen Situation der eigener professionellen Erfahrung und Überzeugung widersprachen. Als wesentliche Einflußgröße auf die Einwilligungsumstände wurden die historischen und sozialen Rahmenbedingungen identifiziert, in denen psychiatrische Behandlungen stattfanden: Bei Personalknappheit, schlechten räumlichen Verhältnissen und knappen Ressourcen sowie zeitlich begrenzten Leistungen für stationäre psychiatrische Behandlung der US-amerikanischen Krankenversicherungen würden die Forderungen nach einem Informed Consent wie ein realitätsignorierender Luxus wirken. Die Arzt-Patient-Beziehungen würden mehr von der medizinisch-technischen Identität der Ärzte geprägt als durch ethische Prinzipien der Aufklärung und Einwilligung. "Informed consent has not 'restructured' the doctor-patient relationship as some have hoped and other have feared. In fact, if anything, the doctor-patient relationship - or, more precisely, the existing structure of mental health care delivery - has restructured informed consent [...] Both doctors and patients have accommodated very nicely to informed consent by largely ignoring it" (Lidz et al. 1984). Angesichts dieser empirischen Befunde muß kritisch gefragt werden, ob in der Praxis die Doktrin des Informed Consent nicht zu einer rechtlich notwendigen, bürokratischen Technik degradiert worden ist. Ihr Potential für ethische Sensibilisierung und qualitative Verbesserung der Arzt-Patient-Beziehung wurde und wird in der Regel von Ärzten nicht erkannt und unter den gegenwärtigen Rahmenbedingungen unzureichend realisiert.

Angesichts dieser Ergebnisse muß geprüft werden, ob Patienten in der Psychiatrie aufgrund ihrer psychischen Störung ("vulnerable group") in ihrer Autonomie und persönlichen Wohlfahrt, z.B. bei der Einwilligung zur Teilnahme an wissenschaftlichen Studien, besonders gefährdet seien. Stanley et al. (1981) verglichen das Einwilligungsverhalten von psychiatrischen und internistischen Patienten, die an einer hypothetischen Studie teilnehmen sollten. Die Autoren konnten keinen Unterschied bei der Einwilligungshäufigkeit in ein Forschungsprojekt zwischen beiden Gruppen feststellen. Psychiatrische Patienten willigten nicht häufiger oder leichtfertiger ein als internistisch Kranke. Es konnte kein Zusammenhang zwischen der Schwere der psychischen Störung und dem Risiko, gegen den eigenen Willen zu Forschungszwecken instrumentalisiert zu werden, nachgewiesen werden. Vielmehr korrelierte in beiden Patientengruppen die Krankenhausbehandlung (Institutionalisierung) mit der Einwilligungshäufigkeit. Dagegen zeigen neue neuropsychologische Untersuchungen an chronisch schizophrenen Patienten schwere kognitive Einschränkungen. Viele der untersuchten Patienten trafen Entscheidungen ohne ausreichendes Informationsverständnis, sie konnten schwere und geringe Nebenwirkungen nicht unterscheiden, fühlten sich aber in ihren Entscheidungen besonders sicher, unbedeutende Außenfaktoren führten trotzdem zu häufigen, schlagartigen Entscheidungsänderungen. Aufgrund dieser empirischen Beobachtungen läßt sich eine erhöhte Manipulierbarkeit bei chronisch schizophrenen Patienten nicht ausschließen (Jones 1995).

Als weiterer Wirkfaktor wurde bei den Ärzten das juristische Umfeld identifiziert, in dem ein Informed Consent zustande kommt. Angst des Arztes vor forensischen Konsequenzen, wenig persönliche Erfahrung bei der Patientenaufklärung (Berufsanfänger, junge Ärzte) führten zu Selbstschutzmechanismen, die ein Zuviel an Information und ein Zuwenig an individuellem Eingehen beim Aufklärungsprozeß zur Folge hatten (Bonhoeffer 1984). Daraus wurde gefolgert, daß Art und Weise sowie Umfang und Inhalt der Patientenaufklärung zunehmend eine Rechtsfrage geworden seien, die in erster Linie der formellen Unterzeichnung eines Formulars zur juristischen Absicherung des Arztes bzw. des Krankenhauses diente (Meisel und Roth 1981, Sulmasy et al. 1994). Die Bedeutung der menschlichen Beziehung zwischen Arzt und Patient würde geschwächt, weil der notwendige Freiraum durch juristische und institutionelle Formalitäten eingeschränkt sei (Bonhoeffer 1984) Hierunter würde letztlich der Patient leiden, der zwar die Möglichkeit zu einem formaljuristisch korrekten Informed Consent hätte, dieser jedoch eine vertrauensvolle Arzt-Patient-Beziehung beeinträchtigen würde.

Abschließend muß auf kulturelle Unterschiede bei Einstellungen und Werthaltungen zur Patientenautonomie und zum Informed Consent-Konzept hingewiesen werden. Eine neue empirische Studie aus den USA zeigt, daß Amerikaner europäischer und afrikanischer Abstammung bei medizinischen Entscheidungen das Patientenautonomie-Modell favorisieren, wogegen Amerikaner koreanischer und mexikanischer Abstammung in den gleichen Situationen ein familienzentriertes Entscheidungsmodell bevorzugen (Blackhall et al. 1995). Die in den USA übliche und vom "Patient Self-determination Act" gesetzlich vorgeschriebene autonome Entscheidung über zukünftige medizinische Maßnahmen widerspricht dem traditionellen Verhalten der Navajo-Indianer, in dem Denken und Sprechen über negative oder bedrohliche Dinge vermieden werden soll (Carrese und Rhodes 1995). Auch in Japan wird vielfach ein familienzentriertes Denken und Handeln einer selbstbestimmten Entscheidung des einzelnen vorgezogen. In einer Befragung wollten nur 67% der befragten 546 Patienten und nur 37,1% der 599 befragten Familienmitglieder die Diagnose eines malignen Krebsleidens erfahren, was mit einer generellen Anwendung des Informed Consent-Konzeptes, wie z.B. in den USA, nicht vereinbar ist (Kojima 1991). In Afrika ergeben sich Probleme bei der praktischen Umsetzung des Informed Consent-Konzepts, weil wesentliche Entscheidungen, auch in Gesundheitsfragen, nicht vom Betroffenen, sondern von der Gemeinschaft bzw. dessen Oberhaupt ("community leader") getroffen werden (Préziosi et al. 1997). Auch in einem europäischen Forschungsprojekt zum "Informed Consent in Psychiatry" (Koch et al. 1996) wurden Unterschiede zwischen den beteiligten Ländern deutlich. Während nordeuropäische Staaten mehr auf die Selbstbestimmung des einzelnen setzen, werden in südeuropäischen Ländern wichtige medizinische Entscheidungen im Familiensystem erörtert und entschieden. Beides hat spezifische Auswirkungen auf das Psychiater-Patient-Verhältnis sowie auf den Prozeß des Informed Consent (Helmchen 1996 S. 382-411). Diese Ergebnisse werfen grundlegende Fragen der Universalisierbarkeit medizinethischer Normen, wie z.b. des dem Informed Consent-Konzept zugrunde liegenden Wertes der Selbstbestimmung (Autonomie), in der westlichen Welt und der Relativität ethischer und kultureller Werte auf (Levine 1991, Glick 1997).

Zusammenfassend kann festgehalten werden, daß aus konzeptionellen, methodischen und pragmatischen Gründen eine abschließende Interpretation der vorliegenden empirischen Daten nicht möglich ist (Meisel und Roth 1981, Tancredi 1982, Lidz et al. 1984 S. 30-32). In keiner empirischen Studie wurde der Informed Consent-Prozeß als Ganzes und die Einheit eines medizinischen Entscheidungsprozesses beim Patienten ("totality of the decisionmaking process", Lidz et al. 1984 S. 30) erforscht, sondern nur Teilaspekte wie Information, Verständnis, Einwilligungsfähigkeit, Entscheidung und Freiwilligkeit thematisiert. Viele Untersuchungen zeichnen sich durch ein schlichtes Design und eine einfache Durchführungsweise aus. Häufig basieren sie auf einem unzureichenden theoretischen Konzept von Aufklärung und Einwilligung. Auf konzeptioneller Ebene ist z.B. die Definition und Operationalisierung der Konstrukte "understanding" und "voluntariness" unzureichend. In der Mehrzahl der Studien wurde "understanding" unkritisch mit Informations-Recall gleichgesetzt. Das Erinnern von Informationen stellt aber nur einen Teil des Informationsverständnisses dar und wurde nicht gegenüber dem natürlichen Vergessen von Informationen abgegrenzt. Trotz dieses konzeptionellen Mangels liegt eine Vielzahl von Informations-Recall-Untersuchungen besonders aus chirurgischen Fächern vor, in denen über zwei Jahrzehnte dieser theoretische Denkfehler wiederholt wurde.

Der Vorteil dieser klinischen Studien besteht darin, daß Patienten in realen klinischen Situationen untersucht wurden. Experimentalpsychologische Studien weisen ein besseres Design auf, wurden aber mehrheitlich in simulierten Aufklärungssituationen durchgeführt. In anderen Studien wurden zwar Patienten im Krankenhaus, jedoch lediglich zu einem hypothetischen Erkrankungs- und Behandlungsszenario befragt. Daraus ergibt sich die methodische Schwierigkeit des unterschiedlichen Verhaltens von Patienten und gesunden Versuchspersonen in hypothetischen Versuchsanordnungen im Gegensatz zur persönlichen und realen Betroffenheit eines Kranken in der klinischen Praxis. Hierbei bleibt insbesondere der emotionale Aspekt bei der Aufklärung und Einwilligung von kranken Menschen in eine für sie persönlich relevante Behandlung unerforscht. Trotz der großen Zahl von empirischen Studien zum Informed Consent und der zentralen Bedeutung von psychologischen und emotionalen Aspekten bei klinischen Kommunikations- und Entscheidungsprozessen wurden diese Faktoren nur in wenigen Studien untersucht. Hierfür scheint ein juristisch ausgerichtetes Informed Consent-Modell verantwortlich zu sein, das rationale Informationen und kognitives Verständnis in den Mittelpunkt des Entscheidungsprozesses stellt, dagegen voluntative und affektive Elemente vernachlässigt.

Schließlich muß auf die methodisch-praktische Schwierigkeit hingewiesen werden, einerseits den Informed Consent-Prozeß in realen klinischen Situationen zu untersuchen, andererseits durch die Untersuchungsmethodik diesen Prozeß nicht zu beeinflussen. Ein wesentlicher Mangel der Mehrzahl der Studien muß darin gesehen werden, daß nicht darüber berichtet wird, was die aufklärenden Ärzte ihren Patienten in realen Gesprächssituationen wirklich sagen. Ohne diesbezügliche empirische Untersuchungen kann jedoch das Informationsverständnis und der Entscheidungsprozeß der Patienten nur unzureichend beurteilt werden. Bislang fehlen die hierzu erforderlichen, nicht-reaktiven Forschungsinstrumente und Designs. In den wissenschaftlichen Untersuchungen wird mehrheitlich über Defizite auf Patientenseite berichtet, mangelhaftes ärztliches Verhalten wurde dagegen kaum thematisiert. Besonders in der klinischen Forschung darf ein möglicher Untersucher-Bias nicht übersehen werden, wenn der Informed Consent-Forscher gleichzeitig ein persönliches Interesse an der Durchführung einer wissenschaftlichen Studie hat, zu der ein Informed Consent eingeholt werden soll. Institutionelle und wissenschaftsimmanente Faktoren müssen bei einer kritischen Interpretation berücksichtigt werden. Die Vergleichbarkeit der Studien und eine Generalisierbarkeit der Ergebnisse wird außerdem durch heterogene Patientenpopulationen, verschiedene Krankheitsbilder und Behandlungseingriffe sowie kulturelle Umfelder erschwert.

Unter kritischer Berücksichtigung dieser Interpretations-, Vergleichs- und Verallgemeinerungsproblematik ergeben sich folgende Schlußfolgerungen:

1. Die große Mehrzahl der Studien zeigt, daß die meisten Patienten ihre Erkrankung mit dem Arzt besprechen und über die Natur des Leidens und die geplante Behandlung aufgeklärt werden möchten.
2. Dieser Patientenwunsch wird von den Ärzten nicht immer erkannt bzw. falsch eingeschätzt. In der Mehrzahl der empirischen Untersuchungen wurde aus Patientensicht zu wenig und zu kurz durch den Arzt informiert.
3. Es bestehen große individuelle Unterschiede im Ausmaß des Aufklärungswunsches bei Patienten.
4. Das Patientenbedürfnis nach Aufklärung liegt nicht ausschließlich im Inhalt und Umfang der Aufklärung, sondern Zeit, Qualität der Arzt-Patient-Beziehung und Gefährlichkeit der Erkrankung bzw. der Behandlung sind wichtige Parameter für einen patientenorientierten Prozeß des Informed Consent.
5. Das Verständnis der Aufklärung korreliert in unterschiedlicher Weise mit der Art und Weise der Informationsvermittlung, Kommunikationsqualität, Alter, Bildung, IQ und kognitiven Fähigkeiten.
6. Die Patientenentscheidung bei der Einwilligung in klinische Studien korreliert mit sozialer Stellung, Bildungsgrad, psychologischer Einstellung zur Erkrankung, emotionaler Belastbarkeit und Versicherungsstatus (USA). Sozial schwache, nicht krankenversicherte, weniger gebildete, emotional labile und abhängige Patienten mit einem Gefühl des Ausgeliefertsein stimmten der Teilnahme an Forschungsstudien häufiger zu.

7. Die empirischen Studien zur möglichen Schädigung des Patienten durch "volle" Risikoaufklärung kommen zu widersprüchlichen Ergebnissen. Sowohl eine umfangreiche als auch eine reduzierte Risikoinformation führte in verschiedenen Studien zu Anstieg bzw. Abfall von Angst beim Patienten.
8. Neben rationalen Faktoren spielen im Prozeß des Informed Consent emotionale Anteile eine wichtige Rolle. Diese sind bisher empirisch kaum erforscht. Auf der Seite des Arztes ist eine Verleugnung von Unsicherheiten, Ängsten, Motiven etc. nachgewiesen, die die Kommunikation mit dem Patienten und damit das Zustandekommen eines Informed Consent erschweren. Der Stellenwert subjektiver Faktoren, wie z.B. Vertrauen des Patienten zum Arzt, für den Informed Consent und das Selbstbestimmungsprinzip ist bisher nicht befriedigend geklärt.

3.3.6
Einwilligungsfähigkeit

3.3.6.1
Überblick

Wegen der zentralen Bedeutung für die klinische Versorgung und Forschung mit nicht einwilligungsfähigen psychisch Kranken (z.B. Patienten mit einer Demenz vom Alzheimer-Typ) wird in diesem Kapitel ausführlich auf empirische Studien zur Einwilligungsfähigkeit von Patienten mit psychischen Störungen eingegangen. Neben den Ergebnissen der Studien wird insbesondere die eingesetzte Methodik zur Feststellung der Einwilligungsfähigkeit analysiert.

Auch ohne psychische Störung haben ältere im Vergleich zu jüngeren Patienten ein höheres Risiko im ärztlichen Aufklärungsgespräch wichtige Informationen nicht zu verstehen und damit ihr Recht auf Selbstbestimmung im Informed Consent-Prozeß nicht ausreichend wahrnehmen zu können (Stanley et al. 1984). Eine weitere Einschränkung ihrer Selbstbestimmungsfähigkeit ("decision-making-capacity") erfahren ältere Patienten durch eine Hospitalisierung. Im Vergleich zu einer altersgleichen nicht hospitalisierten Kontrollgruppe zeigten die hospitalisierten älteren Patienten ein signifikant schlechteres Informationsverständnis. 28% dieser Patientengruppe hatte eine Einschränkung der Selbstbestimmungsfähigkeit, die jedoch weder durch den behandelnden Arzt noch durch eine Mini-Mental-Status-Untersuchung (siehe Kap. 3.3.6.3) erkannt wurde. Die Autoren folgern aus diesen Untersuchungsergebnissen, daß vermeintlich selbstbestimmungsfähige, körperlich kranke ältere Patienten durch eine Hospitalisation in Gefahr geraten, selbstbestimmungsunfähig zu werden und keinen gültigen Informed Consent abgeben zu können (Fitten und Waite 1990).

Appelbaum et al. (1981) untersuchten 50 neu aufgenommene psychiatrische Patienten auf ihre Fähigkeit zur Einwilligung in die Krankenhausbehandlung anhand verschiedener theoretischer Modelle (siehe Kap. 3.2). Die Autoren stellten bei der Mehrheit der Patienten eine erhebliche Einschränkung der Einwilligungsfähigkeit fest. Weder die psychiatrische Diagnose (schizophrene versus nicht schizophrene Patienten) noch die Zahl der früheren Krankenhausaufnahmen ließen einen Schluß auf die Einwilligungsfähigkeit im Einzelfall zu. Vielmehr stellte die psychische Verfassung bei Aufnahme die entscheidende Variable für die Einschätzung der Einwilligungsfähigkeit und Freiwilligkeit dar. Aus diesen Ergebnissen folgern die Autoren, daß die Mehrheit der psychiatrischen Patienten nicht zu einer Einwilligung in eine Hospitalisation kompetent sei. Eine detaillierte Formalisierung der Arzt-Patient-Beziehung nach dem Vertrags-Modell (Alexander und Szasz 1973, Schwitzgebel 1975, Veatch 1981) sei daher nicht sinnvoll und eine generelle Anwendbarkeit des Informed Consent-Konzepts in der klinischen Psychiatrie fragwürdig. Deshalb schlugen Appelbaum und Mitarbeiter (1981) auf der Grundlage ihrer empirischen Daten zwei alternative Vorgehensweisen vor, die der Prämisse widersprechen, daß für eine psychiatrische Hospitalisation ein Informed Consent des Patienten unabdingbare Voraussetzung sei.

Im ersten Vorschlag entfällt die Patienteneinwilligung in eine psychiatrische Krankenhausaufnahme, weil nur die wenigsten Patienten aufgrund ihres psychischen Zustands bei einer Krankenhausaufnahme dazu in der Lage seien. Obwohl bei diesem Vorgehen konzeptionell die Autonomie des Patienten geschwächt wird, würde sich in der Praxis für den Patienten nichts ändern, da im klinischen Alltag praktisch nach diesem Modus verfahren würde. Dieses Vorgehen böte den Vorteil, realistisch auf bestehende Defizite des Patienten bei der Einwilligungsfähigkeit zu reagieren und innerhalb des Behandlungskonzepts und -teams ("utilization review, staff conferences") den Interessen des einwilligungsunfähigen Patienten auch ohne das juristische Informed Consent-Modell praktisch Geltung verschaffen zu können. Hierdurch würde der therapeutische Aspekt gestärkt, ohne zusätzliche formalrechtliche Mechanismen einführen zu müssen. Der zweite Alternativvorschlag besteht in einem formalrechtlichen Vorgehen, bei dem ein Betreuer für den nicht einwilligungsfähigen Patienten benannt wird, der seine Interessen vertreten soll. Diese Institution würde aber die Autonomie des Patienten nicht besser schützen können, sondern sei mit zusätzlichen praktischen und formalen Schwierigkeiten verbunden. Zusammenfassend favorisieren die Autoren (1981) ihren ersten Vorschlag und schlagen den Wegfall des praxisfernen Informed Consent-Konzepts bei der psychiatrische Hospitalisation vor. Dabei kann trotz der hohen Zahl von einwilligungsunfähigen Patienten unter den psychisch Kranken von einer psychiatrischen Störung nicht generell auf das Vorliegen von Einwilligungsunfähigkeit geschlossen werden (Stanley und Stanley 1987).

Kanadische Psychiater finden in einer empirischen Studie mit 60 konsekutiv akut stationär aufgenommenen Patienten, daß die Mehrzahl der Kranken bezüglich der Einwilligung in die psychiatrische Behandlung nicht einwilligungsfähig ist (Hoffman und Srinivasan 1992). Auf der Grundlage der im "Mental Health Act of Ontario" von 1987 definierten Einwilligungsfähigkeitskriterien wurden in einem halbstrukturierten Interview folgende vier Fähigkeiten des Patienten untersucht: 1. Verstehen der Natur der psychischen Erkrankung; 2. Verstehen der Natur der

3.3 Empirische Untersuchungen

vorgeschlagenen Behandlung; 3. Erkennen der Folgen einer Einwilligung in die vorgeschlagene Behandlung; 4. Erkennen der Folgen einer Behandlungsablehnung. Der Test beinhaltete eine kognitive Komponente, in der der Patient die Natur der Krankheit und deren Therapie verstehen sollte. Anhand von Fragen, in denen der Patient die Folgen einer Behandlungseinwilligung bzw. -ablehnung einschätzen sollte, wurden emotionale Faktoren und die Fähigkeit, die gegebenen Informationen auf die persönliche Situation anwenden zu können, untersucht. Gleichzeitig wurde eine allgemein übliche klinische Einschätzung ("commonsense clinical approach") durch den behandelnden Arzt durchgeführt, nach der eine halbwegs angemessene Patientenantwort ("some kind of reasonable answer") auf eine Frage ausreichte, um eine Einwilligungsfähigkeit festzustellen. Von den 60 untersuchten Patienten waren 44 Männer und 16 Frauen in einem Alter von 18-68 Jahren. Die Patienten litten an folgenden psychischen Störungen: Schizophrenie (n=43), bipolar-affektive Psychose (n=7), monopolare Depression (n=3), schizoaffektive Psychose (n=2), chronisches organisches Psychosyndrom (n=4) und Medikamentenabhängigkeit (n=1). 32 Patienten waren freiwillig, 28 gegen ihren Willen in der Klinik aufgenommen worden. 21 der 60 untersuchten Patienten, davon 18 freiwillig und nur 3 unfreiwillig aufgenommene Patienten, erfüllten alle vier genannten Kriterien und wurden als voll einwilligungsfähig ("competent") bezeichnet. Dagegen erfüllten 10 Patienten nur ein bis drei der vier Kriterien ("partially competent") und 29 - darunter 22 unfreiwillig aufgenommene - Patienten erfüllten keines der Kriterien ("totally incompetent"). Von den untersuchten Patienten waren insgesamt nur 37% einwilligungsfähig. 63% der Gesamtpatientenzahl und sogar 86% der gegen ihren Willen stationär aufgenommenen Patienten waren einwilligungsunfähig. Aufgrund dieser hohen Inzidenz der Einwilligungsunfähigkeit, insbesondere unter den unfreiwillig aufgenommenen Patienten, forderten die Autoren eine operationalisierte Definition des Einwilligungsfähigkeitskonzepts, um in der klinischen Praxis eine einheitlichere Beurteilung und Vorgehensweise zu erreichen. Andererseits deutete der hohe Anteil an einwilligungsunfähigen Patienten unter den unfreiwillig aufgenommenen Patienten auf die Stringenz und Praxisnähe des "Mental Health Act of Ontario" hin. Diese stringente, pragmatische Definition ist nach Ansicht der Autoren einer breiteren Konzeptionalisierung der Einwilligungsfähigkeit (Roth et al. 1977, Appelbaum et al. 1981, Appelbaum und Grisso 1988) überlegen, weil diese zu einer größeren Zahl marginal einwilligungsfähiger ("marginally competent") Patienten führen könnte, die dann das Recht auf Behandlungsverweigerung hätten.

In einer neueren Literaturübersicht wurden die empirischen Untersuchungen zur Einwilligungsfähigkeit mit einer Operationalisierung in vier psychische Funktionen (siehe Kap. 3.2) zusammengestellt (Appelbaum und Grisso 1995):

1. eine Wahlmöglichkeit nutzen können
   ("ability to communicate a choice")
2. Verständnis der relevanten Information
   ("ability to understand relevant information")

3. Natur und wahrscheinliche Konsequenzen der eigenen
   Situation (an)erkennen
   ("ability to appreciate the nature of the situation
   and its likely consequences")
4. Informationen rational verarbeiten können
   ("ability to manipulate information rationally")

Bei der empirischen Untersuchung der Einwilligungsfähigkeit bei psychiatrischen Patienten müssen folgende Faktoren bedacht werden. Psychische Krankheit stellt keine einheitliche Kategorie dar. Daher sind bei verschiedenen psychiatrischen Störungen unterschiedliche Ausfallmuster der kognitiven Funktionen zu erwarten. Beim Vergleich mehrerer Studien bedarf es daher einer gut definierten Stichprobenbeschreibung, z.B. nach der psychiatrischen Diagnose, in der die Einwilligungsfähigkeit untersucht wurde. Psychische Symptome haben häufig die Eigenschaft im Krankheitsverlauf zu fluktuieren. Neben der nosologischen Zuordnung sind daher Angaben über das Krankheitsstadium (akutes Stadium, abklingende Symptomatik, chronischer Verlauf etc.) und über die Rekrutierung der Personen (z.B. geschlossene Aufnahmestation, offene Forschungsstation, Langzeitbehandlung in einem Psychiatrischen Krankenhaus, sozial- und gemeindepsychiatrisches Versorgungssetting, private Arztpraxis etc.) erforderlich. Ein großes methodisches Problem stellt die fehlende Standardisierung der o.g. operationalisierten Variablen zur Feststellung der Einwilligungsfähigkeit dar. Autoren benutzen in der Regel ihre eigenen, unzureichend geprüften Meßinstrumente zur Feststellung von Informationsverständnis, rationaler Verarbeitung etc. Hierbei werden häufig unterschiedliche und oft unspezifische psychometrische Verfahren angewandt, die für andere Fragestellungen konzeptionalisiert wurden (vergl. auch Freedman et al. 1991). Schließlich wird die repräsentative Aussagekraft der Studien durch den Umstand eingeschränkt, daß alle Patienten vor der Untersuchung ihrer Einwilligungsfähigkeit einen gültigen Informed Consent zur Teilnahme an dieser nichttherapeutischen Studie (Humanexperiment) ohne unmittelbaren persönlichen Vorteil abgeben müssen. Diese paradoxe Situation, daß der Forschungsgegenstand zumindestens in einem gewissen Ausmaß vorausgesetzt werden muß, um die Untersuchung überhaupt durchführen zu können, hat wahrscheinlich dazu geführt, daß der Anteil einwilligungsunfähiger Patienten in den vorliegenden Studien unterschätzt wird. Denn obwohl wegen des nur minimalen Risikos der Informed Consent-Untersuchung die Schwelle zur Einwilligungsfähigkeit sehr niedrig gehalten wird, können Personen mit schwer gestörter Entscheidungsfähigkeit, wie desorganisierte und ambivalente Patienten, nicht untersucht werden. Dies ist ethisch bedenklich, da es sich bei diesem Patientenkreis um die am schwersten erkrankte Patientengruppe handelt, die von der Fragestellung am häufigsten betroffen ist.

Zum Nutzenkönnen einer Wahlmöglichkeit liegen nur wenige empirische Untersuchungen vor. Wenn Personen keine Entscheidung treffen und nach außen kommunizieren können, sind sie offensichtlich nicht einwilligungsfähig. Da diese

Funktion in der Regel mit einer schweren psychischen Störung einhergeht, wird diese Patientengruppe wegen der o.g. Problematik meist gar nicht wissenschaftlich untersucht. Von der Mehrzahl der Autoren wird zwischen einer expliziten Ablehnung ("refusal") und einem Nichtreagieren ("did not respond") bei der Bitte zur Studienteilnahme nicht unterschieden. In der Regel werden beide Gruppen unter "refusals" zusammengefaßt, was die Aussage verzerren kann. Denn Patienten, die auf die Frage zur Studienteilnahme gar nicht reagieren, leiden in der Regel unter einer schweren psychischen Erkrankung, während eine selbstbestimmte Ablehnung einer Studienteilnahme bei weniger psychisch gestörten Patienten erwartet werden kann. In der o.g. Studie von Appelbaum et al. (1981) waren 9% der untersuchten, überwiegend schizophrenen Patienten stumm oder katatan. In einem experimentellen Design über die Lösung von Dilemmata anhand von Fallvignetten waren sogar 18% der Versuchspersonen unfähig, eine Entscheidung zu treffen (Radford et al. 1986).

Dagegen liegt eine Vielzahl von Studien zum Informationsverständnis vor (Übersicht bei Appelbaum und Grisso 1995). Bei diesen Publikationen können zwei Gruppen unterschieden werden. In der ersten Gruppe werden psychiatrische Patienten zu ihrem Wissen über ihre Behandlung befragt. Die Mehrzahl der Studien zeigt, daß viele Patienten z.B. nicht den Namen, die Applikationshäufigkeit und den Verschreibungsgrund ihrer Medikamente angeben konnten. Diese Studien beweisen zwar ein alarmierendes therapeutisches Wissensdefizit bei der Mehrzahl der psychisch Kranken, doch aus diesen Ergebnissen kann nicht direkt auf ein fehlendes Informationsverständnis geschlossen werden. Denn hierzu müßte einerseits vorausgesetzt werden, daß alle Patienten die für dieses Wissen notwendigen Informationen auch erhalten haben, wogegen Befunde von Benson (1983) und Lidz et al. (1984) sprechen. Weiterhin kann die gegebene Information, obwohl zu einem früheren Zeitpunkt verstanden und für eine gültige Einwilligung ausreichend, schlicht vergessen worden sein (siehe Kap. 3.3.3).[23] Die zweite Gruppe von Studien reduziert die Fähigkeit zum Informationsverständnis auf die Beobachtung der Informationsmitteilung bzw. auf eine standardisierte Form der Informationsvermittlung. In den meisten Untersuchungen gibt eine erheblich größere Zahl von Patienten an, daß sie die Informationen verstanden hat als durch anschließende Testung (je nach Studie 26-60%) zu objektivieren war. Viele dieser Studien weisen erhebliche methodische Mängel auf. Meist wurde das Sprachniveau und die Komplexität der zu vermittelnden Information nicht angegeben, das Rating erfolgte vom Interviewer selbst in einem nicht blinden Studiendesign, die Reliabilität wurde nicht überprüft etc. Oft wurden alle Verständnisschwierigkeiten auf die psychische Störung zurückgeführt, was methodisch nicht haltbar ist. Untersuchungen an nicht psychisch Kranken belegen, daß situativer Streß, Zeitdruck und das Vertrauen zum Arzt unabhängig von psychischer Krankheit wichtige Einflußfaktoren für das Informationsverständnis und für die Qualität des In-

---

[23] Weitere Gründe könnten eine unzureichende Motivation bzw. ein fehlendes Interesse des Patienten sein.

formed Consent darstellen (Stanley et al. 1981 und 1988, Raspe 1983, Mann 1984, Janofsky et al. 1992. Siehe Kap. 3.3.3). Auf der anderen Seite waren in verschiedenen Studien die Diagnosen "psychosis" (Roth et al. 1982), "schizophrenia" gegenüber "depression" (Benson et al. 1988) und "organic impairment" (Janofsky et al. 1992) Prädiktoren für schlechtes Abschneiden beim Informationsverständnis.

Die Fähigkeit, die Natur und die Konsequenzen seiner Situation anzuerkennen und die verstandene Information auf die eigene Situation anzuwenden, ist bei vielen psychiatrischen Patienten gestört. Viele empirische Studien belegen Verleugnung oder fehlende Krankheitseinsicht ("denial or lack of insight") bei schizophrenen Patienten, wobei jedoch die Zahlen in den Studien trotz ähnlicher Meßmethoden zwischen 27% und 97% schwanken. Andere Autoren unterscheiden zwischen Krankheitseinsicht bezüglich aktueller versus früherer oder zukünftiger Probleme und fanden widersprüchliche Ergebnisse bezüglich der Korrelation dieser Subkomponenten. Die Einsicht des Nutzens gegenwärtiger und zukünftiger Behandlungen ist bei schizophrenen Patienten vermindert. Dagegen hängt die negative und überpessimistische Wahrnehmung bei depressiven Patienten in erster Linie vom Schweregrad der Erkrankung ab. Doch die Mehrheit der Studien ist mehr auf das Phänomen psychischer Erkrankung als auf die Erforschung des Bezuges zur Einwilligungsfähigkeit ausgerichtet. Während die Krankheitseinsicht wiederholt untersucht wurde, liegen keine Untersuchungen über das Abwägenkönnen von Nutzen und Risiken vor, welches für die Feststellung der Einwilligungsfähigkeit von zentraler Bedeutung ist (Übersicht bei Appelbaum und Grisso 1995).

Die Fähigkeit zur rationalen Informationsverarbeitung bei Patienten ist empirisch kaum untersucht worden. Im Vergleich zur Feststellung des Informationsverständnisses ist eine komplexere Methodik erforderlich und im Vergleich zur Krankheitseinsicht scheint die klinische Relevanz für viele Untersucher geringer zu sein. Eine Untersuchung mit schizophrenen Patienten setzte ein Spieltheorie-Paradigma zur Untersuchung des schlußfolgernden Denkens ("reasoning") ein und fand schlechtere Ergebnisse bei stationären schizophrenen Patienten (Rosenfeldt et al. 1992). Beim "reasoning" von depressiven im Vergleich zu nicht depressiven Personen werden widersprüchliche Ergebnisse berichtet. Während einige Autoren ein vermindertes rationales Schlußfolgern bei Depressiven nachwiesen, fanden Stanley et al. (1981) keine Unterschiede zwischen psychiatrischen und medizinischen stationären Patienten. Experimentalpsychologische Arbeiten zeigen, daß schizophrene Patienten mit einer Wahnsymptomatik Schlußfolgerungen auf der Basis begrenzter Informationen häufiger ziehen und impulsiver entscheiden als gesunde Kontrollpersonen (Übersicht bei Jones 1995). Da diese experimentellen Untersuchungen zur rationalen Informationsverarbeitung jedoch kaum klinischen Entscheidungssituationen ähneln, muß ihre Bedeutung für die rationale Informationsverarbeitung im Informed Consent-Prozeß offen bleiben.

Während die meisten empirischen Studien nur eine der vier für die Einwilligungsfähigkeit notwendigen Funktionen untersuchten, erforschten Linden und Chaskell (1981) Informationsverständnis ("understanding") sowie Krankheitsanerkenntnis ("appreciation"). Grisso und Appelbaum (1995b) führten als erste eine empirische Untersuchung durch, in der alle vier psychischen Funktionen der "competency" erforscht wurden (siehe Kap. 3.3.6.4). Im folgenden werden die Ergebnisse von drei empirischen Studien zur Erforschung der Einwilligungsfähigkeit referiert.

3.3.6.2
Berliner Altersstudie (BASE)

In der interdisziplinären Berliner Altersstudie wurden der Gesundheitszustand und die psychosozialen Lebensbedingungen der alten und sehr alten Berliner Bevölkerung (70-104 Jahre) untersucht (Mayer und Baltes 1996). Auf psychiatrischer Seite standen depressive und dementielle Störungen im hohen und sehr hohen Lebensalter im Mittelpunkt des Forschungsinteresses. Da dementielle Störungen im Alter stark zunehmen, war in der Untersuchungsgruppe mit einem hohen Anteil an Demenzkranken und damit ggf. auch mit einer Einwilligungsunfähigkeit der Probanden zu rechnen. Da es sich bei der BASE um eine nicht-therapeutische Studie handelt, von der die Beteiligten keinen unmittelbaren gesundheitliche Nutzen für sich erwarten konnten, sondern mit der ein, wenn auch sehr kleines Risiko (z.B. evtl. psychische Belastung, Diskomfort bei psychologischer Testung, Blutabnahme etc.) verbunden war, mußten alle Probanden nach geltendem Recht (Arzneimittelgesetz (AMG)) einwilligungsfähig sein. Daher mußte bei allen Studienteilnehmern die Einwilligungsfähigkeit vor der Studienteilnahme festgestellt werden (Geiselmann und Helmchen 1994).

Bei der Beurteilung der Einwilligungsfähigkeit wurde die Schwelle der Einwilligungsunfähigkeit relativ hoch gelegt, da das Risiko der Untersuchungen als minimal angesehen wurde. Diese hohe Schwellenfestsetzung hatte zur Folge, daß die kognitiven Fähigkeiten nur relativ global geprüft wurden. Weiterhin wurde festgelegt, daß jede Ablehnung einer Versuchsteilnahme zu akzeptieren sei, da es sich um eine nicht-therapeutische Studie handelte, die mit keinem unmittelbaren Nutzen für die Teilnehmer verbunden war. Für die Risiko-Nutzen-Abwägung war, auch nach dem Votum der zuständigen Ethikkommission, für die Probanden ein minimales Risiko anzunehmen. Bei der psychiatrischen Untersuchung wurden Risiken bei der biographischen Anamnese und den neuropsychologischen Testuntersuchungen gesehen, die zu Stress, Unwohlsein, Sorgen und Angstgefühlen führen könnten. Diese potentiellen psychischen Belastungen könnten jedoch durch eine professionelle Versuchsdurchführung gemildert werden und wären im Falle des Auftretens reversibel. Durch die Datenerhebung und -verarbeitung könnten Persönlichkeitsrechte, insbesondere das Recht auf informationelle Selbstbestimmung verletzt werden. Nach dem deutschen Recht sind solche persönlichen Angaben freiwillig und die Versuchsperson muß über die elektronische Speicherung und Verarbeitung der personenbezogenen Daten und über das Recht, diese Angaben zu verweigern, aufgeklärt werden. Auf der Seite des persönlichen Nutzens lag kein unmittelbarer Nutzen für die Versuchspersonen, da es sich um eine epidemiologische und diagnostische, jedoch keine therapeutische Studie handelte. Bei diagnostischen Zufallsbefunden würden der Proband und der behandelnder Hausarzt informiert und ggf. eine Therapie eingeleitet, was einen potentiellen, aber unwahrscheinlichen, mittelbaren individuellen Nutzen der Studie darstellte. Trotzdem könnten als weiterer mittelbarer möglicher Nutzen für die Probanden in hohem und sehr hohem Lebensalter Motivation, mentales Training, Abwechslung im Lebensalltag und freundliche Kontakte genannt werden, die zu einem kurzfristigen psychischen Wohlbefinden beitragen könnten und insofern den o.g. potentiellen psychischen Belastungen gegenübergestellt werden müßten. Darüber hinaus bestehe ein gesellschaftliches Interesse an der Erforschung des Gesundheitszustandes und der psychosozialen Lebensbedingungen der alten Bevölkerung, die jener durch sozialpolitische Maßnahmen und durch eine an den Bedürfnissen der alten Bevölkerung ausgerichteten medizinischen und pflegerischen Versorgung zu Gute kommen könnte.

Für die Feststellung der Einwilligungsfähigkeit wurden folgende Anforderungen an die Urteilsfähigkeit und an schlußfolgerndes Denken gestellt, die sich an der o.g. Konzeptionalisierung von "competence" (Roth et al. 1977, Appelbaum et al, 1982 und 1988) orientieren (vergl. auch Marson et al. 1996):

1. Entscheidungsfähigkeit

Bei der Prüfung der Entscheidungsfähigkeit mußte der Proband in der Lage sein, eine Wahlmöglichkeit zu nutzen ("evidencing a choice") und seine Entscheidung verbal oder durch sein konkludentes Verhalten zum Ausdruck bringen zu können. Hierbei wurde nur die Entscheidungsfähigkeit, nicht die Qualität der Entscheidung geprüft. Probanden, die keine Entscheidung zur Studienteilnahme treffen und kommunizieren konnten, wurden als entscheidungsunfähig eingestuft und konnten an der BASE nicht teilnehmen.

2. Informationsverständnis

Die Prüfung des Verständnisses der relevanten Informationen bei den Versuchspersonen wurde durch eine Testung der Funktionen Aufmerksamkeit, adäquates verbales Verstehen ("comprehension"), Kurzzeitgedächnis und Wiederholung ("information recall") der gegebenen Sachinformationen durchgeführt. In der BASE mußten die Studienteilnehmer die Namen der durchführenden Personen und Institutionen, den wissenschaftlichen Charakter der Untersuchung und die Freiwilligkeit der Teilnahme verstanden haben. Wer diese minimalen Basisinformationen nicht verstanden hatte, wurde von der Studienteilnahme wegen Einwilligungsunfähigkeit ausgeschlossen (s.o.).

3. Adäquate und rationale Nutzung der Information

In diesem Untertest mußten die Probanden die dargebotene und verstandene Information eigenständig rational verarbeiten sowie für eine autonome Entscheidung nutzen können. Es wurde geprüft, ob die Patienten ein alltägliches Gespräch führen konnten und auf Fragen adäquat und sachbezogen antworteten. Insbesondere mußte die Interviewsituation als solche verstanden werden und nicht z.B. illusionär oder wahnhaft fehlinterpretiert werden.

Vor der Studienteilnahme mußten alle drei Standards der Einwilligungsfähigkeit erfüllt sein. Bei der praktischen Durchführung wurde folgendes Vorgehen gewählt: Alle potentiellen Studienteilnehmer wurden vor Beginn von Forschungsassistenten kontaktiert, über die geplante Forschungsstudie informiert und um eine Einwilligung in die Studienteilnahme gebeten. Ergänzend wurde zu Beginn jeder Einzeluntersuchung erneut ein Informed Consent eingeholt. Die Forschungsassistenten waren über die Problematik der Einwilligungsfähigkeit informiert. In allen Zweifelsfällen wurde ein Psychiater aus der Forschungsgruppe eingeschaltet, der bei diesen Probanden die o.g. Funktionen untersuchte und in einem halbstrukturierten Interview Orientierung und Gedächnis nach dem "Geriatric-Mental-State-Interview" (Copeland et al. 1988) prüfte. Die Überprüfung der Einwilligungsfähigkeit wurde vom Psychiater auf einem Formblatt dokumentiert. Hierbei wurde, entgegen der kategorialen Konzeptionalisierung des relationalen Informed Consent-Modells (Helmchen et al. 1989), als dritte Kategorie "Grenzfälle" eingeführt, wenn durch ambivalentes oder widersprüchliches Verhalten bzw. bei instabiler psychischer Verfassung die Beurteilung erschwert war. Einwilligungsunfähige Probanden konnten an der Studie aus den o.a. rechtlichen Gründen nicht teilnehmen. Personen, die als "Grenzfälle" eingestuft wurden, galten als potentielle Studienteilnehmer, solange nicht neue Erkenntnisse über eine Verschlechterung ihrer psychischen Verfassung vorlagen. Über diese Fälle wurde die zuständige Ethikkommission gesondert unterrichtet (Geiselmann et al. 1992).

Von den ca. 1000 erstkontaktierten Studienteilnehmern wurden 81 Personen wegen Zweifels an ihrer Einwilligungsfähigkeit durch einen Psychiater nach dem oben beschriebenen Vorgehen untersucht. 48 Personen mußten wegen Einwilligungsunfähigkeit von einer Studienteilnahme ausgeschlossen werden, 15 Personen wurden als "Grenzfälle" eingestuft und 18 Probanden als einwilligungsfähig beurteilt. Von der Gesamtzahl der wegen fraglicher Einwilligungsfähigkeit untersuchten Personen (n=81) litten nach klinischer Einschätzung des untersuchenden Psychiaters 95% sicher und 5% wahrscheinlich an einer Demenz. Von den schwer Demenzkranken (n=59) waren 76% einwilligungsunfähig, 10% einwilligungsfähig und 14% wurden als Grenzfälle beurteilt. Dagegen waren von den leicht bis mittelschwer dementiell Erkrankten (n=22) 55% einwilligungsfähig, 32% Grenzfälle und nur 14% einwilligungsunfähig (Geiselmann und Helmchen 1994). Diese Ergebnisse zeigen auf der einen Seite, daß über Dreiviertel der untersuchten schwer Demenzkranken einwilligungsunfähig waren und damit eine hohe Korrelation zwischen fortgeschrittener Demenz und Einwilligungsunfähigkeit besteht. Diese Patientengruppe erscheint daher bei medizinischen Entscheidungen besonders schutz- und unterstützungsbedürftig ("vulnerable group"). Auf der anderen Seite verdeutlichen die 10% einwilligungsfähigen schwer Demenzkranken, daß auch ein fortgeschrittenes Demenzstadium nicht notwendigerweise eine Einwilligungsunfähigkeit zur Teilnahme an der BASE zur Folge haben muß. Von den leicht und mittelschwer erkrankten Personen waren sogar über die Hälfte einwilligungsfähig. Hier spielt auch die "Grenzfall"-Kategorie mit fast einem Drittel der Versuchspersonen eine wichtige Rolle. Daher ist es im Einzelfall nicht gerechtfertigt, von der klinischen Diagnose auf die Einwilligungsfähigkeit zu schließen, sondern eine gezielte Prüfung derselben anhand der o.g. psychischen Funktionen ist stets erforderlich.

3.3.6.3
Hopkins Competency Assessment Test (HCAT)

Psychiater der John Hopkins University Medical School entwickelten und validierten einen kurzen, quantitativen Test zur Feststellung der "klinischen Einwilligungsfähigkeit" ("clinical competency/capacity"). Dieser ca. zehnminütige Screening-Test soll behandelnden Ärzten helfen, das für eine gültige Einwilligung in klinische Behandlungen und zum Erteilen von Patientenverfügungen und Betreuungsvollmachten ("advance directives") notwendige Informationsverständnis ("understanding") der Patienten zu überprüfen (Janofsky et al. 1992). Der Test besteht aus einem kurzen Essay, der Informationen über den Informed Consent und über Advance Directives beinhaltet. Der Informationstext wird in drei unterschiedlichen Versionen dargeboten, die sich nur im sprachlichen Niveau (13th-, 8th- und 6th-grade reading levels nach Flesch-Kincaid) unterscheiden. Der sich anschließende Fragebogen ist im "6th-grade reading level" geschrieben und beinhaltet 10 richtig/falsch- und Satzergänzungs-Fragen, die das Verständnis der im Text gegebenen Informationen überprüfen. Pro richtiger Antwort des Patienten wird ein Punkt vergeben (Score: 0-10). Der Text wurde in verschiedenen sprachlichen Niveaus angeboten, weil das Informationsverständnis ("comprehension") direkt von der Lesbarkeit ("readability") abhängt (Grundner 1980, Baker et al. 1983, Taub et al. 1986). Da eine Pilotuntersuchung der Autoren zeigte, daß gebildete Personen Schwierigkeiten hatten, Informationen auf einem niedrigen Sprachniveau zu verstehen, wurde neben einem niedrigen, jeweils auch ein mittleres und ein hohes Sprachniveau für Informationsvermittlung gewählt.

Zur Validierung wurden insgesamt 41 Patienten einer internistischen sowie einer allgemein- und gerontopsychiatrischen Station untersucht, nachdem diese einen Informed Consent zur Studienteilnahme gegeben hatten und die Studie von der örtlichen Ethikkommission befürwortet worden war. Es wurden klinische und demographische Informationen der Versuchspersonen erhoben und ein kurzer kognitiver Funktionstest (Mini-Mental-Status-Examination (MMSE), Folstein et al. 1975) durchgeführt. Der MMSE-Score liegt bei 0-30, wobei Punktwerte unter 24 auf eine eingeschränkte kognitive Funktion hindeuten. Beginnend mit dem höchsten Sprachniveau (13th-grade version) las die Versuchsperson den kurzen Informationstext, der gleichzeitig vom Untersucher laut vorgelesen wurde. Falls die Testperson mindestens 8 richtige Antworten gab (Score=8), war die Untersuchung beendet. Bei niedrigeren Punktwerten wurde auf die nächst niedrigere Sprachverständnisversion übergegangen usw. Die Inter-Rater-Reliabilität der beiden Untersucher, welche die Untersuchungen innerhalb von 12 Tagen durchführten, wurde in einer vorherigen Pilotstudie getestet. Der HCAT wurde mittels einer klinischen Untersuchung der Einwilligungsfähigkeit durch einen erfahrenen forensischen

Psychiater validiert, der innerhalb von 24 Stunden nach dem HCAT ohne Kenntnis der HCAT- und MMSE-Ergebnisse eine "clinical competency examination" durchführte. Die psychiatrische Untersuchung bestand aus einer kurzen Anamnese, einem psychopathologischen Befund und gezielten Fragen zur Feststellung der Einwilligungsfähigkeit in eine medizinische Behandlung bzw. zum Schreiben eines Advance Directive. Das Ergebnis der Untersuchung wurde kategorial in "einwilligungsfähig" oder "einwilligungs-unfähig" eingestuft. Zur Validierung der HCAT wurden die Daten aus HCAT, MMSE und psychiatrisch-klinischer Beurteilung jedes Patienten miteinander verglichen.

An der Validierungsstudie nahmen 25 Patienten von einer psychiatrischen und 16 von einer internistischen Station teil. Insgesamt wurden 71% der Versuchspersonen wegen einer zentralnervösen Erkrankung im Krankenhaus behandelt. Das mittlere Alter betrug 54 Jahre (+/- 18,9 SD) und reichte von 20 bis 83 Jahren. Durchschnittlich dauerte der HCAT 10 Minuten und die psychiatrisch-klinische Einwilligungsfähigkeitsbeurteilung 45 Minuten. Dabei wurden 14 der 41 Patienten (34%) als einwilligungsunfähig beurteilt. Die untersuchten medizinischen und psychiatrischen Patienten unterschieden sich nicht signifikant in den HCAT- und MMSE-Punktwerten. Alle klinisch als einwilligungsunfähig beurteilten Personen erreichten weniger als 4 Punkte in der HCAT, während alle klinisch einwilligungsfähigen Personen mehr als 4 Punkte im HCAT erreichten. Da bei einer Grenzziehung bei 4 Punkten der HCAT eine Sensitivität und Spezifität von 100% hat, schlugen die Autoren einen cutoff bei 4 HCAT-Punkten zur Feststellung einer klinischen Einwilligungsunfähigkeit vor. Dagegen eignete sich die MMSE schlechter zur Grenzziehung zwischen klinischer Einwilligungsfähigkeit und -unfähigkeit, da ein MMSE-Score von 9 zwar eine 100%ige Sensitivität, aber nur 36% Spezifität für Einwilligungsunfähigkeit aufweist bzw. ab 24 MMSE-Punkten eine 100%ige Spezifität, jedoch nur 74% Sensitivität für Einwilligungsfähigkeit hat. Wegen dieser Überlappung eignete sich die MMSE-Untersuchung nicht zur Feststellung der Einwilligungsfähigkeit, während ein HCAT-Cutoff-Score von 4 eine hohe Sensitivität und Spezifität für diese Fragestellung aufweist und 100% mit der klinischen Expertenbeurteilung korreliert. Das schlechte Abschneiden der MMSE ist aus psychiatrischer Sicht nicht überraschend, da der MMSE in seinem oberen Meßbereich eine unbefriedigende Sensitivität zur Diagnose einer Demenz hat und in diesem Bereich auch die Grenze zur Einwilligungsunfähigkeit verlaufen dürfte. Bei der Untersuchung der Einwilligungsfähigkeit mit dem MMSE wird bei mehr Personen eine Einwilligungsunfähigkeit feststellt als bei einer multidisziplinären "Panel"-Beurteilung durch Psychiater. Daher fordern die Autoren für die Klinik den HCAT als ergänzenden Test zur Feststellung der Einwilligungsfähigkeit, da die verbreitete und routinemäßig eingesetzte MMSE sich für diese Fragestellung nicht eignet.

Wegen der nicht randomisierten, nicht repräsentativen Stichprobe und der Validierung anhand der klinischen Beurteilung eines Psychiaters sollte die Studie unter kontrollierten Studienbedingungen und an einer größeren Patientenzahl repliziert werden, bevor weitere Schlußfolgerungen gezogen werden (Vergl. Silberfeld et al.

1994). Eine Wiederholung der Studie unter den oben genannten Bedingungen wurde bisher nicht publiziert. Die Autoren betonen, daß der HCAT lediglich eine Hilfestellung für den behandelnden Arzt zur Feststellung der "klinischen" und nicht der "rechtlichen" Einwilligungsfähigkeit ("legal competency") darstellt. Wie beide Begriffe definiert und voneinander abgegrenzt werden, bleibt unklar. Weiterhin wurde im HCAT lediglich das Informationsverständnis ("understanding") geprüft, welches nur eine Funktion unter mehreren zu überprüfenden psychischen Funktionen zur Feststellung der Einwilligungsfähigkeit darstellt. Schließlich wird die Einwilligungsfähigkeit für klinische Behandlungsentscheidungen allgemein geprüft, ohne die unterschiedlichen Risiko-Nutzen-Verhältnisse bei verschiedenen Therapien bei unterschiedlichen Patienten zu berücksichtigen. Im Gegensatz zum relationalen Informed Consent-Modell (Fletcher et al. 1985, Helmchen et al. 1989) konzeptionalisiert der HCAT Einwilligungsfähigkeit als Informationsverständnis des Patienten unabhängig von der individuellen Behandlungssituation.

3.3.6.4
MacArthur Treatment Competence Test (MacCAT)

In der MacArthur Treatment Competency Studie (Grisso und Appelbaum 1995a und 1995b) wurde die Einwilligungsfähigkeit von Patienten mit einer Schizophrenie (n=75), mit einer Major-Depression (n=92) und mit einer koronaren Herzerkrankung (n=82) sowie von dergleichen Anzahl von (nach Alter, Rasse, Geschlecht, Bildung und Beruf "gematchter") gesunden Probanden (Kontrollgruppe) untersucht. Die Multi-Center-Studie wurde in einem Untersuchungszeitraum von 15 Monaten durchgeführt, in denen alle stationär aufgenommenen Patienten für die Studie rekrutiert werden sollten. Nach Einholung eines schriftlichen Informed Consent wurden alle Versuchspersonen innerhalb des zweiten bis siebten Tages nach stationärer Aufnahme getestet. Patienten, die nach nicht angegebenen Kriterien keinen (rechts-)gültigen ("valid") Informed Consent abgeben konnten, Patienten, die eine Teilnahme ablehnten (15-20%, variierend je nach Studienzentrum) und schwerkranke Patienten (1-20%) nahmen nicht an der Studie teil. Insgesamt wurden im Untersuchungszeitraum 43-56% aller stationär aufgenommenen Patienten erreicht.

Auf der Grundlage ihrer Konzeptionalisierung der Einwilligungsfähigkeit in die medizinethischen Einzelstandards (Funktionen) "understanding", "reasoning", "expressing a choice" und "appreciation" (Appelbaum und Grisso 1995) wurden die folgenden vier psychometrische Testinstrumente zur empirischen Untersuchung dieser Standards entwickelt und geprüft (Appelbaum und Grisso 1992, Grisso und Appelbaum 1992 und 1993, Grisso et al. 1995):

1. "Understanding treatment disclosures (UTD)"
Die für das Verständnis der medizinischen Behandlung erforderliche Information wurde durch folgende standardisierte Bausteine vermittelt:

3.3 Empirische Untersuchungen

- "disorder and symptoms"
- "proposed medication as treatment"
- "potential benefit of the medication"
- "potential risks and discomforts of the medication"
- "alternative treatment"

Alle Patienten und die gesunden Probanden der jeweiligen Kontrollgruppe erhielten eine der realen Erkrankung (Schizophrenie, Major-Depression, koronare Herzerkrankung) entsprechende Information. Nach der Informationsvermittlung wurden die Versuchspersonen gebeten, die soeben vermittelten Informationsinhalte mit eigenen Worten wiederzugeben. Die Qualität der Antworten galt als Indikator für das Informationsverständnis und wurde im Beurteilungsinstrument durch einen Punktwert (1-10) skaliert.

2. "Reasoning"
"thinking rationally about treatment (TRAT)"
Zur Prüfung des schlußfolgernden Denkens und des rationalen Denkens über die Behandlung wurde den Personen eine standardisierte, hypothetische Krankengeschichte über einen Patienten erzählt, der an der gleichen Erkrankung litt wie die Versuchsperson. Die Geschichte beschrieb drei unterschiedliche therapeutische Möglichkeiten mit ihren jeweiligen Vorteilen, Risiken und Nebenwirkungen. Die Versuchspersonen wurden gebeten, den hypothetischen Patienten bei der Therapiewahl zu beraten und den Rat rational zu begründen. Im Beurteilungsinstrument (Score: 0-14) wurden die Erklärungen und das logische Folgern bezüglich verschiedener Aspekte der Entscheidung (Konsequenzen berücksichtigen, Optionen vergleichen und abwägen) bewertet. Dieses Instrument prüfte gleichzeitig die Fähigkeit, eine Entscheidung zu fällen und zum Ausdruck zu bringen (3. "Expressing a choice").

4. "Appreciation"
- "perception of disorder (POD)"
- "nonacknowledgment of disorder"
- "nonacknowledgment of treatment potential"

Mit diesem Instrument wurde die Selbstwahrnehmung der eigenen Krankheit bei allen drei Patientengruppen untersucht. Da es sich hierbei um die Wahrnehmung der eigenen, realen Störung handelte, konnte aus methodischen Gründen keine gesunde Vergleichsgruppe untersucht werden. Im ersten Teil ("nonacknowledgment of disorder") wurde das Erkennen der eigenen Erkrankung überprüft. Hierzu wurde dem Patienten anhand seiner Krankengeschichte seine Diagnose und seine Krankheitssymptome geschildert und anschließend gefragt, ob und wieweit diese Informationen aus der Sicht des Kranken zuträfen. Eine niedrige Übereinstimmung zwischen den Angaben in der Krankengeschichte und der Selbstwahrnehmung des Kranken sprachen für hohes "nonacknowledgment" und ergaben im Beurteilungsinstrument einen niedrigen Punktwert bzw. umgekehrt. Im zweiten Teil wird analog hierzu das Nichterkennen von Behandlungsmöglichkeiten ("nonacknowledgment of treatment potential") überprüft. Der Patient wurde um seine Einschätzung gebeten, ob die Behandlung im allgemeinen und die medikamentöse Therapie im besonderen helfen würde. Bei der Beurteilung (Score: 1-6) sollte nach den Autoren nicht ein Therapie-optimismus positiv bewertet und eine kritische oder skeptische Patientenbewertung des Behandlungserfolges negativ bewertet werden. Daher wurden nur grob verzerrte ("distorted") und wahnhafte ("delusional") Einschätzungen mit einem niedrigen Punktwert bewertet.

Eine verminderte bzw. beeinträchtigte Funktion ("impaired function") wurde in den einzelnen Teilbereichen der Einwilligungsfähigkeitsbeurteilung als eine Abweichung von mehr als zwei Standardabweichungen (SD) vom Mittelwert der Gesamtgruppe nach unten definiert. Bis auf wenige Ausnahmen (ausgeprägte Ambivalenz bei schwer psychisch Kranken) konnten alle Patienten eine Wahlentscheidung zum Ausdruck bringen ("ability to express a choice"). Zur Beurteilung bzw. Abgrenzung der Einwilligungsunfähigkeit eignete sich diese Funktion daher nicht und wurde von den Autoren nicht weiter diskutiert. Der Anteil schizophrener Patienten an den schlechtesten Testergebnissen ("impaired range") war im Vergleich zu allen anderen Gruppen auf allen Untersuchungsebenen am größten. Dabei lagen jedoch innerhalb der Gruppe schizophrener Patienten ausgeprägte Unterschiede vor. Aber auch innerhalb der Kontrollgruppen mit alters- und sozialkorrelierten gesunden Versuchspersonen konnten erhebliche Unterschiede beim Informationsverständnis nachgewiesen werden. Besonders die Kontrollgruppe der schizophrenen Probanden hatte die schlechtesten UTD-Werte. Damit wird bestätigt, daß aus dem Vorliegen einer psychischen Erkrankung (psychiatrische Diagnose) nicht automatisch auf eine Einwilligungsunfähigkeit geschlossen werden kann. Umgekehrt können psychisch gesunde oder körperlich Kranke einwilligungsunfähig sein. Insgesamt waren 52,0% der Schizophrenen, 23,9% der Depressiven, 12,2% der Angina pectoris-Patienten und 4,0% der gesunden Probanden einwilligungsunfähig.

Die einzelnen Untertests zur empirischen Feststellung der Einwilligungsfähigkeit führten zu widersprüchlichen Ergebnissen, weil sie unterschiedliche Personenuntergruppen als "impaired" identifizierten. Daher reichten Einzelstandards zur Beurteilung der Einwilligungsfähigkeit nicht aus. Dieses Ergebnis macht die Methodik der HCAT, die Einwilligungsfähigkeit nur als "understanding" operationalisiert, fragwürdig. Umfassendere Beurteilungsstandards, die mehrere Methoden umfassen, sog. "compound standards", ergaben eine höhere Zahl von einwilligungsunfähigen Personen. Je mehr Untersuchungsebenen (Einzelstandards) in einem "compound standard" berücksichtigt wurden, umso umfassender wurde die Beurteilungsgrundlage der Einwilligungsfähigkeit. Gleichzeitig stieg die Zahl der als nicht einwilligungsfähig beurteilten Personen. Hier tritt das wissenschaftliche Bemühen um eine möglichst mehrdimensionale und sichere Einwilligungsfähigkeitsfeststellung in Widerspruch zum ethischen Prinzip der Selbstbestimmung. Denn grundsätzlich wird von einer Einwilligungsfähigkeit einer erwachsenen Person ausgegangen und es erscheint ethisch problematisch, die Anforderungen an die Einwilligungsfähigkeit in der Bevölkerung zu hoch anzusetzen.

Hieraus ergibt sich das Problem der Zusammensetzung der "compound standards": Welche Einzelstandards sollen zur Einwilligungsfähigkeitsbeurteilung welcher Patientengruppen herangezogen und mit welchem Punktwert gewichtet werden? In der MacCAT unterschied sich die Bedeutung der verschiedenen Einzelstandards quantitativ nicht wesentlich. Mit Ausnahme des Standards "expressing a choice", der von fast allen Personen erfüllt wurde, konnten keine "schweren" oder "leichten" Standards (qualitative Rangfolge) identifiziert werden. Auf der anderen Seite beeinträchtigten unterschiedliche Erkrankungen verschiedene kognitive Funktionen, die wiederum von spezifischen Einzelstandards erfaßt wurden. Eine Ausnahme hiervon stellte nur das Überschneiden der Bereiche "understanding" und "reasoning" dar. Diese Konstellation legt eine störungs- und diagnosespezifische Auswahl der Einzelstandards nahe, um mit wenigen, aber spezifischen Einzelstandards in Personenuntergruppen die Einwilligungsfähigkeit spezifisch feststellen zu können. Der Ansatz diagnosespezifischer Standards widerspricht jedoch der diagnoseunabhängigen Konzeptionalisierung der Einwilligungsfähigkeit. In der BASE könnte dies z.B. dazu führen, daß die 10% einwilligungsfähigen Patienten unter den schwer Demenzkranken aufgrund eines anders zusammengesetzten Meßinstrumentes als nicht mehr einwilligungsfähig eingestuft würden, weil ihre Einwilligungsfähigkeit auf für ihre Diagnosegruppe untypischen Fähigkeiten beruhen könnte. Außerdem ist jede Auswahl von Einzelstandards, wie die theoretische Konzeptionalisierung von Einwilligungsfähigkeit und Informed Consent überhaupt, mit impliziten ethischen Vorentscheidungen verbunden. Von einem medizinethischen Standpunkt müssen daher in einem umgekehrten Prozeß die ethisch relevanten psychischen Funktionen festgelegt werden, nach denen, diagnose- und subgruppenunspezifisch, die Kriterien und diagnostischen Tests festgelegt werden. Wir werden auf diese Problematik in der ethischen Diskussion zurückkommen.

3.4
Konsequenzen für die klinische Forschung

Auf der Grundlage der theoretischen und empirischen Untersuchungen können zusammenfassend folgende Anforderungen an die Aufklärung und Einwilligung von Patienten in der klinischen Forschung festgehalten bzw. abgeleitet werden: Der Informed Consent wird als Prozeß auf verschiedenen Ebenen verstanden, der dem einzelnen Patienten ermöglichen soll, eine selbstbestimmte Entscheidung über seine Behandlung zu treffen. Die formale Unterschrift des Patienten auf einem Einwilligungsformular wird dem Konzept des Informed Consent nicht gerecht, sondern dient mehr der juristischen Absicherung des Arztes bzw. des Krankenhauses (sog. Defensivmedizin) (Wager et al. 1995).

Bereits beim Studiendesign müssen die Erfordernisse der Patientenaufklärung und Einwilligung neben der wissenschaftlichen Fragestellung bedacht und auftretende ethische Probleme berücksichtigt werden. Ggf. sind Vertreter der

Patientenseite, wie z.B. in den USA oder Großbritannien Patientenorganisationen oder Vertreter von Selbsthilfegruppen, einzubeziehen.[24] Der Ablauf der Aufklärung und Einwilligung muß aus dem Studienprotokoll (Zeitplan, Flußdiagramm) mit Angaben über Zeitpunkt und Inhalt der Aufklärungsgespräche mit namentlicher Angabe der verantwortlichen und aufklärenden Ärzte hervorgehen. Bei Multicenter-Studien sollen alle an der klinischen Forschung beteiligten und aufklärenden Ärzte exakt über Ziele und Durchführungsmodalitäten informiert sein.

Beim Antrag an die Ethikkommission müssen das zur Patientenaufklärung angefertigte, schriftliche Informationsmaterial und das Formblatt zur Dokumentation der schriftlichen Einwilligungserklärung als separate Dokumente vorliegen. Die Patientenaufklärung muß über die medizinische Diagnose, die Natur der Erkrankung und über die bestehenden Behandlungsmöglichkeiten unabhängig von der geplanten Studie Auskunft geben. In einem zweiten Schritt soll der Patient über die geplante Studie detailliert aufgeklärt werden. Insbesondere sind ihm Angaben über Randomisierung, Doppelblind-Design, Placebo-Kontrolle, Angabe der Behandlungsalternativen, Risiko (Schweregrad und Häufigkeit), Patientenversicherung, Dauer der Studie und damit verbundene zusätzliche Arztbesuche, Untersuchungen, längerer Krankenhausaufenthalt, Unannehmlichkeiten, Zeitaufwand, Fahrtkosten etc. zu machen. Die Ängstlichkeit eines Patienten oder sein Hoffen angesichts einer schweren Erkrankung darf nicht automatisch als Informationsablehnung ("nicht wissen wollen") gedeutet werden. In der Forschung ist eine explizite Aufklärung darüber erforderlich, daß eine gegebene Zustimmung zur Studienteilnahme jederzeit, auch nach Beginn der Studie und ohne Begründung zurückgezogen werden kann und daß in diesem Falle, wie auch bei einer generellen Ablehnung, der Patient nach dem gegenwärtigen medizinischen Wissensstand mit einer Standardtherapie behandelt wird.

Bei der Art der Informationsvermittlung sind nach den Richtlinien für die klinische Prüfung von Arzneimitteln der Europäischen Gemeinschaft ("good clinical practice" (GCP)-Empfehlungen) (European Commission 1990, Kirchhoff 1992) die mündliche und schriftliche Form der Informationsvermittlung möglich. Bei der Abfassung der schriftlichen Informationen ist empirisch eine unzureichende Verständlichkeit für die Patienten belegt. Daher sollen Informationstexte heute folgende Kriterien erfüllen: kurze Sätze, klares, leicht verständliches Deutsch, keine Fremdwörter, kein Klinikjargon oder Abkürzungen, Informationsvermittlung mittels eines Frage-Antwort-Schemas im Text, zusammenfassende Wiederholungen am Abschnittsende bei längeren Texten. Beim Layout sollen eine klare Gliederung mit Zwischenüberschriften, kurze Abschnitte und Hervorhebung wichtiger Informationen durch Fett- oder Großdruck beachtet werden. Das Schriftbild soll mindestens eine 12-Punkte-Buchstabengröße haben, in speziellen Patientengruppen, wie z.B. Geriatrie oder Augenheilkunde, auch größer. Die Schriftarten "Times" und "Courier" sind einfacher zu erkennen als andere Schriftarten,

---

[24] Bei der Benennung von gesellschaftlichen Vertretern von Patientenrechten sind Fragen der Selektivität, Repräsentativität und (rechtlichen) Legitimation noch weitgehend ungeklärt.

schwarze Buchstaben auf weißem Hintergrund sind am einfachsten zu lesen. Bei den heutigen Textverarbeitungssystemen können diese Standards problemlos eingehalten werden, zu warnen ist jedoch vor zu viel optischer Gestaltung des Layouts (dreidimensionale Textdarstellung, Hervorhebung durch verschiedene Graustufen oder Farben etc.), zu der die heutige Computer- und Druckertechnik leicht verführen kann. Vielmehr sind die o.g. Punkte zu beachten, die empirisch untersucht sind. Die Verständlichkeit und Lesbarkeit des Informationstextes kann in der Praxis schnell und leicht mit nicht beteiligten Kollegen, anderen Berufsgruppen oder medizinischen Laien geprüft werden.

Aufklärungs- und Einwilligungsakt müssen auf jedem Fall zeitlich getrennt erfolgen, ein zweites Aufklärungsgespräch und eine Tonbandaufzeichnung des Aufklärungsgespräches für den Patienten (und zu Dokumentationszwecken) für den Arzt wurden empfohlen (Lutterotti et al. 1992 S. 146)). Bei der Prüfung des Informationsverständnisses beim Patienten soll insbesondere auf den wissenschaftlichen Charakter der Studie sowie auf die persönlichen Risiken abgehoben werden, da die Risiken nach empirischen Untersuchungen schneller "vergessen" werden als der Nutzen oder praktische Durchführungsmodalitäten. Die schriftliche Einwilligungserklärung muß ein von der schriftlichen Information separates Dokument sein, das eine Checkliste der wichtigsten Informationen und Raum für individuelle Ergänzungen hat. Der Studienpatient soll eine Durchschrift des unterschriebenen Einwilligungsformulars erhalten. Bei der Bezeugung des Informed Consents durch Dritte ist zwischen einer rein formalen Bezeugung der eigenständigen Patientenunterschrift auf dem Einwilligungsformular und einer Bezeugung der Qualität des Informed Consent (angemessene Information, Einwilligungsfähigkeit, Informationsverständnis, Freiwilligkeit) zu differenzieren. Hierbei kann das Pflegepersonal in schwierige Rollenkonflikte zwischen "Patientenanwalt" versus Mitglied eines Forschungs- und Behandlungsteams oder gar als "Zweitaufklärer" für den Patienten kommen. Auf jeden Fall und unter allen Umständen muß die Einholung des Informed Consent durch einen Arzt (nicht durch einen "angehenden Arzt", Medizinstudenten, Doktoranden, andere Berufsgruppen) erfolgen, wobei Aufklärung und Einholung der Patienteneinwilligung durch denselben Arzt erfolgen sollen. Ob der klinisch behandelnde Arzt, der forschende Arzt, der Versuchsleiter oder ein Prüfarzt aufklären soll, ist in den GCP-Richtlinien nicht festgelegt.

Ein schwieriges Problem stellt die genaue Feststellung der Einwilligungsfähigkeit im Einzelfall dar. Hier sind von der medizinethischen Regel über die Aufklärung und Einwilligung (Informed Consent-Konzept) möglichst objektive, reliable und valide Instrumente zu entwickeln. Eine subjektive Ermessensentscheidung des einzelnen Arztes ist nicht ausreichend, die medizinische Diagnose oder psychologische Tests können lediglich Hinweise auf eine mögliche Einwilligungsunfähigkeit geben. Auf keinen Fall kann eine psychische Störung automatisch mit Einwilligungsunfähigkeit gleichgesetzt werden (siehe Kap. 3.3.6).

Beim Setting für die Aufklärung und Einwilligung ist zu beachten, daß ein Informed Consent für Forschungsstudien möglichst ohne Zeitdruck, zu einem separaten Termin, in einem geschlossenen Raum (Arzt- oder Krankenzimmer) ohne die

Anwesenheit nicht beteiligter Dritter erfolgen soll. Die fremde Umgebung, das Gefühl der Abhängigkeit und das Problem von Langzeiteinrichtungen ("pleasing their caregivers") und insbesondere eine Zwangsunterbringung in Psychiatrischen Kliniken oder Gefängnissen können die freie Willensentscheidung beeinträchtigen. Daher ist nach dem deutschen Arzneimittelgesetz in der letztgenannten Konstellation auch keine Arzneimittelprüfung gestattet. Auf jeden Fall sollen jedoch mindestens 24 Stunden zwischen der Aufklärung und Einwilligung in Forschungsstudien liegen ("cooling off period") (Wager et al. 1995).

4 Ethische Probleme des Informed Consent-Konzeptes

4.1
Das relationale Informed Consent-Modell

4.1.1
Autonomie versus Paternalismus

Das Konzept der Aufklärung und Einwilligung (Informed Consent) in der Medizin wird von zwei Seiten kritisiert. Kritiker halten das Informed Consent-Modell für ein Produkt einer Autonomie-dominierten Medizinethik, die in der medizinischen Praxis zu einer Unterbewertung und Vernachlässigung intersubjektiver Werte führt. In der Beziehung zwischen Arzt und Patient spielen nicht nur Rationalität und Selbstbestimmung von "Vertragspartnern" eine Rolle, sondern auch intersubjektive Faktoren wie z.B. Vertrauen, Sorge und Fürsorge. Für das Heilen spielen gerade diese zwischenmenschlichen Aspekte eine entscheidende Rolle und müßten in einer medizinethischen Theorie umfassender berücksichtigt werden. Die Stärke von medizinethischen Theorien, die intersubjektive Aspekte der Arzt-Patient-Beziehung in den Vordergrund stellen, wie es z.B. die "Ethics of Care" und die Tugendethik ("Virtue-Ethics", vergl. Pellegrino und Thomasma 1988 und 1993) tun, liegt in der Berücksichtigung von subjektiven, voluntativen und emotionalen Faktoren. Diese spielen bei der Aufklärung und Einwilligung sowie bei Entscheidungsprozessen in der Medizin ("clinical decisionmaking") eine von der ethischen Theorie häufig nicht ausreichend beachtete Rolle. Daher müssen emotionale Faktoren und Beziehungsaspekte in der Praxis des Prozesses der Aufklärung und Einwilligung verstärkt berücksichtigt werden.[25] Empirische Untersuchungen weisen im Prozeß des Informed Consent besonders bei der Informationsvermittlung und beim Informationsverständnis sowie den klinischen Rahmenbedingungen, in denen Aufklärung und Einwilligung stattfindet, erhebliche Mängel auf (siehe Kap. 3.3). Die berechtigte Kritik am Prozeß des Informed Consent vermag prinzipiell jedoch nicht den medizinethischen Ansatz des Respekts vor der Selbstbestimmung des Patienten (Autonomie-Prinzip) in Zweifel stellen. Das Festhalten am medizinethischen Modell des Informed Consent und die Forderung nach Verbesserung des Prozesses der Aufklärung und Einwilligung innerhalb der Arzt-Patient-Beziehung schließen sich nicht aus, sondern müssen in der medizinischen Praxis gemeinsam berücksichtigt werden.

Aus einer anderen Perspektive wird das Informed Consent-Modell von Vertretern des "Concept of Choice" (Veatch 1995) wegen einer nicht ausreichenden Selbstbestimmungs-möglichkeit des Patienten kritisiert. Dem Autonomieprinzip

---

[25] In diesem Spannungsfeld liegen grundsätzliche ethische Fragen: Ab wann und wieweit schränkt die ethische Forderung, sich auf den Anderen individuell, auch gefühlsmäßig, einzulassen, dessen Autonomie ein? Wie können Art und Umfang dieses Verhältnisses theoretisch beschrieben und empirisch untersucht werden?

werde nicht genügend Geltung verschafft, weil dem Konzept der Aufklärung und Einwilligung ein verdeckter Paternalismus zugrunde liegen würde. Bei der "Einwilligung" hätte der Patient nur eine Auswahl zwischen den vom Arzt vorgegebenen Behandlungsalternativen, aber keine wirklich gleichberechtigte Entscheidungspartnerschaft mit einer freien Auswahlmöglichkeit zwischen allen verfügbaren Optionen. Der Vorwurf eines verdeckten medizinischen Paternalismus gegenüber dem Konzept von Aufklärung und Einwilligung in der Medizin bedarf einer genauen Analyse. Unter "Paternalismus" wird in der Medizinethik ein Verhalten des Arztes verstanden, der sich in konkreten Situationen über den geäußerten Willen des Patienten hinwegsetzt. Als Legitimation für ein solches Verhalten des Arztes wird traditionell der Eid des Hippokrates mit seinem klassischen ärztlichen Fürsorge-Ethos ("primum non nocere") angeführt, das über dem Selbstbestimmungsrecht des Patienten stehe. In der gegenwärtigen medizinethischen Debatte wird zwischen einem sog. "starken" und einem "schwachen Paternalismus" unterschieden (Übersicht bei Beauchamp 1995) und versucht durch verschiedene medizinethische Zwischenpositionen (O'Neill 1984, Richter 1992, Miller 1993, Leist 1994, Savulescu 1995, Rössler 1996) das Spannungsverhältnis zwischen Patientenautonomie und Paternalismus zu bestimmen. Unter einem "starken Paternalismus" wird ein Hinwegsetzen des Arztes über den eindeutig geäußerten Willen des autonomen Patienten verstanden, welcher von der Mehrheit der Autoren abgelehnt wird (Schöne-Seifert 1996 S. 571-574). Differenzierter stellt sich die Debatte zum "schwachen Paternalismus" dar. Hierunter werden Situationen verstanden, in denen Willensäußerungen von Patienten fragliche autonome Entscheidungen darstellen ("natürlicher" versus "autonomer" Wille) und der Arzt sich auf das "Wohl" und das "beste Interesse" des Kranken beruft. Diese Situation tritt regelmäßig bei dementen Kranken auf, die aufgrund ihrer progressiven degenerativen Hirnerkrankung schrittweise ihre Selbstbestimmungsfähigkeit verlieren. In dieser klinischen Situation ist medizin-ethisch strittig, ob hier der Selbstbestimmung des Patienten ein Eigenwert zukomme, oder die Patientenautonomie vielmehr als Teil eines umfassenden Konzeption von Patientenwohl zu verstehen sei, das dem Arzt auch die Möglichkeiten einräumen müsse, in Einzelfällen entgegen der fraglich autonomen Willenserklärung des Kranken zu dessen Wohl zu entscheiden (vergl. Schöne-Seifert 1996 S. 572).

Unabhängig davon, ob man in dieser Debatte die Autonomie-Seite vertritt, also argumentiert, daß der Selbstbestimmung des Patienten in jedem Fall ein Eigenwert zukomme, der ethisch als höchstes Gut zu respektieren sei, oder einen differenzierten, schwachen Paternalismus vertritt, stellt sich für beide ethischen Positionen die Frage der Selbstbestimmungs- bzw. Einwilligungsfähigkeit des Patienten, der z.B. an einer Demenz vom Alzheimer-Typ leidet. Denn für die Autonomie-Position ist es entscheidend zu wissen, ob ein individueller dementer Patient in einer konkreten Situation selbstbestimmungsfähig ist. Für die Position eines schwachen Paternalismus muß ebenfalls eine Grenzangabe erfolgen, ab der die Selbstbestimmungsfähigkeit eines Patienten so fraglich geworden ist, daß der Arzt seine dann nicht mehr autonome Willensbekundung ("natürlicher Wille") zugunsten des

Wohls und besten Interesses des Kranken übergehen darf. Auf der Grundlage der theoretischen Konzeption des Informed Consent (siehe Kap. 3.2) wurde das Element "Einwilligungsfähigkeit" empirisch untersucht (siehe Kap. 3.3.6). Der "MacArthur Treatment Competence Test" wurde auf der Grundlage einer medizinethisch fundierten theoretischen Konzeption von Selbstbestimmungsfähigkeit ("competence") entwickelt. Bei der empirischen Testung zeigte sich unabhängig von der untersuchten Patientengruppe (psychisch Kranke, somatisch Kranke, gesunde Probanden), daß eine theoretisch fundierte und methodisch differenzierte Untersuchung der Selbstbestimmungsfähigkeit zu hohen Anteilen an nicht selbstbestimmungsfähigen Personen führte. Um so differenzierter die Untersuchungsmethodik war, um so höher waren die Anteile der nicht selbstbestimmungsfähigen Patienten und Probanden (siehe Kap. 3.3.6.4). Eine möglichst differenzierte Feststellung der Selbstbestimmungsfähigkeit führt in der Praxis demnach zu einem höheren Anteil an selbstbestimmungsunfähigen Personen, was der ursprünglichen medizinethischen Zielsetzung, möglichst die Selbstbestimmung der Patienten zu schützen, widerspricht. Dieses Resultat gerät in Konflikt mit der medizinethischen Grundregel, erwachsene Personen grundsätzlich als selbstbestimmte Wesen anzuerkennen, wobei Selbstbestimmungsunfähigkeit den explizit zu begründenden Ausnahmefall darstellt (Helmchen 1986b S. 222). Grundsätzlich kommt jedem (erwachsenen) Menschen das Recht auf Selbstbestimmung und freie Entfaltung seiner Persönlichkeit zu. Deshalb sind zu hoch angesetzte Standards zur Feststellung der Selbstbestimmungsfähigkeit[26] in der Literatur als verdeckter Paternalismus kritisiert worden (Schöne-Seifert 1996 S. 573). Aus medizinethischer Sicht muß zweitens an der MACT-Studie kritisiert werden, daß die Grenzziehung zwischen selbstbestimmungsfähig und -unfähig im Einzelfall nicht nach inhaltlichen ethischen Kriterien, sondern in einem statistischen Verfahren (mehr als zwei Standardabweichungen) festgelegt wurde. Dabei wird übersehen, daß es sich bei der Feststellung von Einwilligungsunfähigkeit eben nicht nur um einen empirischen Test (deskriptive Ebene), sondern auch um eine Wertentscheidung (normative Ebene) handelt (siehe Kap. 3.2.4).

4.1.2
Relationale Einwilligungsfähigkeit("sliding-scale strategy")

Dem Vorwurf des verdeckten Paternalismus durch zu hohe Standards zur Feststellung der Einwilligungsfähigkeit wurde durch ein gestuftes Vorgehen entgegengetreten, was besonders in der psychiatrischen Praxis Bedeutung hat (Fletcher et al. 1985, Buchanan und Brock 1989 S. 23ff, Helmchen et al. 1989, Helmchen

---

[26] Das medizinethische Konzept der Einwilligungsfähigkeit ("competence") hat enge Beziehungen zur philosophischen Autonomie-Diskussion (siehe Kap. 3.2.1). Dennoch bestehen formale Unterschiede zwischen dem von Verständnis von Autonomie als philosophisches Recht auf Selbstbestimmung des Menschen und der Einwilligungsfähigkeit als Fähigkeit, bestimmte Aufgaben erfüllen zu können (Beauchamp und Childress 1994 S. 135, Schöne-Seifert 1996 S. 567ff), die an dieser Stelle nicht weiter untersucht werden können.

und Lauter 1995 S. 27ff). Helmchen und Mitarbeiter haben für den medizinethisch schwierigen Bereich der Forschung mit dementen Kranken ein relationales Modell der Einwilligungsfähigkeit[27] vorgeschlagen. Die dementielle Erkrankung, die Einwilligungsfähigkeit, die Nutzen-Risiko-Abwägung[28] und die Regelungen zum Schutz der Kranken werden nicht als starre Kategorien, sondern als skalierte Dimensionen definiert, die beim einzelnen Patienten bezüglich konkreter Einwilligungssituationen unterschiedlich sein können. Die Schwelle der Einwilligungsfähigkeit wird dabei in Abhängigkeit vom Nutzen-Risiko-Verhältnis des jeweiligen medizinischen Eingriffs festgelegt. Besteht ein hoher Nutzen bei geringem Risiko für den Patienten, liegt die Schwelle zur Einwilligung niedrig, das heißt: es müssen nur geringe Standards bei der Feststellung der Einwilligungsunfähigkeit erfüllt werden. Umgekehrt muß ein Patient oder Proband zur Einwilligung in einen risikoreichen Eingriff höhere Anforderungen bei der Prüfung der Einwilligungsfähigkeit erfüllen. Bezugnehmend auf den Bericht der amerikanischen "President's Commission" (1982) wird ausgeführt: "Danach ist die Einwilligungsfähigkeit in erster Linie durch Verständnisfähigkeit, aber auch durch Begründungs- und Entscheidungsfähigkeit definiert. Weiterhin wird funktionalen Kriterien, z.B. der aktuellen psychischen Leistungsfähigkeit, Vorrang vor Status-Kriterien, z.B. Diagnose, gegeben. Auch wird darauf hingewiesen, daß nur die Einwilligungsfähigkeit umschrieben für bestimmte Sachverhalte oder relativ in bezug auf die Konsequenzen erhalten bzw. aufgehoben sein kann, wenn etwa ein bestimmter Patient in bezug auf eine relativ risikolose Medikation durchaus, hingegen in bezug auf die Amputation einer gangränösen Extremität als nicht einwilligungsfähig betrachtet werden muß" (Helmchen et al. 1989 S. 87).

In dieser relationalen Konstruktion von Einwilligungsfähigkeit wird die Grenze zwischen Einwilligungsfähigkeit und Einwilligungsunfähigkeit als dynamisches Geschehen verstanden, die beim individuellen Patienten für einen konkreten Einwilligungssachverhalt zu einem bestimmten Zeitpunkt konkret zu bestimmen ist. Dieses dimensionale, dynamische Modell trägt dem zeitlich fluktuierenden Verlauf und den unterschiedlichen Ausprägung von dementiellen (und anderen psychischen) Störungen Rechnung. Die in der Praxis wechselnde psychische Leistungsfähigkeit wird in dieser Konzeption von Einwilligungsfähigkeit dadurch berücksichtigt. Weiterhin kann die oben aufgeworfene schwierige Grenzziehung bei der Einwilligungsfähigkeit des individuellen Patienten dadurch gelöst werden, daß nicht pauschal nach statistischen Kriterien (z.B. zwei Standardabweichungen), sondern individuell nach dem jeweiligen Sachverhalt, in den eingewilligt werden soll, entschieden wird. Durch das relationale Vorgehen wird die Selbstbestimmungsfähigkeit des Kranken optimal geschützt, denn auch der in seiner psychischen Leistungsfähigkeit eingeschränkte Patient ist danach für bestimmte

---

[27] Zur den Unterschieden bei der Konzeptionalisierung der Einwilligungsfähigkeit zwischen deutschen und amerikanischen Autoren siehe Kap. 3.2.
[28] Zur Einschätzung von Nutzen und Risiken siehe Helmchen et al. 1989, Schöne-Seifert 1995, Bundesärztekammer 1997, Helmchen und Vollmann 1999.

Entscheidungen in verschiedenen Lebensbereichen selbstbestimmungsfähig. Daher ist die Kritik eines verdeckten Paternalismus durch zu hohe Standards zur Feststellung der Einwilligungsfähigkeit beim relationalen Informed Consent-Konzept nicht berechtigt. Vielmehr bemüht sich die relationale Konzeption von Einwilligungsfähigkeit um eine möglichst geringe Einschränkung der Selbstbestimmung des Kranken, da sie nur dort eingeschränkt wird, wo dieses wegen des gesundheitlichen Interesses (Nutzen-Risiko-Abwägung) des Patienten ethisch geboten erscheint.

Die Gefahr eines verdeckten Paternalismus besteht aber in einem anderen Aspekt der relationalen Konzeption von Einwilligungsfähigkeit. Die Einwilligungsunfähigkeit wird nicht nur in dynamischer Abhängigkeit von der psychischen Leistungsfähigkeit, sondern in Relation zu einem äußeren Kriterium, der "objektiven" (in der Regel vom Arzt beurteilten) Nutzen-Risiko-Abwägung, festgelegt. Das medizinethische Problem bei diesem Vorgehen muß darin gesehen werden, daß Nutzen und Risiko eines medizinischen Eingriffs nicht notwendigerweise mit den Anforderungen an die Einwilligungsfähigkeit korrelieren. Die selbstbestimmte Einwilligung in einen sehr risikoreichen medizinischen Eingriff mit unsicherem Nutzen kann im Einzelfall geringere Anforderungen an die Einwilligungsfähigkeit stellen als z.B. ein wenig risikoreicher Eingriff mit einer Vielzahl zu bedenkender alternativer Behandlungsmaßnahmen. Einwilligungsfähigkeit, das heißt Fähigkeit zum Informationsverständnis, zum schlußfolgernden Denken und Anwenden der medizinischen Informationen unter Einbeziehen von Alternativen auf die eigene Lebenssituation etc., hängt eben nicht immer und nicht nur vom Nutzen-Risiko-Verhältnis des Eingriffs ab. Bei der relationalen Konzeption der Einwilligungsfähigkeit wird dagegen offensichtlich von einem solchen Zusammenhang ausgegangen und damit, medizinethisch gesprochen, die Patientenselbstbestimmung (Autonomie-Prinzip) den Geboten von ärztlicher Fürsorge (Beneficence-Prinzip) und Schadensvermeidung (Nonmaleficence) untergeordnet. Hier besteht die Gefahr eines verdeckten, schwachen Paternalismus, denn der Arzt kann durch seine Einschätzung des Nutzen-Risiko-Verhältnisses eines Eingriffes indirekt die Autonomie des Patienten durch die relationale Einwilligungsfähigkeitsfeststellung beeinträchtigen. Vielmehr muß zwischen Einsichtsfähigkeitskriterien (die sich nicht ändern dürfen) und Einsichtsfähigkeitstests, die ggf. schwieriger gemacht werden können, differenziert werden. "The sliding-scale strategy is generally a sound protective device, but we risk confusion about the nature of both competence judgments and competence itself unless some conceptual and moral difficulties can be resolved. This position suggests that a person's competence to decide is contingent upon the decision's importance or upon some harm that might follow from the decision. But this position seems questionable. A person's competence to decide whether to participate in cancer research does not depend upon the decision's consequences. As risks increase or decrease, we can legitimately escalate or reduce the rules or measures we use to ascertain whether somebody is competent; but in formulating what we are doing, we need to distinguish between our modes of ascertainment and the person's competence" (Beauchamp und Childress 1994 S. 139f). Diese Gefahr besteht insbesondere dann, wenn, wie häufig in der klinischen Praxis, bereits der bloße Widerspruch des Patienten gegen den Vorschlag eines Arztes als eine durch das relationale Informed Consent-Modell zu relativierende Willensäußerung betrachtet wird (siehe Kap. 3.2).

Beauchamp und Childress schlagen daher eine Differenzierung in Kriterien der Einwilligungsfähigkeit ("criteria of competence") und Standards der Einwilligungsfähigkeit ("standards of competence") im Hinblick auf pragmatische Richtlinien vor. "Two senses of standard of competence need to be distinguished. In one sense, criteria of competence are at stake - that is, the conditions under which a person is or is not competent. In a second sense, standard of competence refers to the pragmatic guidelines we use to determine competence. For example, a mature teenager could be competent to decide about a kidney transplant (satisfying criteria of competence) but could be legally incompetent by virtue of age (failing pragmatic guidelines). In a more complicated case, a person with locked-in syndrome (involving total inability to communicate) is able to decide about medical care, satisfying criteria of competence, and yet fails to communicate adequately, thereby indicating through a test that the person is incompetent (failing pragmatic guidelines)" (Beauchamp und Childress 1994 S. 140).

Die Autoren verwechseln bei ihrer Kritik am relationalen Konzept der Einwilligungsfähigkeit ("sliding-scale-strategy") Geschäftsfähigkeit und Einwilligungsfähigkeit. Im Beispiel des reifen Teenagers spielen nach dem Konzept der individuellen Einwilligungsfähigkeit eines Patienten bezüglich eines konkreten Eingriffs (hier Nierentransplantation) formale Richtlinien wie z.B. Geschäftsfähigkeit keine Rolle. Die Stärke des relationalen Konzepts der Selbstbestimmungsfähigkeit liegt gerade darin, daß es sich zugunsten einer individuellen und situationsbezogenen Feststellung der Einwilligungsfähigkeit von solchen "pragmatic guidelines" möglichst unabhängig macht. Auch im Beispiel des Patienten mit locked-in-Syndrom müssen wir lediglich eine angemessene Form der Kommunikation bzw. der klinischen Testung wählen, um die Einwilligungsfähigkeit untersuchen zu können.

Hingegen ist der Kritik von Beauchamp und Childress, daß Einwilligungsfähigkeit nicht notwendigerweise mit dem Nutzen-Risiko-Verhältnis eines medizinischen Eingriffs korreliert, grundsätzlich zuzustimmen. "But the level of competence to decide does not increase as the risk of an outcome increases. It is confusing to bend the complexity of difficulty of a task with the risk of a decision. No basis exists for believing that risky decisions require more ability at decisionmaking than less risky decisions. To the contrary, a solid basis exists for believing that many non-risky decisions require more ability at decisionmaking than many risky decisions" (Beauchamp und Childress 1994 S. 140f). Im Extremfall könnte diese nach Ansicht der Autoren zu einer Situation führen, in der eine Person zwar bezüglich Finanzen, Kindererziehung und anderer Lebensbereiche selbstbestimmungsfähig ("competent") sei, im Krankenhaus jedoch wegen des ungünstigen Nutzen-Risiko-Verhältnisses gegen seinen Willen intubiert oder katheterisiert werden könnte. In dieser Situation sei die "sliding-scale strategy" inkohärent

(Beauchamp und Childress 1994 S. 141). Theoretisch kann hier ein verdeckter Paternalismus vorliegen, da dieses Verständnis die Selbstbestimmung des Kranken (Autonomie-Prinzip) seinem gesundheitlichen Wohl aus ärztlicher Sicht (Beneficence-Prinzip) stillschweigend unterordnet, wie es in der klinischen Medizin z.B. bei Bluttransfusionen gegen den ausdrücklichen Willen von Zeugen Jehovas vorgenommen wurde (Ziegelasch 1995). Aus medizinethischer Sicht muß daher die nicht explizit gemachte Vermischung von gerechtfertigtem Paternalismus (Beneficence-Prinzip) mit der Schwelle zur Feststellung von Einwilligungsunfähigkeit (Autonomie-Prinzip) kritisiert werden. "The sliding-scale strategy seems, then, to be incoherent. Inadequate distinctions lead to a conflation of riskiness and complexity as well as conflation of criteria for justified paternalism and standards of competence. These problems can be avoided by holding that the level of evidence for determining competence should vary in accordance with risk, although competence itself varies only along a scale of difficulty in decisionmaking. Brock and Buchanan insist that the 'required level of decision-making competence' should be placed on a sliding scale from low to high in accordance with risk, but we recommend that only the required standards of evidence for determining decisionmaking competence should be placed on a sliding scale (in accordance with risk). It follows that judgments about whether to override patients' decisions should be distinguished from questions of whether the patients are competent. Paternalism has a valid place in medicine [...], but its place is not in fixing criteria of competence [...] In any event, the issue of justified paternalism should be distinguished from criteria of competence, so as to avoid situations in which we decide that a patient's decision is too risky and that he or she is therefore incompetent" (Beauchamp und Childress 1994 S. 141).

4.1.3
"Shared decision making"

Auf theoretischer Ebene ist eine klare konzeptionelle Trennung zwischen Einwilligungsfähigkeit ("competence") und gerechtfertigtem Paternalismus ("justified paternalism") sinnvoll. Die Vermengung beider Bereiche kann, wie das Beispiel der Zeugen Jehovas zeigt, zu ethisch fragwürdigen Konsequenzen führen. In der Praxis stehen Selbstbestimmung und Wohl des Patienten in der überwiegenden Mehrzahl der Fälle in einem engen Zusammenhang, der bei der Feststellung von Einwilligungsfähigkeit deutlich wird. Hier hilft Beauchamp und Childress' Vorschlag, daß nur der Grad an Sicherheit über die Feststellung der Einwilligungsfähigkeit ("required standards of evidence for determining decisionmaking competence") und nicht das Nutzen-Risiko-Verhältnis des medizinischen Eingriffs selbst Berücksichtigung finden soll, nicht weiter. Denn in der medizinischen Praxis wird generell von der Einwilligungsfähigkeit eines erwachsenen Patienten, auch in der Psychiatrie, ausgegangen. Die Frage der Einwilligungsfähigkeit stellt sich nur, wenn zwischen Patient und Arzt unterschiedliche Einschätzungen über die medizinischen Maßnahmen bestehen und daraus ein erheblicher sowie vermeidba-

4. Ethische Probleme des Informed Consent-Konzeptes

rer Gesundheitsschaden für den Patienten besteht. In Situationen, in denen Arzt und Patient nicht übereinstimmen, hieraus jedoch keine erheblichen Konsequenzen bezüglich Nutzen und Schaden für den Kranken erwachsen, wird sich die Frage der Einwilligungsfähigkeit in dieser Form gar nicht stellen. Vielmehr wird der Arzt der Entscheidung des Patienten folgen, selbst wenn diese nach seiner ärztlichen Einschätzung nicht die für das gesundheitliche Wohl des Kranken beste darstellt. Daher hilft der o.g. Vorschlag von Beauchamp und Childress bei klinisch relevanten, schwierigen Entscheidungen über medizinische Eingriffe nicht weiter.[29]

Für diese medizinethisch schwierigen Entscheidungs-dilemmata müssen in der Praxis Standards gefunden werden, mit denen die Selbstbestimmungsfähigkeit des Patienten individuell und auf eine konkrete gesundheitliche Entscheidung bezogen möglichst objektiv und transparent festgestellt werden kann. Hier helfen keine starren Einwilligungsstandards, sondern die Einwilligungsfähigkeit muß, wie oben dargelegt, relational bestimmt werden. "Because the appropiate level of competence properly required for a particular decision must be adjusted to the consequences of acting on that decision, no single standard of decision-making competence is adequate. Instead, the level of competence appropriately required for decision making varies along a full range from low/minimum to high/maximal [...] The greater the risk relative to other alternatives [...] the greater the level of communication, understanding, and reasoning skills required for competence to make that decision" (Buchanan and Brock 1989 S. 52ff).

Das relationale Konzept von Einwilligungsfähigkeit stellt daher trotz der theoretischen Einschränkung für die Praxis ein wichtiges Instrument zum ethisch fundierten und moralischen Umgang mit schwierigen Entscheidungssituationen über medizinische Maßnahmen dar. Dabei reicht eine ausschließlich aus der Autonomie-Perspektive theoretisch konzeptionalisierte Feststellung der Einwilligungsfähigkeit nicht aus. Denn die empirische Operationalisierung und Testung der Einwilligungsfähigkeit auf diesem theoretischen Hintergrund zeigt, daß eine ethisch befriedigende Abgrenzung der Einwilligungsunfähigkeit allein auf der Autonomie-Seite nicht durchführbar ist (siehe Kap. 3.3.6). Das relationale Informed Consent-Modell verbindet dagegen die Dimensionen psychische Selbstbestimmungsfähigkeit des Patienten und Nutzen-Risiko-Abwägung und integriert damit die meist konträr diskutierten medizinethischen Prinzipien "Respekt vor der Autonomie des Patienten" mit der Pflicht zur Fürsorge (Beneficence) und zur Schadensvermeidung (Nonmale-ficence). Im konkreten Einzelfall muß deshalb das Autonomie-Prinzip in Relation zum Beneficence- und Nonmaleficence-Prinzip gesetzt werden. Dabei wird an der aus dem Grundgedanken der Patientenautonomie

---

[29] Im Konzept von Aufklärung und Einwilligung wird nicht nur bei der Feststellung der Einwilligungsfähigkeit auf das Nutzen-Risiko-Verhältnis des Eingriffs Bezug genommen. Dieses Vorgehen ist in der Praxis auch bei anderen Elementen des Informed Consent-Modells, z.B. der Informationsvermittlung, erforderlich. In einer lebensbedrohlichen Situation mit hoher Überlebenswahrscheinlichkeit durch einen medizinischen Eingriff (hohes Nutzen-Risiko-Verhältnis) muß weniger umfassend aufgeklärt werden als z.B bei einem chirurgischen Eingriff aus kosmetischer Indikation.

4.1 Das relationale Informed Consent-Modell

abgeleiteten medizinethischen Forderung nach Aufklärung und Einwilligung (Informed Consent) festgehalten (siehe Kap. 3.2), wobei bei der Feststellung der Einwilligungsunfähigkeit im Einzelfall individuell und situationsbezogen Fürsorge- und Nichtschaden-Prinzip relational mitwirken. Die genannten medizinethischen Prinzipien interagieren miteinander, ohne daß von einer einfachen Über- oder Unterordnung des einen über das andere Prinzip gesprochen werden könnte. In der Praxis muß dabei nicht von überhöhten Autonomiestandards (völlig selbstbestimmter, rational entscheidender Patienten) ausgegangen werden, sondern es kann durch ein abgestuftes Verfahren sowohl der Selbstbestimmung als auch dem Wohl des Patienten Rechnung getragen werden (siehe Kap. 3.3.6.2), was besonders für Patienten mit einer Demenz vom Alzheimer-Typ relevant ist. Bei dem relationalen Ansatz der Einwilligungsfähigkeitsfeststellung muß jedoch deutlich gemacht werden, daß dieser nicht ausschließlich aus dem Recht des Patienten auf Selbstbestimmung (Autonomie-Prinzip), sondern auch aus dem Beneficence-Prinzip (gerechtfertigter Paternalismus) abgeleitet wird.[30]

In der Vergangenheit wurde die Frage der Aufklärung und Einwilligung von Patienten ausschließlich von der Autonomie-Seite konzeptionalisiert und untersucht. Hierfür können historische Gründe, wie z.B. die Notwendigkeit eines Informed Consent durch ärztliches Fehlverhalten, besonders in der medizinischen Forschung, und Patientenforderungen nach mehr Information und Mitbestimmung bei der medizinischen Behandlung genannt werden. Die moderne Medizinethik beschäftigt sich zunächst überwiegend mit diesem neuen Aspekt (siehe Kap. 2). Der amerikanische Medizinethiker Veatch spricht in diesem Zusammenhang von einem "autonomy's temporary triumph" (Veatch 1984) und der amerikanische Arzt und Medizinethiker Howard Brody schreibt zur einseitigen Beachtung der Autonomie gegenüber anderen medizinethischen Prinzipien: "The possibility that in a particular case other principles might be more compelling than autonomy was always left open. Still, the implicit message that most readers probably derived was that autonomy was really what the new ethics was all about. This view was quite natural; after all, values like beneficence and nonmaleficence were recognized in antiquity, and autonomy was the only really novel principle under discussion. Moreover, which principle is most important depends in large on who your enemy is, whose position you are struggling against. And the new ethics was univocal on that point: the enemy of ethical medicine was the paternalistic physician" (Brody 1992 S. 48). Die praktische Erfahrung von ausschließlich aus dem Autonomie-Prinzip abgeleiteten medizinethischen Theorien und Regelungen haben gezeigt, daß die Lösung medizinethischer Probleme in der Praxis einen breiteren Ansatz benötigt. In den letzten Jahren ist die frühere dominierende Be-

---

[30] Vergl. hierzu das medizinethische Dilemma, wenn ein fraglich einwilligungsfähiger psychisch kranker Patient die Prüfung seiner Einwilligungsfähigkeit aus fehlender Krankheitseinsicht verweigert (Roth et al. 1982, Wenger und Halpern 1994). Zur praktischen Lösung dieses Dilemmas reicht die Autonomie-Perspektive nicht aus, sondern sie muß durch eine medizinethische Fürsorge-Perspektive (Beneficence-Prinzip) erweitert werden.

4. Ethische Probleme des Informed Consent-Konzeptes

deutung des Autonomie-Prinzips in Frage gestellt worden.[31] Das hier dargestellte und analysierte Modell eines relationalen Informed Consents vermag diese Spaltung konzeptionell zu überwinden und leistet dabei in der klinischen Praxis einen Beitrag zum wiederholt geforderten Leitbild der gemeinsamen Entscheidung zwischen Arzt und Patient ("idea of shared decision making" President's Commission 1982 S. 15, Thomasma 1983, Katz 1984 S. 86-87, Brock 1991, Quill und Brody 1996).

4.2 Vorsorgliche Patientenverfügungen ("advance directives")

4.2.1 Grundlagen

Angesicht der oben geschilderten Schwierigkeiten bei der Feststellung der Einwilligungsfähigkeit bei fraglich selbstbestimmungsfähigen Patienten müssen neue Problemlösungswege gesucht werden. In den USA wurden bereits in den 60er Jahren vorsorgliche Patientenverfügungen ("advance directives") entwickelt, bei denen selbstbestimmungsfähige Personen für den Fall der Urteilsunfähigkeit durch Krankheit oder Unfall schriftliche Vorausverfügungen über die von ihnen gewünschten medizinischen Maßnahmen machen können (Übersicht bei Vollmann und Knöchel-Schiffer 1999). Durch die vorsorglichen Patientenverfügungen soll das Entscheidungsdilemma im Fall von nicht mehr selbstbestimmungsfähigen Patienten dadurch gelöst werden, daß Menschen in gesunden Tagen selbstbestimmte Entscheidungen über medizinische Behandlungsmaßnahmen für einen potentiellen zukünftigen Fall der Selbstbestimmungsunfähigkeit festlegen. Hierdurch können paternalistische Entscheidungen bei nicht mehr selbstbestimmungsfähigen Menschen vermieden werden. Vielmehr wird dem Autonomie-Prinzip bei einwilligungsunfähigen Patienten dadurch Rechnung getragen, daß die Selbstbestimmung mittels fürsorglicher Patientenverfügungen in die Zukunft "verlängert" wird. Seit 1991 sind in den USA durch den "Patient Self-Determination Act" alle Institutionen des Gesundheitswesens verpflichtet, Patienten über ihre diesbezüglichen Selbstbestimmungsrechte aufzuklären (Olick 1991).

Zunächst wurden schriftliche Formen von Voraberklärungen entwickelt, in denen Personen ihre antizipierte Willensentscheidung für bestimmte medizinische Situationen schriftlich dokumentieren können. Diese Dokumente werden analog

---

[31] Eine grundlegende Relativierung des Autonomie-Prinzips findet sich bei Pellegrino und Thomasma 1988 und 1993, Thomasma 1995, Jennings 1996, Glick 1997. Die Bedeutung der Familie für den Informed Consent und medizinische Entscheidungen untersuchten Lindemann-Nelson 1992, Blustein 1993, Mappes und Zembaty 1994, Kuczewski 1996 sowie Lindemann Nelson und Lindemann Nelson 1996 für die Alzheimersche Krankheit. Zur Besonderheit von Autonomie, Informed Consent und Einwilligungsfähigkeit bei älteren und dementen Patienten siehe Hoffman und Libow 1985, Jameton 1985, Dunkle und Wykle 1988, Berlin und Canaan 1991, Karlinsky und Lennox 1991, Tymchuk 1992, Marson et al. 1994.

4.2 Vorsorgliche Patientenverfügungen ("advance directives")

zu testamentarischen Verfügungen (engl. "last will") "living will" genannt. Dieser Begriff wird im Deutschen als "Patiententestament", besser als "schriftliche Patientenverfügung"[32], übersetzt. Diese schriftlichen Patientenverfügungen wurden zunächst für den Abbruch medizinischer Maßnahmen am Lebensende oder bei dauernder Bewußtlosigkeit (sog. Wachkoma, engl. "persistent vegative state") verfaßt (Übersicht bei Miles et al. 1996), können jedoch prinzipiell für Abbruch und Weiterbehandlung sowie für andere medizinische Eingriffe eingesetzt werden. Wegen der praktischen Schwierigkeit, für zukünftige Behandlungssituationen bereits im voraus ausreichend konkrete Behandlungswünsche äußern zu können, wurde die Möglichkeit zur Benennung eines Bevollmächtigten geschaffen, der anstelle des Verfügenden im Falle dessen Selbstbestimmungsunfähigkeit über gesundheitliche Angelegenheiten entscheidet. Dieser "durable-power-of-attorney in health care affairs", im Deutschen oft als "gewillkürte Stellvertretung in Gesundheitsangelegenheiten" oder als "Patientenanwalt" übersetzt, ist eine Person des Vertrauens, also ein Familienangehöriger oder enger Freund, in der Regel also kein Rechtsanwalt, wie der Begriff "Patientenanwalt" nahelegt, der vom Verfügenden in der Regel schriftlich oder vor Zeugen hierfür benannt wird. Gegenüber einer schriftlichen Patientenverfügung hat die Benennung einer Person des Vertrauens in der Praxis den Vorteil der flexibleren Anwendung. Während schriftliche Verfügungen entweder zu allgemein verfaßt sind oder den zukünftig eintretenden Behandlungsfall nicht berücksichtigen, kann ein "gewillkürter Stell-vertreter" flexibler auf konkrete medizinische Entscheidungssituationen reagieren. Hierdurch hat der Verfügende die Chance, daß eine Person seines Vertrauens, die seine Biographie und sein Wertprofil[33] kennt, eher in seinem persönlichen Sinn entscheiden kann, als ein ihm unbekannter Arzt. Beide Instrumente können kombiniert werden, um der Selbstbestimmung einer nicht mehr einwilligungs-fähigen Person bestmögliche Geltung zu verschaffen (Olick 1991, Emanuel 1993, Johnston et al. 1995. Übersichten bei Miller 1985, Uhlenbruck 1992, Berghmans 1995 Kap. 4, Lynn und Teno 1995).

Begriffsübersicht zu
vorsorglichen Patientenverfügungen
("advance directives")

1. schriftliche Patientenverfügungen:
    "living will", "antizipierte Verfügung",
    "Patiententestament"

---

[32] Die Bezeichnungen "living will" und "Patiententestament" sind unpräzise, da es sich dabei nicht um Testamente im üblichen Sinne handelt. Erstens werden keine Verfügungen für die Zeit nach dem Tod getroffen, sondern Willenserklärungen über medizinische Behandlungen während des Lebens abgegeben. Zweitens ist die rechtliche Verbindlichkeit von Testament und "Patiententestament" nicht gleich. Rechtlich sind Testamente rechtsverbindlich gültig, während "Patiententestamenten" keine rechtlich bindende Wirkung zukommt.

[33] Sass benutzt in diesem Zusammenhang auch die Begriffe Wertbild, Wertvorstellungen, Wertanamnese, individuelles Wunschbild (Kielstein und Sass 1993a, Sass und Kielstein 1996).

4. Ethische Probleme des Informed Consent-Konzeptes

2. Bevollmächtigung in gesundheitlichen Angelegenheiten:
   "durable power of attorney in health care affairs",
   "gewillkürte Stellvertretung/Bevollmächtigung in Gesundheitsangelegenheiten", "Patientenanwalt", "Vorsorgevollmacht"

3. Kombination aus 1. und 2. (Integrationsmodell):
   "Vorsorge-Verfügung" (Humanistischer Verband 1995),
   "Vorsorgliche Verfügung für medizinische Betreuung"
   (Sass und Kielstein 1996)

Auch in Deutschland werden vorsorgliche Verfügungen zunehmend anerkannt und ihre rechtliche Verbindlichkeit ist gestiegen. Vorsorgevollmachten und Betreuungsverfügungen haben durch das neue Betreuungsrecht eine gesetzliche Grundlage im Bürgerlichen Gesetzbuch (BGB). Das neue Betreuungsrecht akzeptiert die antizipierte Benennung einer Person des Vertrauens als "Bevollmächtigten" anstelle eines gerichtlich bestellten Betreuers[34] (Bundesministerium der Justiz 1994 S. 7, Koch 1996). 1994 hat der Bundesgerichtshof im Fall einer nicht mehr einwilligungsfähigen dementen Patientin die rechtliche Bedeutung ihres früher geäußerten Willens hervorgehoben (Rieger 1995). Dagegen kommen schriftlichen Patientenverfügungen keine rechtlich bindende Wirkung zu, sie werden lediglich als Hinweis für den in der konkreten medizinischen Behandlungssituation zu ermittelnden mutmaßlichen Willen des nicht einwilligungsfähigen Patienten verstanden. Insgesamt kann dennoch von einer Stärkung der Patientenselbstbestimmung durch vorherige Willensäußerungen von nicht mehr selbstbestimmungsfähigen Kranken gesprochen werden, wobei der BGH-Rechtsprechung wegweisende Bedeutung zukommt (Koch et al. 1994, Koch 1996). Auch in der Öffentlichkeit werden Patiententestamente zunehmend als Mittel zur Sicherung des Patientenwillens akzeptiert. Verschiedene Institutionen haben Formen von Patientenverfügungen erarbeitet.[35] Die deutsche Ärzteschaft berücksichtigt Patientenver-

---

[34] "Die Betreuung ist nicht erforderlich, soweit die Angelegenheiten des Volljährigen durch einen Bevollmächtigten oder durch andere Hilfen, bei denen kein gesetzlicher Vertreter bestellt wird, ebenso gut wie durch einen Betreuer besorgt werden können" (§ 1896 Abs. 2 Satz 2 BGB). Weiterhin kann der zu Betreuende Vorschläge zur Auswahl des Betreuers und Wünsche zur Wahrnehmung der Betreuung äußern (Betreuungsverfügung). Für Dritte besteht eine gesetzliche Ablieferungspflicht von Betreuungsverfügung im Falle eines Verfahrens über die Bestellung eines Betreuers beim Vormundschaftsgericht (§ 1901a BGB). Im Falle der Betreuung ist einem geeigneten Vorschlag der volljährigen zu betreuenden Person zu entsprechen (§ 1897 Abs. 4 Satz 1 BGB).

[35] Es wurden eine Vielzahl von unterschiedlich strukturierten Formblättern für Patientenverfügungen entwickelt und öffentlich diskutiert (Übersicht bei Beck 1996). Der "Humanistische Verband Deutschlands (HVD)" hat eine umfangreiche "Vorsorge-Verfügung zur Patientenbetreuung" entwickelt, die handschriftlich und persönlich in einem Beratungsprozeß mit einem ehrenamtlichen Berater des Verbandes verfaßt wird. Neben einer schriftlichen Willensbekundung über medizinische und pflegerische Maßnahmen kann ein Bevollmächtigter benannt werden, der als Vertrauensperson im Falle der Selbstbestimmungsunfähigkeit des Unterzeichners seinen Willen vertritt. Die eigenhändige Unterschrift und die "Willensfähigkeit" des Verfügenden wird durch die Unterschrift des Beraters

4.2 Vorsorgliche Patientenverfügungen ("advance directives")

fügungen, sofern sie sich auf die konkrete Behandlungssituation beziehen und keine Umstände erkennbar sind, daß der Patient sie nicht mehr gelten lassen würde (Bundesärztekammer 1998). Die Ärztekammer Berlin hat als erste die Verbindlichkeit einer Patientenverfügung für den behandelnden Arzt in der Berufsordnung festgeschrieben. Voraussetzung hierfür ist, daß der Patient die Verfügung im Vollbesitz seiner geistigen Kräfte verfaßt hat und keine konkreten Anzeichen erkennbar sind, daß sich der Patientenwille geändert haben könnte. Soweit möglich, soll der Arzt Erklärungen von Bezugspersonen berücksichtigen (Ärztekammer Berlin 1999).

4.2.2
Authentizität

Die skeptische Bewertung der Gültigkeit von schriftlichen Patientenverfügungen durch die Ärzteschaft (Bundesärztekammer 1997b) beruht auf Zweifeln an deren Echtheit, Zuverlässigkeit und Glaubwürdigkeit. In der philosophischen Ethik wird dieser Problembereich als "Authentizität" bezeichnet. Authentisch handelt danach jemand, der "Herr, Gewalthaber, jemand, der etwas mit eigener Hand, dann auch aus eigener Gewalt vollbringt, so auch Urheber" (Röttgers und Fabian 1971 S. 691). Jedem Menschen ist mit der Fähigkeit, die Wirklichkeit vernünftig zu erkennen und sie vernünftig zu gestalten die Möglichkeit zu einer authentischen Selbstverwirklichung seiner selbst gegeben. Mit der Existenzphilosophie wird der Begriff "authentisch" Synonym für Heideggers Terminus "eigentlich" und Lévi-Strauss spricht von Ebenen der Authentizität in allen Formen des sozialen Lebens (Übersichten bei Röttgers und Fabian 1971). Zu diesen Formen des sozialen Lebens gehört auch die Arzt-Patient-Beziehung in der Medizin, in der der Arzt zum Respekt vor der Selbstbestimmung des Kranken verpflichtet ist. Bei einer kritischen Bewertung von Patientenverfügungen muß demnach die Authentizität des dort dokumentierten Willens kritisch geprüft werden. Nur bei ausreichend authentischen Patientenverfügungen kann von einer wirklich selbstbestimmten Willensäußerung des Patienten ausgegangen werden (siehe Kap. 3.2). Über den Begriff der Authentizität und die Anforderungen an Authentizität für selbstbe-

---

bestätigt. Zur Verfügung gehört ein "Notfallpass" im Format eines Personalausweises, den der Verfügende stets bei sich tragen kann und in dem auf die beim Verband hinterlegte "Vorsorge-Verfügung" hingewiesen wird (Humanistischer Verband Deutschlands 1995). Einen weiteren Ansatz zur differenzierten Erfassung und Dokumentation von selbstbestimmten Willenserklärungen stellen "Wertanamnestische Betreuungsverfügungen" dar. Anhand von klinischen Behandlungsszenarien, bei denen auch die Alzheimersche Krankheit berücksichtigt wird (Kielstein und Sass 1993a S. 17), soll ein individueller Reflektionsprozeß über persönliche Lebenswerte und individuelle Vorstellungen zur Lebensqualität angestoßen werden. Durch diese frühzeitige Beschäftigung mit zukünftigen medizinischen Entscheidungssituationen soll die Selbstbestimmung und Lebensqualität des Betroffenen gesichert werden (Kielstein und Sass 1993b). Es liegt eine weltanschaulich neutrale sowie eine christliche Form einer wertanamnestisch fundierten Betreuungsverfügung für die Praxis vor (Sass und Kielstein 1996).

stimmte Patientenentscheidungen gibt es in der Medizinethik unterschiedliche Vorstellungen. Einigkeit besteht jedoch darin, daß Authentizität nicht einfach mit Vernünftigkeit oder Rationalität gleichgesetzt werden kann (Übersicht bei Schöne-Seifert 1996). Für die Gültigkeit von Patientenverfügungen folgt hieraus, daß der Arzt mit dem Argument einer "unvernünftige" Entscheidung oder mit dem Hinweis auf "bessere" medizinische Behandlungsmöglichkeit allein die Authentizität einer Patientenverfügung nicht in Frage stellen kann. Viele authentische Entscheidungen von selbstbestimmungsfähigen Menschen erscheinen zwar unvernünftig, ohne daß aber damit das Recht auf Selbstbestimmung in einer demokratischen Gesellschaft eingeschränkt wird (Brock und Wartman 1990, Kerridge et al. 1995). Eine Gleichsetzung von Authentizität und Vernünftigkeit (Rationalität) ist daher nicht überzeugend und kann die Gültigkeit bzw. Ungültigkeit von Patientenverfügungen nicht begründen. Auch mit dem Hinweis auf "bessere" medizinische Behandlungsmöglichkeiten als die in der Patientenverfügung festgelegten kann die Gültigkeit der autonomen Willensbekundung nicht widerlegt werden, denn Patientenverfügungen werden ja gerade deshalb getroffen, weil der Verfügende für sich gerade nicht die medizinisch-technisch "beste" Therapie als die für ihn persönlich "beste" Behandlung wünscht.[36]

Ausgehend von diesen theoretischen Überlegen werden im folgenden Patientenverfügungen bei Patienten mit einer Demenz vom Alzheimer-Typ untersucht. Dabei zeigen sich wichtige Unterschiede zu den in der Medizin sonst üblichen Patientenverfügungen. An der Alzheimerschen Erkrankung leiden in der Regel Patienten in höherem und hohem Lebensalter, die in ihrer langen Biographie auf zahlreiche Lebensereignisse und Lebenserfahrungen zurückblicken können. Dabei haben viele von ihnen persönliche Einstellungen und Prioritäten zu Werten und Lebensumständen entwickelt. Ältere Menschen kennen häufiger als Jüngere Krankheit und Genesung, Schmerzen, Leiden und Linderung, Hilfsbedürftigkeit und Unterstützung aus eigener persönlicher Erfahrung. Statistisch nehmen Ältere häufiger Leistungen des Gesundheitswesens in Anspruch und hatten meist persönlichen Kontakt zu Krankenhäusern, Ärzten und anderen Versorgungsinstitutionen. Die ältere Generation hatte im Laufe ihres Lebens in der Regel persönliche Erfahrungen mit Tod, Trauer, Verlust von Angehörigen und Freunden und hat sich mit dem Thema Lebensende und Sterben persönlich auseinandergesetzt. Diese Lebenserfahrung ist eine gute Voraussetzung für eine reife, durch persönliche Erfahrung und eigene Werte geprägte Willensdokumentation in Form von Patientenverfügungen. Daher kann gerade die Kompetenz älterer Menschen zu einer authentischen, auf eigener Lebenserfahrung und Wertbildung begründeten Willensentscheidung nicht von vornherein in Frage gestellt werden. Hierdurch relativiert sich der häufig formulierte Einwand, daß ein Patient niemals im voraus wissen könne, wie subjektiv lebenswert sein Leben unter Krankheitsbedingungen

---

[36] Zur Problematik der Authentizität in der Psychiatrie und dem Recht auf Irrationalität, Nichtnormalität und Behandlungsverweigerung vergl. Faden und Faden 1977, Appelbaum 1988, Ganzini und Lee 1993, Geiselmann 1994, Stauch 1995.

sei. Angesichts dieser Fakten erscheinen ältere Menschen zur Abfassung von authentischen Patientenverfügungen besonders geeignet.

Weiterhin stellt die Alzheimersche Erkrankung eine chronisch verlaufende Erkrankung dar, die meist über viele Jahre zu einem schrittweisen Verlust von kognitiven Fähigkeiten führt. Am Ende des mehrjährigen Krankheitsprozesses steht der Abbau der gesamten Persönlichkeit des Kranken. Kaum eine andere Erkrankung bedroht die Betroffenen so mit dem Verlust ihrer Persönlichkeit, ihres "Ichs" wie die Demenz. Da die Demenz zwangsläufig in ihrem Verlauf zur Selbstbestimmungsunfähigkeit des Kranken führt, ist der Bedarf an stellvertretender Entscheidung absehbar. Daher besteht in der geriatrischen Praxis ein hoher Bedarf an kompetenter und frühzeitiger Planung einer stellvertretenden Entscheidung, die vom Betroffenen persönlich autorisiert wurde (High 1987). Gleichzeitig sind viele Patienten zu Beginn ihrer dementiellen Erkrankung noch selbstbestimmungsfähig und können kompetent Wünsche über die gewünschte Behandlung, Pflege und Betreuung äußern. Der Umstand von Selbstbestimmungsfähigkeit im früheren Krankheitsstadium bei zu erwartender Einwilligungsunfähigkeit im fortgeschrittenen Krankheitsstadium macht die Demenz vom Alzheimer-Typ zu einer idealtypischen Indikation für vorsorgliche Patientenverfügungen. Im Gegensatz zu den sonst üblichen Patientenverfügungen von jüngeren, gesunden Personen, die häufig ohne Anhaltspunkt für eine konkrete Erkrankung "ins Blaue hinein" allgemein und oft ohne persönliche Krankheitserfahrung abgegeben werden, geben im Fall der Alzheimerschen Erkrankung lebenserfahrene Betroffene zu einem konkreten Krankheitsbild eine vorsorgliche Verfügung ab.

Um diese Chance der Wahrung von persönlicher Selbstbestimmung von dementen Patienten durch Patientenverfügungen nutzen zu können, muß der Betroffene jedoch im frühen Stadium der Erkrankung umfassend über Natur, Verlauf, Therapiemöglichkeiten und Prognose aufgeklärt werden. Gegner eines solchen Vorgehens haben auf die generelle Unsicherheit von Diagnosen und vor allem von Prognosen in der Medizin hingewiesen. Gerade die Diagnostik der Alzheimerschen Erkrankung stelle eine klinische Ausschlußdiagnose dar, die besonders im Frühstadium differentialdiagnostisch schwierig und mit Unsicherheiten behaftet sein kann. Diesem berechtigten Einwand muß jedoch entgegengehalten werden, daß die Unsicherheit einer Diagnose oder Prognose nicht automatisch dazu berechtigt, diese dem Betroffenen vorzuenthalten. Dadurch würde dem Betroffenen zu einem Zeitpunkt, in dem er noch selbstbestimmungsfähig ist und authentische Entscheidungen fällen kann, angesichts einer mit großer Wahrscheinlichkeit zur Einwilligungsunfähigkeit führenden Erkrankung die Möglichkeit zur autonomen Lebensgestaltung genommen. Eine zeitliche Verschiebung der Aufklärung, um diagnostisch möglichst sicher zu sein, ist bei der Alzheimerschen Erkrankung nur in einem engen Rahmen möglich, denn mit fortschreitender Erkrankung erhöht sich die diagnostische Sicherheit, die Selbstbestimmungsfähigkeit nimmt jedoch gleichzeitig ab. "Since the diagnosis of dementia is usually not made until the cognitive deficits have advanced under the observation of the patient's doctor or family members, it may be difficult to find a time when diagnosis can be made

4. Ethische Probleme des Informed Consent-Konzeptes

reliably but the patient can still comprehend the information presented" (Drickamer und Lachs 1992 S. 948). Aus diesem Sachverhalt folgt für ein medizinethisch gerechtfertigtes Handeln, daß bei der Aufklärung mit einem diagnostischen und prognostischen Unsicherheitsfaktor gerechnet werden muß, auf den der Patient hingewiesen werden muß. Unter diesen Unsicherheitsbedingungen hat der Betroffene die Möglichkeit zur autonomen Entscheidung über zukünftige Behandlung und Pflege, die er in Form von Patientenverfügungen dokumentieren kann. Einem Betroffenen allein wegen der diagnostischen und prognostischen Unsicherheit die Möglichkeit zur Selbstbestimmung zu nehmen muß medizin-ethisch als ungerechtfertigter Paternalismus zurückgewiesen werden.

Ein weiteres ethisches Problem bei der Aufklärung von dementen Patienten im frühen Krankheitsstadium stellen die gegenwärtig nur sehr beschränkten Therapiemöglichkeiten dar. Ist es daher ethisch zu vertreten, einem Patienten eine ungünstige Prognose in einem Stadium noch relativen Wohlbefindens mitzuteilen, insbesondere dann wenn dieser den Arzt (noch) nicht fragt? Soll der behandelnde Arzt seinerseits auf ein Gespräch drängen, um den Betroffenen noch zum Zeitpunkt seiner Selbstbestimmungsfähigkeit auf die Abfassung einer vorsorglichen Patientenverfügung hinweisen zu können? In der Praxis müssen unterschiedliche Konstellationen differenziert werden. Aus der Autonomie-Perspektive stellt sich diese Frage nur bei noch selbstbestimmungsfähigen Patienten,[37] denn nur diese Personen können noch die Möglichkeit zu vorsorglichen Verfügungen nutzen. Das Patientenwohl und das Nichtschaden-Prinzip gebieten, daß dem dementen Kranken durch die Aufklärung kein gesundheitlicher Schaden zugefügt wird. Diesbezüglich stellen gerade Demenzkranke im Frühstadium, die häufig unter einem depressiven Syndrom leiden (Reifler et al. 1982), eine vulnerable Gruppe dar. "The neurobiologic features of Alzheimer's disease itself may effect coping mechanisms. Stressful events or situations may precipitate dementia-related symptoms or catastrophic reactions. [...] It is conceivable, therefore, that the stress of being informed of the diagnosis might precipitate or exacerbate functional decline, depression, or psychiatric symptoms such as agitation and paranoia" (Drickamer und Lachs 1992 S. 948). Da durch eine Verschlechterung des psychopathologischen Zustandes des Patienten auch dessen Selbstbestimmungsfähigkeit beeinträchtigt werden kann, ist eine übermäßige psychische Belastung des dementen Kranken nicht nur aus ärztlicher Fürsorgeverpflichtung, sondern auch aus der Autonomie-Perspektive ethisch abzulehnen. Durch frühzeitige neuropsychologische Screening-Untersuchungen von Bevölkerungsgruppen erhöht sich die Prävalenz von Demenzdiagnosen. Aus der Autonomie-Perspektive hätte diese Testung den Vorteil einer frühzeitigen Aufklärung von Patienten, die ihre Rechte auf Selbstbestimmung rechtzeitig wahrnehmen könnten. Auf der anderen Seite müssen potentielle Gefahren dieses frühzeitigen Wissens bedacht werden "Would the benefits of such an approach outweigh the potential diagnostic labeling and

---

[37] Die Selbst- bzw. Einwilligungsfähigkeit bezieht sich hier auf den Sachverhalt Diagnosemitteilung im Kontext der individuellen Lebenssituation und der Möglichkeit zukünftiger Lebensplanung.

4.2 Vorsorgliche Patientenverfügungen ("advance directives")

stigmatization by insurers, health professionals, and society?" (Drickamer und Lachs 1992 S. 948).

Diesen Einwänden gegenüber Patientenverfügungen bei dementen Kranken steht als starkes Argument für eine frühzeitige Aufklärung der autonome Wille der Betroffenen gegenüber. In einer Befragung von 224 Patienten mit einer möglichen Demenz-Diagnose äußerten 90% den Wunsch nach Aufklärung (Erde et al. 1988). Diese Aufklärung ist Voraussetzung für eine persönliche, selbstbestimmte Planung des weiteren Krankheitsverlaufs durch von Betroffenen ausdrücklich autorisierten Patientenverfügungen. Nicht-informierte stellvertretende Entscheidungen durch Angehörige oder andere Stellvertreter von älteren Patienten reichen hierzu nicht aus, da sie keine ausreichende Übereinstimmung von Betroffenen- und "proxy"-Entscheidung haben (Warren et al. 1986). Daher werden vorsorgliche Patientenverfügungen zur Behandlungsplanung von einwilligungsunfähigen Patienten gefordert (Brock 1993) und in amerikanischen Kliniken eingesetzt (Finucane et al. 1993, Sunderland und Dukoff 1997). Denn in "den meisten Handlungszusammenhängen mit denen Medizinethik zu tun hat, trägt die Informiertheit von Patienten positiv zu deren Selbstbestimmung bei. Ihrem 'Recht auf Wissen' nachzukommen heißt, sie souveräner zu machen bezüglich anstehender Entscheidungen über medizinische Eingriffe und damit die betreffende Entscheidung[s]macht anderer zu schmälern. [...] Vor dem Hintergrund unseres kulturellen Selbstverständnisses und angesichts der möglichen Invasivität moderner Medizin sprechen drei Gründe dafür, [...] der Autonomie einen höheren Wert beizumessen als aktuellem Wohlergehen: erstens die Sorge, es könnten sonst Entscheidungen fallen, die ihrerseits nicht zum Besten des Patienten sind; zweitens die allgemeine Erfahrung, daß das Gefühl von Selbstbestimmung, von ärztlicher Ehrlichkeit und von persönlichem Vorbereitetsein zum relativen Wohlbefinden eines Patienten beiträgt; drittens schließlich der intrinsische Wert, den viele Menschen ihrer eigenen und anderer Leute Selbstbestimmtheit zuschreiben" (Schöne-Seifert 1996 S. 575). Dies gilt auch für demente Kranke im Frühstadium, die noch die Chance zu einer selbstbestimmten Entscheidung über ihre Behandlung und Pflege haben. Freilich muß bei der Aufklärung zwischen "cases for not telling" und "cases for telling" mittels einer medizinethischen Güterabwägung differenziert werden. "These include the maximization of the patient's autonomy by eliciting advance directives and the fundamental principle of being truthful with one's patient. Although we favor telling patients their diagnosis, we believe strongly that clinicians must evaluate each situation individually. [...] Finally, as society refines the use of advance directives, we must clarify their validity in patients with illness that progress slowly over the course of years and that ultimately prevent them from expressing a change in their values " (Drickamer und Lachs 1992 S. 950f). Für die klinische Praxis folgt daraus, daß Demenzkranke in der Regel über ihre Erkrankung aufgeklärt werden sollen, wobei Ausnahmen von der Regel im Einzelfall durch Argumente des Nichtschadensgebotes (Nonmaleficence-Prinzip) zu begründen sind.[38]

4.2.3
Identität und Demenz

Neben der oben untersuchten Frage der Authentizität stellt sich bei dementen Patienten das philosophische Problem der personalen Identität bei der Gültigkeit von vorsorglichen Patientenverfügungen. Durch die Erkrankung kommt es im fortgeschrittenen Stadium zu einer weitgehenden Zerstörung der früheren Persönlichkeit des Kranken. "Wie kaum eine andere Krankheit bedroht die Demenz den Menschen in seinem Personsein. Nach und nach raubt sie ihm das Bewußtsein der eigenen Identität und fortschreitend zerstört sie auch die Erscheinung seiner personalen Individualität im Kontakt zu seinen Mitmenschen. Identität bedeutet vor allem das Erleben der Kontinuität, der Dauer des Selbst im Wechsel seiner Zustände und Äußerungen; sie ist im Raum der Erinnerung und der Lebensgeschichte zu Hause. Das Dasein der Demenzkranken aber löst sich auf in eine Folge unzusammenhängender Gegenwartsmomente, in ein querschnitthaftes Zeiterleben [...]. Damit geht nicht nur die Orientierung über die äußere Situation verloren - das Wissen, "wie es kam, was jetzt ist" - sondern auch die Einheit des Selbsterlebens, die nur als geschichtliche denkbar ist: also das Wissen "wie ich wurde, was ich bin" (Fuchs 1995 S. 38). Damit stellt sich bei der Alzheimerschen Erkrankung die Frage, ob die selbstbestimmungsfähige Person vor bzw. im Frühstadium der Erkrankung noch dieselbe Person ist, die zu einem späteren Zeitpunkt durch den dementiellen Krankheitsprozeß verändert wurde. Oder anders ausgedrückt, wieviel psychische Kontinuität ist erforderlich, um noch von der Identität einer Person sprechen zu können? Diese Frage ist für vorsorgliche Patientenverfügungen von dementen Personen bedeutsam, denn sie können aus der Identitätsperspektive[39] nur einen moralischen Anspruch auf Geltung haben, wenn sie eine identische Person und nicht eine andere "neue" Person betreffen.

Die Frage der personalen Kontinuität bzw. Diskontinuität während des dementiellen Prozesses wird in der Medizinethik kontrovers diskutiert. Während die eine Seite von einer dementen Person spricht und damit eine von der früheren Persönlichkeit separate Person meint, sprechen andere Autoren von einer Person mit einer Demenz und betonen die Kontinuität der Persönlichkeit. "We may think of that person, as the putative holder of rights, in two different ways: as a demented

---

[38] Für die klinisch-praktische Umsetzung wäre es hilfreich, Ärzte darin auszubilden, die prognostische Unsicherheit bei der Verdachtsdiagnose einer Demenz im frühen Stadium dem Patienten positiv zu vermitteln, also ihm einerseits auf die Möglichkeit einer dementiellen Entwicklung aufmerksam zu machen, ihm andererseits aber auch Hoffnung zu lassen, daß es sich nicht um eine Demenz handeln muß.

[39] Zur philosophischen Identitätsdebatte vergl. auch Wils 1993, Übersicht zum philosophischen Identitätsbegriff bei Dubiel 1976. Zum Problem der personalen Identität bei Veränderungen des Gehirns siehe Northoff 1997.

4.2 Vorsorgliche Patientenverfügungen ("advance directives")

person, in which case we emphasize his present situation and capacities, or as a person who has become demented, in which case we emphasize that his dementia has occured in the course of a larger life whose whole length must be considered in any decision about what rights he has. We shall have to face a series of problems that seem to contrast, in different ways, the interests of the person conceived in one of these two ways with his interests conceived in the other" (Dworkin 1986. Vergl. auch Buchanan und Brock 1989). Der englische Philosoph Derek Parfit führt in seiner umfangreichen Analyse zu "Reasons and persons" (1984) aus, daß während des menschlichen Lebens die psychologische Kontinuität und Verbindung unterschiedlicher Lebensabschnitte abnehmen kann und dadurch die moralische Verbindlichkeit von Verpflichtungen und Festlegungen aus einem früheren Lebensabschnitt abgeschwächt werden. Wenn man dieses philosophische Konzept auf die Situation von dementen Patienten überträgt, können derart große psychische Brüche zwischen dem Leben vor und nach dem Eintritt einer schweren Demenz vorliegen, daß im übertragenden Sinne von einer "neuen" bzw. von zwei unterschiedlichen Personen gesprochen werden kann.[40] Aus dieser Sicht wird die medi-zinethische Bedeutung von Patientenverfügungen gemindert, da eine erste Person nicht für eine spätere "zweite" Person im voraus moralisch verbindliche Behandlungsentscheidungen festlegen könne. In dieser Perspektive erscheinen vielmehr außenstehende Personen, die z.B. Angehörige, Freude, Ärzte oder Pflegepersonal, die die "neue" Person kennengelernt haben, moralisch eher berechtigt, anstelle dieser medizinische Entscheidungen zu treffen. Denn die "neue" Person könnte durchaus unterschiedliche Interessen haben, als die frühere "alte" Persönlichkeit.

Parfits Einwand der fehlenden Gültigkeit von medizinischen Vorausverfügungen wegen fehlender psychischen Kontinuität und nicht vorhandener personaler Identität des Demenzkranken ist zu widersprechen. Dieses rein deskriptive Verständnis von personaler Identität ausschließlich aus der Perspektive des Betroffenen soll durch ein umfassenderes Verständnis von narrativer Willensäußerung innerhalb zwischenmenschlicher Beziehungen erweitert werden. "I argue that such critics [gemeint ist Parfit, J.V.] err by seeking personal identity in a purley descriptive manner. [...] an argument is developed that certain future-oriented acts have a normative force that contributes to the narrative unity which is constitutive of personal identity. This narrative concept of the self is entailed by many of our ordinary practices and challenges the philosophical consensus to view the self in a more dynamic and communitarian manner" (Kuczewski 1994 S. 27). Der Rechtsphilosoph Ronald Dworkin vertritt die Ansicht, daß der dementielle Prozeß als Teil eines Lebenszyklus und als Teil der Biographie einer einzigen Person zu verstehen sei. Dworkin räumt ein, daß sich durch den dementiellen Krankheitsprozeß die Persönlichkeit des Erkrankten zwar erheblich psychisch verändern würde,

---

[40] Die philosophische Frage, ob es sich bei einem schwerst demenzkranken Menschen überhaupt noch um eine "Person" im Sinne bestimmter philosophisch diskutierter Kriterien handelt, wird hier nicht diskutiert. Siehe hierzu Parfit 1984.

dieses jedoch eine Phase innerhalb ein und derselben Biographie und Persönlichkeit darstellen würde. Aus psychiatrischer Sicht spricht für die Position Dworkins, daß auch ein Patient mit einer fortgeschrittenen Demenz häufig noch Erinnerungen aus seinem früherem Leben durch sein teilweise erhaltenes Langzeitgedächnis hat und äußert, also frühere Lebensabschnitte offensichtlich weiterhin eine wichtige Rolle für den Patienten spielen sowie Ansatzpunkte für psychotherapeutische Verfahren sind.[41]

Deshalb muß auch das Recht auf Achtung autonomer Entscheidungen, wie z.B. vorsorgliche Patientenverfügungen, als Recht ein und derselben Person verstanden werden, die als ganze Person verschiedene Lebensstadien durchlebt und darüber auch vorsorglich verfügen kann. Dworkin vertritt eine konsequente Achtung und Befolgung früherer autonomer Entscheidungen vor nicht autonomen, natürlichen Willens- und Lebensäußerungen einer dementen Person, auch wenn dadurch gegen das Beneficence-Prinzip verstoßen würde. Z.B. würde Dworkin im Fall eines schwer dementen Patienten, der vor Eintritt seiner Selbstbestimmungsunfähigkeit in einer vorsorglichen Patientenverfügung jede Form von Lebensverlängerung im Fall schwerer Demenz abgelehnt hat, bei einer Pneumonie nicht behandeln, auch wenn der Patient ansonsten körperlich gesund ist und lebenswillig erscheint. Andernfalls würde das Selbstbestimmungsrecht des Menschen verletzt und damit der Charakter seines gesamten Lebens durch den ethisch nicht zu legitimierenden Eingriff beeinträchtigt. "A competent persons's right to autonomy requires that his past decisions, about how he is to be treated if he becomes demented, be respected even if they do not represent, and even if they contradict, the desires he has when we respect them, provided he did not change his mind while he was still in charge of his own life. If we refused to accept precedent autonomy, and instead insisted that past decisions made when competent will not be enforced unless they represent the present wishes of the incompetent patient, we would be violating the point of autonomy on the integrity view" (Dworkin 1986 S. 13).

Diese Schlußfolgerung Dworkins für medizinische Behandlungen in der Praxis muß kritisiert werden, auch wenn man seinen sonstigen theoretischen Ausführungen zustimmt. Der entscheidende Punkt scheint mir dabei zu sein, nicht gegen Dworkins Verständnis von Selbstbestimmungsrecht und personaler Integrität und psychischer Kontinuität zu argumentieren, sondern darauf hinzuweisen, daß es in der Praxis Fälle, wie z.B. den oben genannten, geben kann, in denen es medizinethisch gerechtfertigt ist, gegen das Autonomiegebot zugunsten des Wohls des Demenzkranken (Beneficence-Prinzip) zu verstoßen. In der Praxis ist es dabei erforderlich, unser bisher überwiegend deterministisches, pessimistisches und ausschließlich negatives Verständnis vom dementiellen Prozeß zu überdenken, zumal offen bleiben muß, ob Patienten mit einer schweren Demenz unter ihrer Krankheit leiden. "If we were to adopt an alternative to the common vision of dementia, we might ask ourselves what we could do, how we could alter our responses so that people with dementia may find that life among us need not be so terryfying and

---

[41] Zur Bedeutung von Erinnerung im Alter und zur "Erinnerungstherapie" siehe Fuchs 1995.

frustrating" (Dresser 1995 S. 37. Siehe auch Kitwork 1993). So räumt auch Dworkin ein: "Speculation about what a demented person would have preferred under assumed conditions of competence may be relevant to determining what is in that person's best interests, and so what he or she is entitled to have under a right to beneficence [...] But any appeal to a right to precedent autonomy requires evidence of an actual past decision contemplating the circumstances the patient is now in" (Dworkin 1986 S. 14).

Zusammenfassend kann festgehalten werden, daß bei schwer dementen Patienten die Annahme einer personalen Identität umstritten ist, zumal wenn hierfür eine psychische Kontinuität als notwendige Bedingung gefordert wird. In der Praxis muß die Wahrscheinlichkeit von Interessenskonflikten zwischen der "früheren" und der "dementen" Person allerdings als gering angenommen werden, so daß medizin-ethisch die fragliche psychische Kontinuität bei dementiellen Prozessen in der Regel nicht gegen die grundsätzliche Bindungskraft von vorsorglichen Patientenverfügungen spricht. In Ausnahmefällen, wie der o.g. Forderung nach Behandlungsverzicht bei gleichzeitigem offensichtlich lebenswilligem Demenzkranken, muß nach einer medizinethischen Güterabwägung im Einzelfall gegen das Autonomiegebot zugunsten des Beneficence-Prinzips entschieden werden. Ausnahmen, die in der klinischen Praxis selten vorkommen, vermögen die grundsätzliche Verpflichtung zum Respekt vor der Patientenselbstbestimmung, wie sie in vorsorglichen Patientenverfügungen zum Ausdruck kommt, jedoch nicht aufzuheben (Buchanan und Brock 1989, Schöne-Seifert 1996).

4.2.4
Patientenverfügungen in der medizinischen Forschung

Die im Bereich der medizinischen Behandlung und Pflege entstandenen vorsorglichen Patientenverfügungen (siehe Kap. 4.2.1) werden zunehmend auch in der klinischen Forschung angewandt. Insbesondere in Studien mit nicht einwilligungsfähigen Probanden, wie z.B. dementen Patienten, kann der Betroffene selbst keine gültige Einwilligung nach Aufklärung mehr geben. Diese ist gerade in der medizinischen Forschung medizinethisch erforderlich, denn im Gegensatz zur Patientenbehandlung nach erprobten und standardisierten Methoden werden in der klinischen Forschung noch zu prüfende Verfahren zur Diagnostik, Therapie etc. eingesetzt. Dabei treten neben das persönliche Wohl und Interesse des Kranken wissenschaftliche Fragestellungen und Methoden, zu deren Einsatz der Patient seinen Informed Consent geben muß. Aus diesen Gründen werden in der klinischen Forschung im allgemeinen höhere Anforderungen an die Aufklärung und Einwilligung gestellt, als bei der Standardbehandlung ("double standard", siehe Kap. 4.3). Dieses ethische Dilemma behindert die medizinische Erforschung der Alzheimerschen Erkrankung und ist bisher nicht zufriedenstellend gelöst worden. Als Ersatz für die Aufklärung und Einwilligung des durch den dementiellen Prozeß nicht mehr einwilligungsfähigen Patienten wurden verschiedene stellvertretende Formen der Einwilligung (sog. "proxy consent") kontrovers diskutiert (siehe

4. Ethische Probleme des Informed Consent-Konzeptes

Kap. 3.2). Dabei ist sowohl die ethische Legitimation des Stellvertreters als auch das Ausmaß seiner Entscheidungsbefugnis strittig (Warren et al. 1986, High 1992, Kapp 1994, Helmchen und Lauter 1995, Annas und Glantz 1997. Übersichten bei Miller 1985, Levine 1995 S. 1246f).

Angesichts der medizinethischen Unabdingbarkeit eines gültigen Informed Consent in der Forschung mit nicht einwilligungsfähigen Alzheimer-Kranken und den Problemen der bisher angewandten Formen von stellvertretender Entscheidung ("proxy consent") sind vorsorgliche Patientenverfügungen in der Forschung mit dementen Patienten als neues Instrument eingesetzt worden. Seit 1989 erprobt das amerikanische "National Institute of Mental Health" in der gerontopsychiatrischen Forschung vorsorgliche Patientenverfügungen in Form eines "durable power of attorney (DPA)" (siehe Kap. 4.2.1). "At the NIH, the DPA is used as an instrument to protect the wishes of the cognitively impaired individual in a research setting. With subjects who have mild cognitive impairments, the person assigned as DPA is initially present during the informed consent process to observe the subjects as they chose amongst a variety of research paths. When the cognitive impairments have increased, it is the job of the previously-selected DPA to evaluate and choose which research tracks the subject might have wanted for themselves if they were less impaired. In this way, the more-impaired subjects can still profit from the potential benefits of the research and take pride in feeling that they are contributing to an ongoing research endeavor. For an Alzheimer patient who may otherwise feel themselves to be a burden to their family, the enhanced self-esteem associated with continued research involvement is of palpable value. Throughout this process, the individual maintains the right to refuse assent to any procedure. When used properly, the DPA extends the choice of an individual beyond the time that cognitive impairments robs him/her of the capacity to give informed consent" (Sunderland und Dukoff 1997 S. 238). Im NIMH wurde demnach die "gewillkürte Stellvertretung" als Form der vorsorglichen Patientenverfügung gewählt. Durch den Umstand, daß der Patient seine späteren Entscheidungsstellvertreter selbstbestimmt bevollmächtigt, erhält dieser zusätzliche moralische Autorität. Diese Tatsache macht den "gewillkürten Stellvertreter" anderen Formen stellvertretender Entscheidungsfindung ("proxy consent") überlegen.

Von anderen Autoren werden dagegen die vorsorglichen Patientenverfügungen in der medizinischen Forschung ("advance directives for research") skeptischer beurteilt. Berghmans (1996) erhebt Einwände gegen "advance directives for research" in der Forschung mit Demenzkranken, worunter Berghmans offensichtlich nur schriftliche Verfügungsformen versteht. Im Gegensatz zu Patientenverfügungen in der Standardbehandlung bestehe bei Patienten für vorsorgliche Verfügungen zu Forschungszwecken keine persönliche Motivation. "Most people who issue a care advance are motivated by fears of being medically overtreated if they would end up in a state of incompetence. In the advance directive they generally describe in what situation they do not want treatment to be started or want treatment to be discontinued. This is a powerful factor motivating at least a number of people to execute formal advance directives. There is no parallel motivating factor

4.2 Vorsorgliche Patientenverfügungen ("advance directives")

for formal advance directives for dementia research [...]. On the contrary, in particular in the case of completing an advance directive for participation in non-therapeutic research, motivating reasons will have to be altruistic, and not self-interested" (Berghmans 1996 S. 5). Für den besonderen Fall der sog. nicht-therapeutischen Forschung bei nicht einwilligungsfähigen Patienten (siehe Kap. 4.3.2) liegt sicherlich ein geringeres persönliches Interesse an der Teilnahme an einer solchen Forschung und damit eine geringere Motivation zur Verfassung einer Patientenverfügung vor.

Mit oben genanntem Argument kann die Bedeutung der "advance directives for research" nicht generell gemindert werden. Erstens können Menschen ein starkes persönliches Interesse haben, an dieser Art von Forschung nicht teilnehmen zu wollen und erhalten durch eine Vorausverfügung die Gelegenheit, dieses selbstbestimmt festlegen zu können. Z.B. besteht auf den neuen Organspendeausweisen in Deutschland auch die Möglichkeit, seine Ablehnung zur Organspende zu dokumentieren. Selbstverständlich ist auch die persönliche Ablehnung der Teilnahme an dieser Forschung in einem "advance directive" ein Ausdruck der zu respektierenden Selbstbestimmung des Kranken. Dieser kann später in den o.a. medizinethischen Entscheidungsdilemmata hilfreich sein. Zweitens muß eingewandt werden, daß - wie das o.a. Beispiel aus dem NIMH zeigt - für die Teilnahme an sog. therapeutischer Forschung durchaus ein Patienteninteresse besteht und daß es für Angehörige und Ärzte wichtig ist, diesen Wunsch vom Betroffenen zu erfahren, bevor er durch seine Alzheimersche Erkrankung einwilligungsunfähig geworden ist (High 1992, Kapp 1994). Drittens kann das Interesse und die Motivation für vorsorgliche Patientenverfügungen in der Praxis dadurch gesteigert werden, daß der Bereich Forschungsstudien als Teil eines umfassend verstandenen Planungsprozesses zwischen Arzt und Patient für die Zeit der Selbstbestimmungsunfähigkeit verstanden wird (High 1987). Hierbei bietet es sich in der Praxis an, daß in einer vertrauensvollen Atmosphäre zwischen Patient, Angehörigen und Arzt neben der medizinischen, pflegerischen und versorgungsmäßigen Planung auch ein individuelles ethisches Konzept über Entscheidungsstellvertretung bei eingetretener Einwilligungsunfähigkeit des Betroffenen besprochen wird. Innerhalb eines solchen patientenbezogenen Ansatzes sollen Fragen nach der Teilnahme an Forschungsstudien besprochen werden, denen nach ersten empirischen Erhebungen viele Alzheimer-Kranke und ihre Angehörigen aufgeschlossen gegenüberstehen (siehe Kap. 3.3.4).

In einem solchen Gespräch muß weiterhin entschieden werden, welche Form der vorsorglichen Patientenverfügung im Einzelfall gewählt wird. In der medizinethischen Diskussion besteht keine Einigkeit über die beste Form der vorsorglichen Patientenverfügung. "However, many of them point out that the best and most appropriate instrument to face such problems is not a document like a living will - giving more or less precise directives, independent from the clinical context - but a so-called proxy directive, like a durable power of attorney for health care, which enables a proxy (usually a family member) to make the appropriate decisions in the real clinical context and in concert with the doctors" (Berghmans 1995 S.

4. Ethische Probleme des Informed Consent-Konzeptes

68). Mehrheitlich wird die Benennung eines gewillkürten Stellvertreters empfohlen, wobei die persönliche Bevollmächtigung mit inhaltlichen Wünschen in mündlicher oder schriftlicher Form kombiniert werden kann (Miller 1985. Siehe Kap. 4.2.1). Diese Form der generellen Bevollmächtigung mit ergänzenden konkreten Anweisungen ("general authorization with instruction") bietet den Vorteil hoher Flexibilität im Entscheidungsfall durch einen vom Betroffenen persönlich generell bevollmächtigten Stellvertreter ("authorization") mit gleichzeitigen möglichen konkreten Willensbekundungen ("instructions"). Der Bevollmächtigte kann gleichzeitig als Begleiter und Anwalt der Interessen des Patienten ("monitor", "patient advocate") durch den gesamten Prozeß der klinischen Studie fungieren und damit die Selbstbestimmung und den Schutz des Patienten stärken. Gleichzeitig könnte dadurch der bisher unzureichend beachtete Prozeßcharakter von Aufklärung und Einwilligung (siehe Kap. 3.3) in der Praxis verbessert und ein Beitrag zur Qualitätssicherung des Forschungsprozesses geleistet werden.

Wegen der indirekten Einwilligung durch einen Stellvertreter und der mit Unsicherheiten behafteten Feststellung der Einwilligungsfähigkeit (siehe Kap. 3.3.6) kommt den Willensäußerungen auch des einwilligungsunfähigen Patienten ethische Bedeutung zu. Auch einwilligungsunfähige demente Patienten haben das Recht, die Forschungsuntersuchung abzulehnen bzw. dieses jederzeit ohne Begründung abzubrechen, insbesondere wenn sie mit subjektiven Belastungen, Einschränkungen, Diskomfort und Schmerzen bei nicht-therapeutischer Forschung verbunden ist (Vetorecht als Ausdruck des "natürlichen Willens", sog. Würdevorbehalt. Amelung 1995b, Helmchen und Lauter 1995 S. 37).

In der klinischen Forschungspraxis wird die Anwendung von Vorausverfügungen bei dementen Patienten dadurch erschwert, daß viele Patienten erst in einem fortgeschrittenen Stadium in gerontopsychiatrische Fachbehandlung bzw. Forschung kommen, in dem sie nur noch fraglich einwilligungsfähig sind (Sachs 1994). Da "advance directives" Vorausverfügungen, also Entscheidungen über zukünftige medizinische Behandlungen darstellen, müssen die Anforderungen an Aufklärung und Einwilligung zum Zeitpunkt der Vorausverfügung erfüllt sein. "If the standards for informed consent are to be met at the time of completing advance directives, competence is necessary. Balanced against this is the important issue of preserving the rights of mentally disabled patients. Psychiatric patients commonly preserve decision-making capacity in some areas but not in others. As difficult as this area is, it is not unique to advance directives. The same standards that are applied for assessment of other specific decision-making capacities in psychiatric patients should be applied for advance directives" (Emanuel 1994 S. 358). Bei der Feststellung der individuellen Einwilligungsfähigkeit, bzw. in diesem Kontext besser Selbstbestimmungsfähigkeit, in einen konkreten, wenn auch potentiellen und zukünftigen medizinischen Eingriff findet das relationale Konzept von Einwilligung ("sliding-scale strategy", siehe Kap. 4.1.2) Anwendung.

Bei diesem Konzept liegen die Anforderungen an die Selbstbestimmungsfähigkeit bei der Erteilung von Vorausverfügungen in der Regel höher als bei Entscheidungen für unmittelbar anstehende medizinische Eingriffe, denn bei vorsorglichen

4.2 Vorsorgliche Patientenverfügungen ("advance directives")

Verfügungen muß die Zukunftsperspektive mitbeurteilt werden. Der Verfügende muß dabei eine potentielle, in der Zukunft liegende Situation erkennen, auf seine persönliche Situation und sein eigenes Wertprofil anwenden und eine hypothetische Nutzen-Risiko-Abwägung vornehmen können. Das für diese komplexen Aufgaben notwendige psychische Funktionsniveau wird in der Regel über dem einer üblichen Behandlungseinwilligung liegen. Bei "advance directives for research" wird die Schwelle zur Feststellung der Einwilligungsfähigkeit noch weiter erhöht, denn bei klinischen Studien wird in der Regel von einem ungünstigerem Nutzen-Risiko-Verhältnis ausgegangen und der Patient muß für seine persönliche Situation zwischen einer Standardbehandlung und medizinischer Forschung differenzieren können. "In general there ought to be a presumption in favour of considering people competent to make decisions that ought to be respected. This general presumption applies in treatment contexts, but, in my view, is less obvious in research contexts, particulary in the context of non-therapeutic research involving no promise of benefit to the participating subject, and even more so if more than minimal risks and/or burdens are involved. [...] However, on moral as well as practical grounds it is doubtful whether advance directives for dementia research can operate as an alternative for the absence of subject consent in case of non-therapeutic research involving more than minimal risks and/or burdens for the incompetent demented subject. In this context, the possible role of proxies as providers of substitute consent also is limited" (Berghmans 1996 S. 10+13). Auf der anderen Seite wird dieser Einwand der notwendigen frühen Demenzdiagnose in der klinischen Praxis dadurch relativiert, daß die klinische Prüfung neuer Behandlungsstrategien bei Patienten in frühen Krankheitsstadien erfolgen. Daher wird die Frühdiagnose aus medizinischen Gründen notwendig sein und in dieser Hinsicht in der Praxis die Einrichtung von Vorausverfügungen bei noch einwilligungsfähigen Kranken eher erleichtern.

Zusammenfassend handelt es sich bei vorsorglichen Patientenverfügungen um unterschiedliche Formen von medizinischen Vorausverfügungen von selbstbestimmungsfähigen Personen für den Fall zukünftiger Einwilligungsunfähigkeit. Sie sind daher für noch einwilligungsfähige Patienten im frühen Stadium einer Alzheimerschen Erkrankung geeignete Instrumente, um dem selbstbestimmten Willen des Betroffenen im fortgeschrittenen Demenzstadium Rechnung zu tragen. Es bestehen theoretische Einwände gegen das Konzept von Patientenvorausverfügungen (Probleme der Authentizität und Identität), die die grundsätzliche moralische Autorität von vorsorglichen Patientenverfügungen jedoch nicht aufheben können. Daher sollen Patienten, Angehörige und Ärzte die im Einzelfall geeignete Form von "advance directives" als Teil einer gemeinsamen Behandlungs- und Betreuungsplanung nutzen. Für den Bereich der medizinischen Forschung können vorsorgliche Patientenverfügungen grundsätzlich eingesetzt werden, ihre praktische Bedeutung wird jedoch durch die höheren Anforderungen an die Einwilligungsfähigkeit (relationale Einwilligungsfähigkeit) und durch möglicherweise geringeres Patienteninteresse eingeschränkt. Bei kompetenter Anwendung stellen vorsorgliche Patientenverfügungen geeignete Instrumente einer zwischen

Arzt, Angehörigen und Arzt gemeinsamen Entscheidungsfindung ("shared decision making") dar, die insbesondere bei der Behandlungsplanung von dementen Patienten verstärkt genutzt werden sollen.

4.3
Medizinische Forschung

4.3.1
Grundlegende Probleme

Die ethische Problematik der Aufklärung und Einwilligung von dementen Kranken stellt sich in der klinischen Forschung noch komplexer dar als bei etablierten Therapien, denn bei der Behandlung von Patienten in klinisch-wissenschaftlichen Studien ändert sich das Arzt-Patient-Verhältnis. Während bei der klinischen Behandlung mit erprobten Therapieverfahren der Arzt die therapeutischen Maßnahmen ausschließlich nach dem Wohl des einzelnen Patienten ausrichtet, treten in klinischen Studien wissenschaftliche Fragestellungen hinzu, welche auf die Behandlung des einzelnen Patienten einen Einfluß haben können (Wing 1984, Patzig 1986, Fulford und Howse 1993. Übersichten bei Levine 1995, Tröhler und Schöne-Seifert 1995, Helmchen und Vollmann 1999). Besonders bei den heute aus methodischen Gründen geforderten randomisierten (zufallsverteilten) und placebokontrollierten Studien im "Doppelblind-Design" wissen weder der behandelnde Arzt noch der Patient, ob im Einzelfall die zu prüfende Substanz oder ein Placebo gegeben wird (Schaffner und Kopelman 1995). Daher sind die Anforderungen an die Aufklärung und Einwilligung von Patienten in der klinischen Forschung in der Regel höher als in der therapeutischen Praxis ("double standard"). Bei der Alzheimerschen Erkrankung wird das Dilemma zwischen Forschungsbedarf auf der einen und Schadensvermeidungsgebot des Arztes auf der anderen Seite besonders deutlich ("ethical paradox", Helmchen 1986). Hier muß der hohe Forschungsbedarf bei einer bisher nicht behandelbaren und durch demographische Verschiebungen häufiger werdenden Erkrankung und das Nichtschadensgebot gegenüber schutzbedürftigen Patienten ("vulnerable group") gegeneinander abgewogen werden (Helmchen und Lauter 1995). Methodische und ethische Anforderungen stehen einander ungelöst gegenüber und der behandelnde Arzt gerät in einen prinzipiell nicht lösbaren Verantwortungskonflikt. Das Dilemma zwischen behandelndem Arzt und Forscher bleibt unlösbar, sofern man einen vollständigen Verzicht auf klinische Forschung ausschließt (Wiesing 1995 S. 160).

Wenn dieses Dilemma auch prinzipiell unlösbar erscheint, so wird heute in der Praxis durch verschiedene Maßnahmen versucht, das Wohl und die Interessen des Patienten in der medizinischen Forschung zu schützen:

1. kommt der Respekt vor der Selbstbestimmung des Kranken durch die ärztliche Verpflichtung zur Aufklärung und Einwilligung zum Ausdruck. Hierdurch soll einerseits die Autonomie des kranken Menschen als solche geachtet werden, d. h. die Selbstbestimmung wird als Selbstzweck und ethischer Wert an sich angese-

4.3 Medizinische Forschung

hen. Andererseits soll durch die Verpflichtung zur Information des Patienten und seine aufgeklärte Einwilligung der Kranke vor gefährlichen und zu risikoreichen medizinischen Eingriffen geschützt werden, indem der Patient verantwortlich (mit-)entscheidet, ob er einen Eingriff akzeptiert oder ablehnt.

2. Möglicher Schaden für den Patienten in der klinischen Forschung sollen durch die Einhaltung wissenschaftlicher Standards und Qualitätssicherung vermieden werden. Hierzu ist es heute üblich, daß alle medizinischen Forschungsvorhaben am Menschen durch Ethikkommissionen als Instanzen der wissenschaftlichen Selbstkontrolle evaluiert werden. Dieses Verfahren ist in Deutschland durch das Arzneimittelgesetz vorgeschrieben und weltweit durch die Deklaration von Helsinki des Weltärztebundes empfohlen (siehe Kap. 4.1.7). Dabei stellt die Unterscheidung von "therapeutischer" und "nicht-therapeutischer" Forschung ein allgemein anerkanntes Verfahren da, welches im folgenden kritisch analysiert wird.

4.3.2
Therapeutische versus nicht-therapeutische Forschung

Die grundlegende Unterscheidung in der medizinischen Forschung am Menschen zwischen Versuchen, von denen der Patient einen persönlichen potentiellen Nutzen hat (sog. therapeutische Forschung, Typ I) und solcher ohne einen Nutzen für den Kranken selbst (sog. nicht-therapeutische Forschung, Typ II) geht auf die ersten Regulierungen medizinischer Experimente zurück. Bereits die preußische Anweisung von 1900 machte implizit diese Differenzierung, indem sie ausschließlich medizinische Eingriffe am Menschen "zu anderen als diagnostischen, Heil- und Immunisierungszwecken" (Luther und Thaler 1967 S. 167f) regelt und dadurch Patienten vor Risiko bei fehlendem persönlichem Nutzen schützt. Die Reichsrichtlinien von 1931 unterscheiden zwischen "neuartiger Heilbehandlung" und "wissenschaftlichen Versuchen". "Neuartige Heilbehandlungen" im Sinne dieser Richtlinie stellen medizinische Eingriffe zur Erkennung, Heilung oder Verhütung von Krankheiten dar, die bisher noch nicht ausreichend bekannt sind, von denen der Kranke jedoch einen potentiellen Nutzen hat. Dagegen werden "wissenschaftliche Versuche" am Menschen allein zu Forschungszwecken vorgenommen, ohne der Heilbehandlung im Einzelfall zu dienen (Sass 1983 S. 107f, siehe Kap. 3.1.2). Auch nach der Deklaration von Helsinki muß bei "der biomedizinischen Forschung am Menschen [...] grundsätzlich unterschieden werden zwischen Versuchen, die im wesentlichen im Interesse des Patienten liegen und solchen, die mit rein wissenschaftlichem Ziel, ohne unmittelbaren diagnostischen oder therapeutischen Wert für die Versuchsperson sind." Die erstgenannte Gruppe von Versuchen stellt die "medizinische Forschung in Verbindung mit ärztlicher Versorgung (Klinische Versuche)" dar, die zweitgenannte Gruppe von Versuchen ist "nicht-therapeutische biomedizinische Forschung am Menschen" (Weltärztebund 1996 S. 17.C. Siehe Kap. 3.1.6). Auch das deutsche Arzneimittelgesetz stützt sich auf diese grundlegende Differenzierung, wenn es in § 41 ("Besondere Voraussetzungen") von der klinischen Prüfung von Arzneimitteln spricht, die "bei einer Person, die an einer Krankheit leidet, zu deren Behebung das zu prüfende Arzneimittel angewendet werden soll" spricht (Helmchen und Lauter 1995 S. 75f).

Begriffsübersicht der 2-Typen-Einteilung medizinischer Forschung:

Typ I: Therapeutische Forschung (Behandlungsversuch)
Typ II: Nicht-therapeutische Forschung (Humanexperiment)

- Preußische Anweisung von 1900
    Typ I: ---
    Typ II: "zu anderen als diagnostischen, Heil- und Immunisierungszwecken"

- Reichsrichtlinien von 1931
    Typ I: "neuartige Heilbehandlungen"
    Typ II: "wissenschaftliche Versuche"

- Deklaration von Helsinki von 1964 (Fassung von 1996)
    Typ I: "Versuche, die im wesentlichen Interesse des Patienten liegen"
    "medizinische Forschung in Verbindung mit ärztlicher Versorgung (Klinische Versuche)"
    Typ II: "Versuche, die mit rein wissenschaftlichem Ziel ohne unmittelbaren diagnostischen oder therapeutischen Wert für die Versuchsperson sind"
    "nicht-therapeutische biomedizinische Forschung am Menschen"

- Deutsches Arzneimittelgesetz von 1976
    Typ I: "klinische Prüfung bei einer Person, die an einer Krankheit leidet, zu deren Behebung das zu prüfende Arzneimittel angewendet werden soll"
    Typ II: ---

Diese grundsätzliche Unterscheidung zwischen zwei Typen medizinischer Forschung wurde weltweit in Gesetzen, Deklarationen und Richtlinien übernommen. Historisch ist diese Differenzierung aus dem Mißbrauch medizinischer Forschung entstanden und soll den Patienten in der klinischen Forschung schützen. Auch aus der Sicht des Arztes erscheint bei einem medizinischen Eingriff die Unterscheidung nach dem möglichem Nutzen für den Kranken einleuchtend und entspricht dem klinischen Denken in der Therapie. Diese Unterscheidung ist aus medizinischen Gründen nicht ausreichend und aus ethischer Perspektive nicht überzeugend. Eine detaillierte Betrachtung führt für die klinische Praxis zu einer Differenzierung in drei Untersuchungstypen der medizinischen Forschung am Menschen: 1. Heilbehandlung, 2. Heilversuch und 3. Humanexperiment (Helmchen 1986 S. 353ff und 1994, Carstensen 1989).

Die Ergänzung um die Heilbehandlung als ersten Untersuchungstyp ist erforderlich, da einerseits bei der individuellen Behandlung von Patienten in der Praxis häufig vom üblichen Standard, z.B. in der Dosierung eines Medikaments, abgewichen wird, und sich dadurch für die Praxis wichtige Erkenntniszuwächse ergeben können. Weiterhin gehört zur ärztlichen Therapiefreiheit, also zur Heilbehandlung und nicht zum Heilversuch, wenn im Einzelfall vom üblichen therapeutischen

Standard aus individuellen Patientengründen abgewichen wird, woraus sich beabsichtigt oder unbeabsichtigt ein wissenschaftlicher Erkenntniszuwachs ergeben kann, ohne daß ein regelrechter Behandlungsversuch vorliegt.

Darüber hinaus lassen sich die drei Typen Heilbehandlung, Heilversuch und Humanexperiment in der Praxis nicht genau von einander abgrenzen. Z.B. gibt es Abgrenzungsprobleme zwischen einem klinischen Heilversuch mit Randomisierung, Placebokontrolle und Doppelblind-Design und einem Humanexperiment, in dem in einer laufenden Behandlung wissenschaftliche Untersuchungen durchgeführt werden, die zwar mit der Behandlung in Zusammenhang stehen, jedoch keinen direkten therapeutischen Nutzen für den Kranken haben. Ein Beispiel hierfür sind zusätzliche Blutabnahmen oder apparative Untersuchungen zu Forschungszwecken bei einer Erkrankung, unter der der Kranke zwar selbst leidet, von denen er jedoch selbst keinen unmittelbaren therapeutischen Nutzen hat. Diese schwierige Abgrenzung zwischen Heilversuch (Typ I) und Humanexperiment (Typ II) wird durch die uneinheitliche Begrifflichkeit in den o.g. Regulierungen deutlich. Nach den Reichsrichtlinien von 1931 und der Deklaration von Helsinki würde diese Forschung (siehe Beispiel) nicht als Humanexperiment (Typ II), sondern als Heilversuch (Typ I) gelten. Dagegen fällt das Beispiel nach dem deutschen Arzneimittelgesetz nicht unter einen Heilversuch (Typ I), sondern unter Typ II.

Diese Abgrenzungsschwierigkeiten zwischen Heilversuchen und Humanexperimenten treten bei der klinischen Erforschung der Demenz vom Alzheimer-Typ häufig auf. Beispiele für solche Forschungsansätze sind diagnostische Untersuchungen von dementen Kranken in verschiedenen Krankheitsstadien mittels moderner bildgebender Verfahren sowie mit neurobiologischen und neuropsychologischen Methoden. Epidemiologische und sozialmedizinische Untersuchungen sind für eine verbesserte Versorgung der Menschen mit einer Alzheimerschen Erkrankung erforderlich (Helmchen und Lauter 1995 S. 13ff, Helmchen und Vollmann 1999). Da zahlreiche demente Kranke aufgrund ihrer Demenz nicht oder nur fraglich einwilligungsfähig sind, kommt der Nutzen-Risiko-Abwägung zur Feststellung der Schwelle zur Einwilligungsfähigkeit in ein konkretes Forschungsvorhaben nach dem relationalen Informed Consent-Modell (siehe Kap. 4.1) entscheidende Bedeutung zu. Zum Schutz nicht einwilligungsfähiger Personen in der medizinischen Forschung hat die "Zentrale Ethikkommission" bei der Bundesärztekammer eine Einteilung in vier Stufen vorgeschlagen, die den Graubereich zwischen Heilversuch und Humanexperiment genauer differenziert:

1. Heilversuche mit aktuellem potentiellen individuellen Nutzen für die Versuchsperson sind z.B. klinische Arzneimitteltestungen, bei denen der demente Patient einen neuen Wirkstoff erhält, von dem erwartet wird, daß er wirksamer bzw. nebenwirkungsärmer ist als bisher verfügbare Medikamente. Heilversuche mit aktuellem potentiellen individuellem Nutzen sind ethisch am unproblematischsten, da dem Patienten durch ein neues, potentiell besseres Medikament eine zusätzliche Behandlungschance gegeben wird, von der er aktuell profitieren kann. Dagegen stellen

2. medizinische Eingriffe mit zukünftigem potentiellen individuellen Nutzen für die Versuchsperson medizinische Untersuchungen dar, die zwar der Erkrankung gelten, an der der Patient selber leidet, von deren Forschungsergebnissen jedoch kein aktueller, direkter Nutzen für die Versuchsperson zu erwarten ist. In der Erforschung der Demenz vom Alzheimer-Typ zählen hierzu beispielsweise diagnostische Studien zur Pathogenese der Störung, die der Entwicklung neuer therapeutischer Ansätze dienen. Wegen des chronischen Verlaufes der Alzheimerschen Erkrankung über viele Jahre besteht die Möglichkeit, daß ein Patient zukünftig von dieser Forschung persönlich profitiert.

3. Bei Forschungsuntersuchungen ohne direkten, potentiellen individuellem Nutzen, jedoch potentiellem Nutzen für die Patienten derselben Krankheits- bzw. Altersgruppe kann im Gegensatz zu den ersten beiden Gruppen kein individueller Nutzen für die Versuchsperson erwartet werden. Es besteht jedoch ein potentieller Nutzen für Patienten, die an dergleichen Störung leiden und in Zukunft von dieser medizinischen Forschung profitieren könnten. Solche Studien sind folglich auf die Erforschung der Erkrankung beschränkt, an der die Versuchsperson selbst leidet, wodurch das Spektrum der Forschung und Möglichkeiten des Mißbrauch von vulnerablen Patientengruppen ("vulnerable groups") eingeschränkt sind. Bei der Demenz vom Alzheimer-Typ zählen zu dieser Forschung z.B. diagnostische und epidemiologische Untersuchungen an Patienten im Spätstadium der Erkrankung, von denen die beforschten Kranken persönlich nicht mehr, Patienten mit dergleichen Störung zukünftig aber wohl profitieren könnten.

4. In dieser Gruppe wird gegenüber den bisher genannten Gruppen die nicht-klinische biomedizinische Forschung am Menschen angeführt, die nicht mit der Erkrankung in Zusammenhang steht, an der die Versuchsperson leidet. Diese Gruppe entspricht dem Typ II (Humanexperiment) der o.g. Einteilung der medizinischen Forschung und korreliert mit der "nicht-therapeutischen Forschung am Menschen" der Deklaration von Helsinki (siehe Übersicht). Bei dementen Patienten würden z.B. pharmakokinetische Untersuchungen eines für den Demenzkranken irrelevanten Arzneimittels zu dieser Gruppe gehören (Bundesärztekammer 1997a, Helmchen und Vollmann 1999).

4.3.3
Nutzen-Risiko-Abwägung

Eine eindeutige Abgrenzung der medizinischen Forschung am Menschen in zwei bzw. drei Typen ist demnach aus medizinischen Gründen nicht möglich. Vielmehr bestehen schwer abgrenzbare Übergänge zwischen den einzelnen Typen von Forschung, die sich auf einem Gesamtspektrum zwischen "Behandlung" und "Forschung" bewegen. Neben diesen deskriptiven Problemen muß von medizinethischer Seite die normative Relevanz dieser Differenzierung für die Aufklärung und Einwilligung von Patienten in Frage gestellt werden. Der im klinischen Sprachgebrauch übliche Begriff der "experimentellen Behandlung" ("experimental treatment") mit sog. "Forschungspatienten" als separate Kategorie zwischen standardisierter Heilbehandlung ("treatment") und klinischer Forschung ("experiment") ist ethisch problematisch, da in der Praxis durch diese uneindeutige Formulierung der Informed Consent-Prozeß leidet. Die Patienten werden durch den zweideutigen Begriff "experimentelle Behandlung" unvollständig informiert und manipuliert. Die Wortwahl "experimental" und "innovative treatment" dient nach King (1995) allein dazu, den Patienten durch ein falsches Sicherheitsgefühl zu beruhigen und dadurch seine Zustimmung zur Teilnahme an der Forschungsuntersuchung zu erhalten. Deshalb soll die Differenzierung zwischen "experiment" und "treatment" aufgegeben werden. "I propose that giving up 'experiment' versus 'treatment' makes it easier to focus on the informal consent process and harder to beg questions about uncertainty, authority, and the elusive ideal of shared decisionmaking in medicine" (King 1995 S. 13). Jeder Patient hat einen Anspruch auf eine individuelle Aufklärung durch den Arzt über Nutzen und Risiken eines medizinischen Eingriffs, unabhängig davon, ob dieser als Therapie oder als Forschung bezeichnet wird. Um eine selbstbestimmte Entscheidung treffen zu können, benötigt der Patient dementsprechende Informationen. Hierzu gehören selbstverständlich auch Angaben über die bisherigen Erfahrungen und die Standardisierung des medizinischen Eingriffs, also ob es sich mehr um "Behandlung" oder mehr um "Forschung" handelt. Aus medizinethischer Sicht können diese deskriptiven Begriffe aber nicht eine individuelle, nüchterne Nutzen-Risiko-Abwägung jenseits dieser Kategorien vorwegnehmen oder ersetzen.

Darüber hinaus ist die Einteilung in sog. "therapeutische" versus "nicht-therapeutische Forschung" medizinethisch problematisch (Vergl. auch Helmchen und Vollmann 1999). Erstens erfolgt wie im o.g. Sachverhalt durch den Begriff "therapeutische Forschung" eine sprachliche Zuordnung dieser Forschung zum Bereich der etablierten Therapie, wodurch Patienten manipuliert werden können, anstatt eine individuelle Nutzen-Risiko-Aufklärung vorzunehmen. Zweitens erfolgt die begriffliche Differenzierung "therapeutische" versus "nicht-therapeutische Forschung" von vornherein ausschließlich nach dem potentiellen Nutzen, welcher potentiell bei der erstgenannten Forschung besteht und bei der zweitgenannten Kategorie nicht zu erwarten ist. Bei dieser a-priori-Einteilung nach dem potentiellen Nutzen wird die Risikoseite jedoch nicht berücksichtigt. Für eine Nutzen-Risiko-Abwägung müssen beide Seiten jedoch stets gleichrangig dargestellt und behandelt werden. Z.B. kann ein medizinischer Eingriff mit geringem Nutzen aber sehr hohem Risiko, formal also "therapeutische Forschung", einen ungünstigeren Eingriff für die individuelle Versuchsperson darstellen als ein Eingriff ohne zu erwartenden Nutzen aber minimalem Risiko ("nicht-therapeutische Forschung"). Daher ist in allen Fällen eine individuelle Aufklärung des Patienten unabhängig von der fehlleitenden Kategorisierung von Forschungstypen erforderlich, um im Einzelfall eine Nutzen-Risiko-Abwägung vornehmen zu können. Die amerikanische Medizinethikerin King kommentiert: "Once we give up the labels what remains, I propose, is the requirement that physician offer meaningful justification for their recommendation to patients" (King 1995 S. 13).

Diese Forderung wird durch das relationale Informed Consent-Modell (siehe Kap. 4.1) unterstützt. Denn wenn Aufklärung und Einwilligung in Abhängigkeit vom Nutzen-Risiko-Verhältnis des medizinischen Eingriffs bei einer konkreten Person erfolgen soll, müssen Nutzen und Risiko als gleichwertige Faktoren behandelt und dem Patienten vermittelt werden. Eine Differenzierung nach Forschungstypen darf bei dem Prozeß von Aufklärung und Einwilligung nicht a priori Vorannahmen oder gar Wertungen suggerieren, die eine sachgemäße Nutzen-Risiko-Abwägung behindern oder manipulieren. Vielmehr ist es nach dem relationalen Informed Consent-Konzept unabdingbar, daß Arzt und Patient gemeinsam eine Nutzen-Risiko-Abwägung vornehmen, um zu einer aufgeklärten Entscheidungsfindung zu gelangen. Dabei muß beachtet werden, daß Nutzen-Risiko-Abwägungen im Einzelfall sowohl bei Patienten als auch bei Ärzten immer auch subjektiven Charakter haben. Gerade deshalb ist eine gemeinsame Entscheidungsfindung zwischen Arzt und Patient auf der Basis möglichst "objektiver" Informationen über bekannte Nutzen und Risiken notwendig. "In a genuine decisionmaking partnership, meaning is negotiated; therefore this is an informed consent requirement [...] Within the decisionmaking partnership between physician and patient, discussion of evidence and reasoning about medical choices, about mixed and complicated roles and intentions, and about hope and limits does more than begin the process of rethinking 'experimental treatment'. Discussion of these issues really amounts to negotiating and renegotiating the meaning of treatment and of treatment choices. Moving away from labels to work with a meaningful justification standard thus holds out the possibility of directly engaging physicians and patients along with institutions and policymakers in a deep and ongoing critical inquiry about the nature of medical power and medical progress" (King 1995 S. 13f).

Aus der anthropologischen Situation des kranken Menschen, der sich mit der Hoffnung auf Heilung an den Arzt wendet, steht in diesem Prozeß der Nutzen als der positive und hoffnungsvoll besetzte Teil der Nutzen-Risiko-Abwägung häufig im Vordergrund. Wenn eine individuelle Nutzen-Risiko-Abwägung als elementarer Bestandteil des relationalen Informed Consent-Konzepts gelingen soll, muß der Arzt im Prozeß der Aufklärung und Einwilligung auch den negativen, vielleicht angstmachenden Teil, nämlich die Risiken, mit dem Patienten erörtern. Bei Entscheidungsprozessen unter Risiko- und Unsicherheitsbedingungen, wie sie in der modernen Medizin häufig vorkommen, muß der Faktor "Risiko" ausreichend berücksichtigt werden. Dieses gilt besonders für die klinische Studien, in denen das mögliche Risiko (Schöne-Seifert 1995, SUPPORT Principal Investigators 1995, Logan und Scott 1996) häufig sicherer eingeschätzt werden kann als der mögliche Nutzen für die Versuchsperson.

Obige Konstellation in der klinischen Forschung gilt nach dem gegenwärtigen medizinischem Wissensstand besonders für Patienten mit einer Demenz vom Alzheimer-Typ, da ihnen wegen der bisher sehr beschränkten Behandlungsmöglichkeiten weder durch sog. etablierte Therapien, noch durch diagnostische und therapeutische Studien ein hoher unmittelbarer persönlicher Nutzen in Aussicht gestellt werden kann. Gerade wenn der potentielle Nutzen gering ist oder nicht be-

4.3 Medizinische Forschung

steht, kommt dem Risikofaktor die entscheidende Bedeutung zu. In diesem Kontext wird kontrovers diskutiert, ob nicht einwilligungsfähige Patienten an klinischen Forschungsuntersuchungen ohne aktuellen individuellen Nutzen teilnehmen dürfen. Befürworter[42] dieser Forschung argumentieren 1. mit dem hohen Forschungsbedarf angesichts unzureichender Therapie und steigender Krankheitshäufigkeit, 2. daß ohne diese Forschung die Bedingungen (Alzheimersche Erkrankung) als Ursache für die Einwilligungsunfähigkeit nicht erforscht und behandelt werden könne, 3. daß dabei ausschließlich die Erkrankung erforscht würde, an denen die Patienten gemeinsam leiden ("Gruppenbindung"), 4. daß durch die Demenzerkrankung nicht nur der Patient, sondern insbesondere Angehörige, aber auch das Sozial- und Gesundheitssystem belastet seien und daher 5. von einer gewissen Solidaritätsverpflichtung der Kranken ausgegangen werden könne. Die Gegner[43] "nicht-therapeutischer" Forschung mit nicht einwilligungsfähigen dementen Kranken bestreiten 1. den o.g. Forschungsbedarf, sehen 2. in dieser Art von Forschung eine Instrumentalisierung des hilflos Kranken und einen Verstoß gegen seine Menschenwürde, welche 3. zu einen Dammbrucheffekt analog dem Mißbrauch von psychisch Kranken während des Nationalsozialismus in Deutschland führen könnte (Übersicht bei Helmchen und Vollmann 1999). Auf diese Problematik, die an dieser Stelle nicht weiter vertieft werden kann, ist bisher keine medizinethisch allgemein akzeptierte Antwort gefunden worden.

Eine allgemein akzeptierte Lösung dieses medizinethischen Dilemmas besteht zur Zeit nicht, so daß in der Praxis im Einzelfall auf das relationale Konzept von Aufklärung und Einwilligung mit einer individuellen Nutzen-Risiko-Abwägung zurückgegriffen werden muß. Da die Risikobereitschaft individuell jedoch sehr unterschiedlich ist und stark von subjektiven Faktoren abhängt (Schöne-Seifert 1995), ist eine detaillierte individuelle Aufklärung vor der Einwilligung erforderlich. Hierzu müssen bei dementen Patienten die in Kap. 4.2 bereits diskutierten Instrumente stellvertretender Entscheidung ausgeschöpft werden, um der Selbstbestimmung des Kranken in der medizinischen Forschung so weit wie möglich Rechnung zu tragen. Parallel hierzu müssen wirkungsvolle Schutzmechanismen[44] entwickelt und in der Praxis eingesetzt werden, die nicht nur von der forschenden Medizin, sondern durch einen gesamtgesellschaftlichen Prozeß legitimiert und ausgeführt werden müssen. Denn die Gefahr des Mißbrauchs der Forschung bei nicht mehr einwilligungsfähigen Demenzkranken durch einseitige Verfolgung von Forschungsinteressen muß wirksam und öffentlich glaubwürdig minimiert werden. "Offensichtlich sind es genau solche Interessenskonflikte, die

---

[42] Vergl. ausführliche Darstellung bei Moorhouse 1993. Siehe auch Fletcher et al. 1985, Benkert 1995, Helmchen und Lauter 1995, Honnefelder 1995, Deutsche Gesellschaft für Psychiatrie, Psychotherapie und Nervenheilkunde 1996, Bundesärztekammer 1997. Übersicht bei Helmchen und Vollmann 1999.

[43] Dörner 1995, Leidinger 1995, Wunder et al. 1996.

[44] Zu den international vorgeschlagenen Regelungen vergl. Melnick et al. 1984, Berg et al. 1991, Sachs et al. 1993, Delano und Zucker 1994, Keyserlingk et al. 1995, Meijers et al. 1995, Dresser 1996, Levine 1996. Übersichten bei Koch et al. 1996, Helmchen und Vollmann 1999.

das Inhumanitätsrisiko von 'Menschen-versuchen' und daher die Notwendigkeit externer moralischer Kontrolle aufwerfen: [...] bei nicht-therapeutischen, also potentiell fremdnützigen Versuchen an Gesunden oder sogar Kranken, für welche man natürlich die Schwelle der objektiven Risikoakzeptabilität extrem niedrig veranschlagen wird, mag professionelle Voreingenommenheit des Forschers sowohl seine Risikobewertung verzerren als auch seine Aufklärung manipulativ werden lassen [...]. Und selbst Ethikkommissionen, die zumal in Deutschland bisher meist ohne die Beteiligung Außenstehender arbeiten, sehen sich verständlicherweise häufig dem Vorwurf forschungsfreundlicher Voreingenommenheit ausgesetzt, wenn es darum geht zu bestimmen, was ein 'unerhebliches' Risiko und was ein 'hohes' Nutzenpotential seien" (Schöne-Seifert 1996 S. 600f). Zukünftig werden daher Patienten, Angehörige und Patientenverbände verstärkt an dem ethischen Beratungs- und Monitoringprozeß von medizinischer Forschung an nicht einwilligungsfähigen Demenzkranken einzubeziehen sein. Dies wird in den USA bereits praktiziert (Frese 1997, Sharav 1997, Straw 1997).

Weiterhin wird die medizinische Behandlung und Forschung zukünftig zunehmend von begrenzten Ressourcen im Gesundheits- und Sozialwesen und damit zusammenhängenden Interessenskonflikten geprägt sein. Hierbei werden alte Menschen, und innerhalb dieser Gruppe besonders Patienten mit einer Alzheimer-Demenz, betroffen sein. Bei der gesellschaftlichen Regelung dieser Interessenskonflikte (Höffe 1988 und 1990) und beim moralischen Umgang mit diesen Problemen in der Medizin helfen ideologisch fixierte Positionen und einseitige Interessensvertretungen nicht weiter. Vielmehr wird es auf eine transparente Verteilung der vorhandenen Ressourcen nach demokratisch gefällten Prioritäten (Callahan 1996), auch in der Gerontopsychiatrie, ankommen. In diesem Kontext wird die ethische Frage der nicht-therapeutischen Forschung mit nicht einwilligungsfähigen Patienten unter strengen Bedingungen und unter stärkerer Beteiligung der Betroffenen, ihrer Angehörigen und ihrer Verbände neu diskutiert werden müssen.

5 Zusammenfassung und Ausblick

Die ärztliche Verpflichtung zum Respekt vor der aufgeklärten Einwilligung (Informed Consent) des Patienten leitet sich medizinethisch aus dem Recht des Patienten auf Selbstbestimmung (Autonomie-Prinzip) ab. Dieses Konzept ist nicht innerhalb der Medizin entwickelt worden, sondern wurde in einem gesellschaftlichen Prozeß gegen überwiegenden Widerstand der (forschenden) Medizin durchgesetzt. Auslöser waren mißbräuchliche medizinische Experimente an Patienten ohne deren Aufklärung und Einwilligung, die öffentlich bekannt wurden und zu politischen und juristischen Kontroversen führten. Im Gegensatz zur überwiegenden Darstellung im amerikanischen medizinethischen Schrifttum setzte diese Entwicklung historisch vor dem Nürnberger Kodex von 1947 ein. In Deutschland wurden bereits seit Ende des 19. Jahrhunderts Richtlinien und Regelungen erlassen. Eine breite praktische Bedeutung in der Medizin erlangte das Informed Consent-Konzept seit den 60er Jahren dieses Jahrhunderts. Ausgehend von der Entwicklung in den USA, in denen Rechtsprechung, Bürgerrechtsbewegung und die Entstehung von "Bioethics" als eigenständige akademische Disziplin dem Prinzip der Patientenselbstbestimmung zum Durchbruch verhalfen, wird heute in den meisten westlichen Ländern das Autonomie-Prinzip, neben der ärztlichen Verpflichtung zum Wohl des Kranken zu handeln (Beneficence-Prinzip), anerkannt (Kap. 3.1).

Aus den in Kap. 3.2 dargestellten theoretischen Grundlagen des Informed Consent-Modells wird deutlich, daß eine persönliche, individuelle und auf den konkreten Einwilligungssachverhalt bezogene Aufklärung des Patienten durch den Arzt Voraussetzung für eine gültige Einwilligung des Patienten ist. Dabei reicht die bloße Zustimmung des Kranken nicht aus, denn um selbstbestimmt einwilligen zu können, benötigt der Patient angemessene Informationen. In der Praxis findet dagegen häufig eine möglichst alle potentiellen Risiken umfassende Unterrichtung des Patienten statt, die angeblich rechtlich gefordert ist. Damit gerät die Information des Kranken jedoch zu einer reinen (vermeintlich) rechtlichen Absicherungsmaßnahme des Arztes bzw. des Krankenhauses vor möglichen Schadensersatzforderungen, ohne die Selbstbestimmung des Patienten zu fördern. Im Informed Consent-Konzept geht es dagegen um eine möglichst selbstbestimmte Entscheidung des Kranken in medizinische Eingriffe. Um dieses in der Praxis häufig schwierige Ziel zu erreichen, müssen verstärkte Anstrengungen zur Verbesserung der Entscheidungskompetenz des Patienten unternommen werden. Aber gerade im Prozeß des Informed Consent liegen, wie die in Kap. 3.3 angeführten empirischen

Untersuchungen zeigen, erhebliche Mängel. Obwohl die Mehrzahl der befragten Patienten über ihre Diagnose sowie über Prognose und Behandlungsmöglichkeiten informiert werden will, erfolgt die Informationsvermittlung oft mangelhaft.

In der psychiatrischen Praxis ist die Feststellung der Einwilligungsfähigkeit, die Voraussetzung für einen Informed Consent ist, ein häufiges Problem. Auf der Grundlage der theoretischen Konzeption von Aufklärung und Einwilligung wurden zur Feststellung der Einwilligungsfähigkeit operationalisierte Testinstrumente entwickelt und damit verschiedene Patientengruppen untersucht. Dabei führen unterschiedliche Testverfahren zu unterschiedlichen Ergebnissen, die wiederum mit der bisher üblichen Beurteilung durch einen klinisch erfahrenen Psychiater differieren. Aus der medizinischen Diagnose kann im Einzelfall nicht auf eine Einwilligungsfähigkeit bzw. -unfähigkeit geschlossen werden. Zwar finden sich bei psychisch Kranken höhere Anteile an Einwilligungsunfähigen als in anderen diagnostischen Gruppen, es können jedoch auch somatisch Kranke und gesunde Probanden einwilligungsunfähig sein. Innerhalb der einzelnen Diagnosegruppen liegen große interindividuelle Unterschiede vor. In allen Untergruppen führt eine dem theoretischen Informed Consent-Konzept angemessene differenzierte Testung der Einwilligungsfähigkeit zu höheren Anteilen an einwilligungsunfähigen Personen als die Untersuchung mit weniger komplexer Methodik. Hieraus ergibt sich das ethische Dilemma, einerseits die Einwilligungsfähigkeit als unabdingbare Voraussetzung für eine autonome Entscheidung testen zu müssen, andererseits die zugrunde gelegten Standards nicht so komplex zu gestalten, daß ein hoher Anteil der Untersuchten ihre Selbstbestimmung verliert.

Eine pragmatische Lösung dieses medizinethischen Dilemmas zwischen möglichst genauer Feststellung der Einwilligungsfähigkeit auf der einen und den dabei auftretenden, ethisch problematischen großen Zahlen von einwilligungsunfähigen Personen auf der anderen Seite stellt die relationale Einwilligungsfähigkeit ("sliding-scale strategy") dar. Hierbei wird die Anforderungsschwelle bei der Feststellung der Einwilligungsfähigkeit im Verhältnis zum Nutzen bzw. zum Risiko des Eingriffs festgelegt. Z.B. liegt bei einem medizinischen Eingriff mit hohem Nutzen und geringem Risiko die Schwelle bei der Feststellung der Einwilligungsfähigkeit niedriger als bei einem risikoreichen Eingriff mit niedrigem Nutzen. Medizinethisch problematisch ist, daß Nutzen bzw. Risiken eines medizinischen Eingriffs nicht notwendigerweise mit den Anforderungen an die Einwilligungsfähigkeit des Patienten korrelieren. Bei der "sliding-scale strategy" besteht die Gefahr eines verdeckten Paternalismus, weil die Einwilligungsfähigkeit konzeptionell von der ärztlichen Einschätzung über Nutzen und Risiken einer medizinischen Maßnahme abhängig gemacht wird. Deshalb muß beim relationalen Verständnis von Einwilligungsfähigkeit transparent gemacht werden, daß neben Autonomieanteilen auch das Beneficence-Prinzip auf Seiten des Arztes in die Feststellung der Einwilligungsfähigkeit des Betroffenen einfließt. Trotz dieser ethischen Probleme stellt die relationale Einwilligungsfähigkeit für die klinische Praxis ein geeignetes Instrument für einen gemeinsamen Entscheidungsprozeß zwischen Arzt und Patient ("shared decision making") dar (Kap. 4.1.2).

Aufgrund dieser Problematik bei der Feststellung von Einwilligungsfähigkeit bei psychischen Störungen kommt persönlichen Vorausverfügungen, die im gesunden, selbstbestimmungsfähigen Zustand verfaßt werden, eine wichtige Rolle zu. Gerade bei Alzheimer-Kranken, die erst im Laufe eines mehrjährigen dementiellen Prozesses ihre Einwilligungsfähigkeit verlieren, kann die Selbstbestimmung durch vorsorgliche Verfügungen ("advance directives") für den Fall der Selbstbestimmungsunfähigkeit geschützt werden. Hierzu sind verschiedene Instrumente entwickelt worden, die auch in der gerontopsychiatrischen Versorgung, Behandlung und Forschung mit dementen Kranken eingesetzt werden. Trotz verschiedener Einwände bezüglich der Authentizität von vorsorglichen Patientenverfügungen und der fraglichen personalen Identität während des dementiellen Prozesses überwiegen die Vorteile solcher Verfügungen, die am besten eine generelle Bevollmächtigung einer vertrauten Person mit konkreten schriftlich oder mündlich gegebenen Anweisungen des Verfügenden verbindet. Da diese Instrumente in Deutschland bisher kaum Anwendung bei der Behandlungs- und Entscheidungsplanung von Patienten mit einer Demenz vom Alzheimer-Typ finden, sollte über die Möglichkeit vorsorglicher Patientenverfügungen von ärztlicher Seite verstärkt aufgeklärt werden. Bei differenzierter Anwendung eignen sich vorsorgliche Patientenverfügungen auch für den Bereich der medizinischen Forschung mit dementen Kranken (Kap. 4.2).

Für die Aufklärung und Einwilligung werden in der medizinischen Forschung in der Regel höhere Anforderungen gestellt als für die erprobte Standardbehandlung ("double standard"). Daraus ergeben sich für die Erforschung der Demenz vom Alzheimer-Typ schwerwiegende Probleme, insbesondere wenn nicht mehr einwilligungsfähige Kranke untersucht werden. Dem Schutz der Selbstbestimmungsrechte des Einzelnen steht dabei ein hoher Forschungsbedarf bei dieser Erkrankung gegenüber. Zum Schutz des Patienten in der medizinischen Forschung ist es seit den ersten Regulierungen zur medizinischen Forschung mit Menschen (Kap. 3.1.2) üblich, zwischen "therapeutischer" und "nicht-therapeutischer" Forschung zu unterscheiden. Diese Differenzierung ist aus zwei Gründen medizinethisch nicht ausreichend. Erstens müssen in der gegenwärtigen medizinischen Forschungspraxis weitere Formen zwischen ausschließlichem Heilversuch und ausschließlichem Humanexperiment unterschieden werden (Kap. 4.3.2). Zweitens erfolgt die Klassifizierung "therapeutisch" versus "nicht-therapeutisch" ausschließlich nach dem potentiellen Nutzen für den Betroffenen. Dabei gehört eine Untersuchung mit geringem Nutzen und hohem Risiko zur "unproblematischen therapeutischen Forschung", während ein Versuch ohne Nutzen und mit geringem Risiko als "problematische nicht-therapeutische Forschung" eingeordnet wird. Diese Differenzierung ist medizinethisch unbefriedigend, da ihr konzeptioneller Ansatz die ethische Bedeutung der individuellen Nutzen-Risiko-Abwägung verkennt. Vielmehr muß in einem Informed Consent-Prozeß der Proband über Nutzen und Risiken durch den Arzt aufgeklärt werden, die Abwägung derselben sollte jedoch unabhängig von der o.g. 2-Typen-Einteilung nach seiner eigenen individuellen Nutzen-Risiko-Abwägung und Präferenz geschehen. Dabei kommt dem Risikofaktor eine besondere Bedeutung zu, da in klinischen Studien über das Risiko häufig eine genauere Aussage gemacht werden kann als über den potentiellen Nutzen derselben. Weiterhin stellt die Entscheidung über das Eingehen von Risiken eine subjektive und sehr individuelle Entscheidung dar, die nicht durch eine vorherige Klassifikation getroffen werden kann, sondern nach Aufklärung durch den Betroffenen selbst entschieden werden muß. Da für die Erforschung der Alzheimerschen Erkrankung Forschungsuntersuchungen ohne potentiellen persönlichen Nutzen mit minimalem Risiko bzw. minimaler Belastung für den Probanden eine wichtige Rolle spielen, kommt diesen medizinethischen Überlegungen praktische Relevanz zu.

In der vorliegenden Untersuchung wurden ethische Probleme, die bei der Umsetzung des Prinzips der Patientenautonomie in der psychiatrischen Praxis entstehen, analysiert. Dabei wird deutlich, daß es sich nicht um lediglich Umsetzungsprobleme von der Theorie in die Praxis handelt, sondern grundsätzliche medizinethische Fragen zu beantworten sind, die in der theoretischen medizinethischen Literatur bislang unzureichend Beachtung fanden. Das Spannungsfeld zwischen Respekt vor der Selbstbestimmung des psychisch Kranken und der Behandlung zum Wohl des Patienten ist nicht dadurch lösbar, daß lediglich mehr Autonomie verlangt wird. Denn die konsequente Anwendung des Autonomieprinzips mit den daraus abgeleiteten Standards für die Einwilligungsfähigkeit führt in der klinischen Praxis dazu, daß viele Patienten als einwilligungsunfähig und damit nicht autonom entscheidungsfähig eingestuft werden. Mit den dabei zugrundeliegenden kognitiven und intellektuellen Standards ist eine Situation erreicht, die droht in das Gegenteil von dem umzuschlagen, für die sie ursprünglich geschaffen wurde. Für die klinische Praxis kann daraus jedoch nicht eine Rückkehr zu mehr Paternalismus des Arztes zum vermeintlichen Wohl des Kranken abgeleitet werden. Vielmehr soll die Klärung von ethisch problematischen Begriffen, wie z.B. Einwilligungsfähigkeit, therapeutische und nicht-therapeutische Forschung, transparent gemacht und in ihrer normativen Problematik offen diskutiert werden. Zur Wahrung des Selbstbestimmungsrechtes in der Praxis soll die Anforderung an die Selbstbestimmungsfähigkeit in ein relationales Verhältnis zum gesundheitlichen Wohl des Patienten gesetzt werden. Darüber hinaus müssen Patienten mehr Partizipations- und Gestaltungsmöglichkeiten in Form von Patientenverfügungen, Vorsorgevollmachten, Betreuungsverfügungen im Vorfeld einer akuten psychischen Störung ermöglicht werden. Die konkrete Anwendung und Interpretation dieser Instrumente kann nur in einer individuellen Arzt-Patient-Beziehung geschehen, in der offene Kommunikation, Vertrauen und Kompetenz Voraussetzungen für den Prozeß einer gemeinsamen Entscheidung zwischen Arzt und Patient sind. In diesem praxisrelevanten Bereich zwischen theoretischer Medizinethik und praktischer Medizin besteht weiterhin großer Forschungsbedarf. Die Klärung dieser Fragen stellt eine Aufgabe und Herausforderung für eine klinische Medizinethik dar, die in Deutschland jedoch bisher nicht instutionalisiert werden konnte.

Literaturverzeichnis

Abramovitch H, Schwartz E (1996) Three stages of medical dialogue. Theor Med 17:175-187

Ach JS, Gaidt A (Hrsg) (1993) Herausforderungen der Bioethik. Frommann-Holzboog, Stuttgart

Ärztekammer Berlin (1999) Berufsordnung der Ärtekammer Berlin. Berliner Ärzte 6/99:25-35

Alexander L (1949) Medical Science under dictatorship. N Engl J Med 241:39-47

Alexander GJ, Szasz TS (1973) From contract to status via psychiatry. Santa Clara Lawyer 13:537-559

Alfidi J (1971) Informed Consent: A study of patient reaction. JAMA 216:1325-1329

Amelung K (1995a) Probleme der Einwilligungsfähigkeit. Recht & Psychiatrie 13:20-28

Amelung K (1995b) Vetorechte beschränkt Einwilligungsfähiger in Grenzbereichen medizinischer Interventionen. Schriftenreihe der Juristen Gesellschaft zu Berlin. Heft 140. de Gruyter, Berlin

Amelung K (1996) National report Germany. In: Koch HG, Reiter-Theil S, Helmchen H (eds) Informed consent in psychiatry. Nomos, Baden-Baden, pp 97-128

Annas GJ (1992) The changing landscape of human experimentation: Nuremberg, Helsinky, and beyond. Health Matrix 2:119-140

Annas GJ (1995) The failure of the local IRB system and what needs to be done to make protocol reviews an effective mechanism to protect the rights and welfare of research subjects. Vortrag auf der Tagung "Ethics in neurobiological research with human subjects. Baltimore, 7.-9.1.1995 (nicht publiziert)

Annas GJ, Grodin MA (1992) The Nazi doctors and the Nuremberg Code. Human rights in human experimentation. Oxford University Press, New York

Annas GJ, Glantz LH (1997) Informed consent to research on institutionalized menatally disabled persons: The dual problems of incapacity and voluntariness. In: Shamoo AE (ed) Ethics in neurobiological research with human subjects. Gordon and Breach, Amsterdam, pp 55-79

Anschütz F (1987) Ärztliches Handeln. Grundlagen, Möglichkeiten, Grenzen, Widersprüche. Wissenschaftliche Buchgesellschaft, Darmstadt

Antuono PG, for the Mental Study Group (1995) Effectiveness and safety of Velnacrine for the treatment of Alzheimer's disease. A double-blind, placebo-controlled study. Arch Intern Med 155:1766-1772

Appelbaum PS (1988) The right to refuse treatment with antipsychotic medications: Retrospect and prospect. Am J Psychiat 145:413-419

Appelbaum PS, Roth LH (1981) Clinical issues in the assessment of competency. Am J Psychiat 138:1462-1467

Appelbaum PS, Mirkin SA, Bateman AL (1981) Empirical assessment of competency to consent to psychiatric hospitalisation. Am J Psychiat 138:1170-1176

Appelbaum PS, Roth LH (1982a) Competency to consent to research. A psychiatric overview. Arch Gen Psychiat 39:951-958

Appelbaum PS, Roth LH (1982b) Treatment refusal in medical hospitals. In: President's Commission for the study of ethical problems in medicine and biomedical and behavioral research (ed): Making health care decisions: The ethical and legal implications of informed consent in the patient-practioner relationship. Vol 3, Appendices. Empirical studies of informed consent. US Government Printing Office, Washington DC

Appelbaum PS, Roth LH (1983) The structure of informed consent in psychiatric research. Behav Sci & Law 1(4):9-19

Appelbaum PS, Lidz CW, Meisel A (1987) Informed Consent. Legal Theory and Clinical Practise. Oxford University Press, New York

Appelbaum PS, Roth LH, Lidz CW, Benson P, Winslade W (1987a) False hopes and best data: Consent to research and the therapeutic misconception. Hastings Cent Rep 17(2):20-24

Appelbaum PS, Grisso T (1988) Assessing patients'capacities to consent to treatment. New Engl J Med 319:1635-1638

Appelbaum PS, Grisso T (1992) Manual for Perception of Disorder (POD). University of Massachusetts Medical School, Worcester

Appelbaum PS, Grisso T (1995) The MacArthur Treatment Competence Study. I. Mental illness and competence to consent to treatment. Law Human Behav 19:105-126

Askew G, Pearson KW, Cryer D (1990) Informed consent: Can we educate patients? J Royal Coll Surg Edin 35:308-310

Baker MR, Taub HA (1983) Readability of informed consent forms for research in a Veterans Administration medical center. JAMA 250:2646-2648

Barocka A (1988) Probleme ethischer Normen in der Psychiatrie. Habilitationsschrift. Medizinische Fakultät der Universität Erlangen-Nürnberg

Baumgarten E (1980) The concept of 'competence' in medical ethics. J Med Ethics 6:180-184

Beauchamp TL (1995) Paternalism. In: Reich WT (ed) Encyclopedia of Bioethics. Revised edition. Macmillan, New York, pp 1914-1920

Beauchamp TL, McCullough LB (1984) Medical Ethics: The moral responsibilities of physicians. Englewood Cliffs, New York

Beck J (Hrsg) (1996) Patiententestament. Eine Hilfe für alle? Kolloquium der Ev. Akademie Bad Boll am 22.1.1996. Protokolldienst 1/96. Ev. Akademie, Bad Boll

Beckmann JP (Hrsg) (1996) Fragen und Probleme einer medizinischen Ethik. de Gruyter, Berlin

Belmont Report (1979) National commission for the protection of human subjects of biomedical and behavioral research (ed) Ethical principles and guidelines for the protection of human subjects of research. US Government Printing Office, Washington DC

Benkert O (1995) Klinische Prüfungen bei einwilligungsunfähigen Patienten. Ein Mainzer Vorschlag zur Korrektur des Arzneimittelgesetzes. Nervenarzt 66:864-868

Benn S (1988) A theory of freedom. Cambridge University Press, Cambridge

Benson H, Gordon L, Mitchell C (1977) Patient education and intrauterine contraception: a study of two package inserts. Am J Public Health 67:446-449

Benson PR (1983) Informed consent: Drug information disclosed to patients prescribed antipsychotic medication. J Nerv Ment Dis 172:642-652

Benson PR, Roth LH, Winslade WJ (1985) Informed consent in psychiatric research. Preliminary findings from an ongoing investiogation. Soc Sci Med 20:1331-1341

Benson PR, Roth LH, Appelbaum PS, Lidz CW, Winslade WJ (1988) Information disclosure, subject understanding, and informed consent in psychiatric research. Law Hum Behav 12:455-475

Berg JM, Karlinsky H, Lowy FH (eds)(1991) Alzheimer's disease research: Ethical and legal issues. Carswell, Toronto
Berg JM, Karlinsky H, Lowy FH, Kirkland JL, Meier HMR (1991) Ethical and legal guidelines for Alzheimer's disease research: Progress, problems and current recommendations. In: Berg JM, Karlinsky H, Lowy FH (eds) Alzheimer's disease research: Ethical and legal issues. Carswell, Toronto, pp 333-354
Berghmans RLP (ed)(1995) Ethical issues in biomedical research with cognitively impaired elderly subjects. Final report of a concerted action funded by the European Comission DG-XII Science, Research and Development; within the 'Biomedical and Health Research Programe' BIOMED 1. The Institute of Bioethics, Maastricht (Manuskript)
Berghmans RLP (1996) Advance directives for clinical research in dementia. Some ethical and policy considerations. Vortrag auf dem Kongress "Ethical and legal issues of clinical research involving demented people", Mailand, 5.11.1996. Unveröffentlichtes Manuskript
Berlin RM, Canaan A (1991) A family systems approach to competency evaluations in the elderly. Psychosomatics 32:349-354
Bernal y del Rio V (1990) Psychiatrische Ethik. In: Freedmann AM, Kaplan HI, Sadock BJ, Peters UH (Hrsg) Psychiatrie in Praxis und Klinik Bd 5, Psychiatrische Probleme der Gegenwart I. Thieme, Stuttgart, S 328-343
Blackhall LJ, Murphey ST, Frank G, Michel V, Azen S (1995) Ethnicity and attitudes toward patient autonomy. JAMA 274:820-825
Bloch S (1995) Abuses of psychiatry. In: Reich WT (ed) Encyclopedia of bioethics. Revised edition. Macmillan, New York, pp 2126-2132
Bloch S, Chodoff P (1984) Psychiatric ethics. Oxford University Press, Oxford
Blustein J (1993) The family in medical decisionmaking. Hastings Cent Rep 23(3):6-13
Braceland FJ (1969) Historical Perspectives of the Ethical Practise of Psychiatry. Amer J Psychiat 126:116-122
Branch CHH (1969) Do Ethical Standards change? Amer J Psych 126:130-131
British Medical Association (BMA), The Law Society (1995) Assessment of mental capacity. Guidance for doctors and lawyers. British Medical Association, London
Brock DW (1991) The ideal of shared decision making between physicians and patients. Kennedy Inst Ethics J 1(1):28-47
Brock DW (1993) A proposal for the use of advance directives in the treatment of incompetent mentally ill persons. Bioethics 7:247-256
Brock DW, Wartman SA (1990) When competent patients make irrational choices. N Engl J Med 322:1595-1599
Brod MS, Feinbloom RI (1990) Feasibility and efficacy of verbal consents. Research on Aging 12:364-372
Brody H (1992) The healer's power. Yale University Press, New Haven
Buchanan AE (1978) Medical paternalism. Philosophy and Public Affairs 7:370-390
Buchanan AE (1983) Medical paternalism. In: Sartorius R (ed) Paternalism. University of Minnesota Press, Minneapolis
Buchanan AE, Brock DW (1989) Deciding for others: The ethics of surrogate decision making. Cambridge University Press, Cambridge
Bulletin of Medical Ethics (1990) New studies in informed consent. Review. Bull Med Ethics December 1990
Bulletin of Medical Ethics (1993) Empirical data is vital to bioethics. Bull Med Ethics, March 1993:16-24
Bundesärztekammer (1990) Empfehlungen zur Patientenaufklärung. Dt Ärztebl 87:B940-942

Bundesärztekammer (1997) Stellungnahme der "Zentralen Ethikkommission" bei der Bundesärztekammer "Zum Schutz nicht-einwilligungsfähiger Personen in der medizinischen Forschung". Dt Ärztebl 94:C759-760

Bundesärztekammer (1998) Grundsätze der Bundesärztekammer zur ärztlichen Sterbebegleitung. Dt Ärztebl 95:C1689-1691

Bundesministerium der Justiz (1994) Das neue Betreuungsgesetz. 5. Ausgabe. Bundesministerium der Justiz, Bonn

Burt RA (1978) Informed consent in mental health. In: Reich WT (ed) Encyclopedia of bioethics. Free Press, New York, pp 762-767

Cahn CH (1980) Consent in Psychiatry. The position of the Canadian Psychiatric Association. Can J Psychiat 25:78-84

Cairns JA (1985) Aspirin, sulfinpyrazone, or both in unstable angina. N Engl J Med 313:1369-1375

Callahan D (1996) Controlling the costs of health care for the elderly - fair means and fouls. N Engl J Med 335:744-746

Carmi A, Schneider S, Hefez A (1986) Psychiatry - Law and Ethics. Springer, Berlin Heidelberg New York

Carres JA, Rhodes LA (1995) Western bioethics on the Navajo reservation. Benefit or harm? JAMA 274:826-829

Carstensen G (1989) Vom Heilversuch zum medizinischen Standard. Dt Ärztebl 86: C1531-1533

Cassell EJ, Katz J (1978) Informed consent in the therapeutic relationship. In: Reich WT (ed) Encyclopedia of bioethics. Free Press, New York, pp 767-778

Cassileth BR, Zupkis RV, Sutton-Smith K (1980) Informed consent - why are its goals imperfectly realized? N Eng J Med 302:986-900

Checkland D, Silberfeld M (1995) Reflections on segregating and assessing areas of competence. Theor Med 16:375-388

Checkland D, Silberfeld M (1996) Mental competence and the question of benefit intervention. Theor Med 17:121-134

Christison JS (1896) Normal mind. JAMA 26:311-313

Copeland JRM, Dewey ME, Henderson AS, Kay DWK, Neal CD, Harrison MAM, McWilliam C, Forshaw D, Shiwach R (1988) The Geriatric Mental State (GMS) used in the community: replication studies of computerized diagnosis AGECAT. Psychol Med 18: 219-223

Culver CM, Gert B (1982) Philosophy in Medicine. Oxford University Press, New York

Davies-Osterkamp S (1977) Angst und Angstbewältigung bei chirurgischen Patienten. Medizinische Psychologie 3:169-184

DeGrazia D (1991) The ethical justification for minimal paternalism in the use of the predictive test for Huntington's disease. J Clin Ethics 2:219-227

Delano SJ, Zucker JL (1994) Protecting mental health research subjects without prohibiting progress. Hosp Com Psychiat 45:601-603

Delvecchio Good MJ (1995) American Medicine: The question of competence. University of California Press, Berkeley

Demy NJ (1971) Informed Opinion on Informed Consent. JAMA 217:696-697

Denney MK, Williamson MS, Penn R (1975) Informed consent: emotional responses of patients. Postgrad Med 60:205-209

Department of Health and Human Services (1991) Rules and Regualtions 45 CFR 46. US Government Printing Office, Washington DC

Deutsche Gesellschaft für Psychiatrie, Psychotherapie und Nervenheilkunde (1996) Stellungnahme der Deutschen Gesellschaft für Psychiatrie, Psychotherapie und Nervenheil-

kunde zum Entwurf einer Bioethikkonvention des Europarates vom 8.3.1996. Nervenarzt 67:888-889
Deutsches Ärzteblatt (1996) Patientenverbände: Mehr Mitspracherecht. Dt Ärztebl 93:C15
DIMDI (1992) Wissenschaftliche Recherche im Auftrag des Autors
Dörner K (1984) Bürger und Irre. Zur Sozialgeschichte und Wissenschaftssoziologie der Psychiatrie. Überarb. Neuauflage, Europäische Verlagsanstalt, Frankfurt am Main
Dörner K (1995) Stellungnahme zum Entwurf einer Bioethik-Konvention des Europarates. In: Deutscher Bundestag, 13. Wahlperiode, Rechtsausschuß (Hrsg): Zusammenstellung der Stellungnahmen zur gemeinsamen Anhörung des Rechtsausschusses, des Ausschusses für Gesundheit und des Ausschusses für Bildung, Wissenschaft, Forschung, Technologie und Technologiefolgenabschätzung am 17.5.1995 (Ausschußdrucksache Nr. 23). Deutscher Bundestag, Bonn, S 2-8
Dresser R (1995) Dworkin on dementia. Elegant theory, questionable policy. Hastings Cent Rep 25(6):32-38
Dresser R (1996) Mentally disabled research subjects. The enduring policy issues. JAMA 276:67-72
Drickamer MA, Lachs MS (1992) Should Patients with Alzheimer's Disease be told their Diagnosis? N Engl J Med 326(14):947-951
Dubiel H (1976) Identität, Ich-Identität. In: Ritter J (Hrsg) Historisches Wörterbuch der Philosophie. Bd 4. Wissenschaftliche Buchgesellschaft, Darmstadt, S 148-152
Dunkle RE, Wykle ML (eds)(1988) Decision making in long-term care. Factors in planing. Springer Publishing Company, New York
Dworkin G (1976) Paternalism. In: Gorovitz S (ed) Moral problems in medicine. Prentice Hall, Englewood Cliffs
Dworkin R (1986) Autonomy and the demented self. Milbank Quart 64 (Suppl. 2):4-16
Dworkin G (1988) The theory and practice of autonomy. Cambridge University Press, New York
Dyer AR (1985) Assessment of competence to give informed consent. In: Melnick VL, Dubler NN (eds) Alzheimer's dementia. Dilemmas in clincal research. Humana Press, Clifton, pp 227-238
Dyer AR (1988) Ethics and Psychiatry: Towards Professional Definition. American Psychiatry Press, Washington DC
Dyer AR, Bloch S (1987) Informed consent and the psychiatric patient. J Med Ethics 13:12-16
Elkeles B (1985) Medizinische Menschenversuche gegen Ende des 19. Jahrhunderts und der Fall Neisser. Rechtfertigung und Kritik einer wissenschaftlichen Methode. Med hist Journal 20:135-148
Elkeles B (1989) Die schweigsame Welt von Arzt und Patient. Einwilligung und Aufklärung in der Arzt-Patient-Beziehung des 19. und frühen 20. Jahrhunderts. Med GG 8: 63-91
Emanuel L (1993) Advance directives: What have we learned so far? J Clin Ethics 4(1):8-16
Emanuel L (1994) Appropiate and inappropiate use of advance directives. J Clin Ethics 5:357-360
Emanuel EJ, Emanuel LL (1996) What is accountability in health care? Ann Intern Med 124:229-239
Emanuel LL and the Working Group on Accountability (1996) A professional response to demades for accountability: Practical recommendations regarding ethical aspects of patient care. Ann Intern Med 124:240-249

Engelhardt HT (1991) Autonomie und Selbstbestimmung: Grundlegende Konzepte der Bioethik in der Psychiatrie. In: Pöldinger W, Wagner W (Hrsg) Ethik in der Psychiatrie. Wertebegründung - Wertedurchsetzung. Springer, Berlin Heidelberg New York, S 61-71

Engelhardt HT (1996) The foundations of bioethics. Second Edition. Oxford University Press, New York

Engelhardt KH, Wirth A, Kindermann L (1973) Kranke im Krankenhaus. Enke, Stuttgart

Epstein LC, Lasagna L (1969) Obtaining informed consent: Form or substance. Arch Intern Med 123:682-688

Erde EL, Nadal EC, Scholl TO (1988) On truth telling and the diagnosis of Alzheimer's disease. J Fam Prac 26:401-406

Eser A, von Lutterotti M, Sporken P (Hrsg) (1989) Lexikon Medizin, Ethik, Recht. Herder, Freiburg

European Commission (1990) European guidelines on clinical trials. Bull Med Ethics Dec 1990:18-23

Faden RR, Beauchamp TL (1980) Decision-making and informed consent: A study of the impact of disclosed information. Social Indicators Res 7:313-336

Faden RR, Beauchamp TL (1986) A history and theory of informed consent. Oxford University Press, New York

Faden R, Faden A (1977) False belief and the refusal of medical treatment. J Med Ethics 3:133-136

Fellner CH, Marshall JR (1969) Twelve kidney donors. JAMA 206:2703-2707

Fellner CH, Marshall JR (1970) Kidney donors: The myth of informed consent. Am J Psychiat 126:1245-1251

Finucane TE, Beamer BA, Roca RP, Kawas CH (1993) Establishing advance directives with demented patients: A pilot study. J Clin Ethics 4(1):51-54

Finzen A (1991) Sozialpsychiatrische Aspekte der Ethik. In: Pöldinger W, Wagner W (Hrsg) Ethik in der Psychiatrie. Wertbegründung - Wertedurchsetzung. Springer, Berlin Heidelberg New York, S 206-215

Fitten LJ, Waite MS (1990) Impact of medical hospitalization on treatment decision-making capacity inthe elderly. Arch Intern Med 150:1717-1721

Fletcher JC, Dommel FW, Cowell DD (1985) A trial policy for the intramural programs of the National Institutes of Health: Consent to research with impaired human subjects. IRB 7(6):1-6

Flechtner KM, Gaebel W, Helmchen H (1990) Lebensverlängernde Maßnahmen versus würdiges Sterben bei dementen Patienten. Ein Fallbeispiel. Nervenarzt 61:561-564

Förstl H, Beyreuther K, Burns A, Byrne J, Czech C, Hentschel F, Zerfass R (1995) Überlegungen zur Diagnostik der Alzheimer-Demenz. Münch Med Wschr 137:816-820

Folstein MF, Folstein SE, McHugh PR (1975) Mini-mental state: A practical method for grading the cognitive state of patients for the clinician. J Psychiat Res 12:189-198

Food and Drug Administration (1981) FDA Rules and Regulations. Part 56 - Institutional Review Boards. Federal Register Vol 46, No 17 (Jan 27, 1981)

Fotion N (1979) Paternalism. Ethics 89:191-198

Foucault M (1973) Wahnsinn und Gesellschaft. Eine Geschichte des Wahns im Zeitalter der Vernunft. Suhrkamp, Frankfurt am Main

Francke R, Hart D (1987) Ärztliche Verantwortung und Patienteninformation. Enke, Stuttgart

Free JP (1993) Decision making in an incapacitated patient. J Clin Ethics 4(1):55-57

Freedman M, Stuss DT, Gordon M (1991) Assessment of competency: The role of neurobehavioral deficits. Ann Int Med 115:203-208

Frese JF III (1997) A consumer/professional's view of ethics in research. In: Shamoo AE (ed) Ethics in neurobiological research with human subjects. Gordon and Breach, Amsterdam, pp 191-194

Fry-Revere S (1990) Legal Trends in Bioethics. J Clin Ethics 1:88-90

Fuchs T (1995) Auf der Suche nach der verlorenen Zeit - die Erinnerung in der Demenz. Forschr Neurol Psychiat 63:38-43

Fulford KWM, Howse K (1993) Ethics of research with psychiatrc patients: principles, problems and the primary responsibilities of researchers. J Med Ethics 19:85-91

Ganzini L, Lee MA (1993) Authenticity, autonomy, and mental disorders. J Clin Ethics 4(1):58-61

Geiselmann (1994) Informed refusal: The patient's influence on long-term treatment. Pharmacopsychiat 27(Suppl):58-62

Geiselmann B, Helmchen H, Nuthmann R (1992) Einwilligungsfähigkeit in der Demenzforschung: Ethische und durchführungstechnische Probleme. Vortrag auf dem Kongress der Deutschen Gesellschaft für Psychiatrie und Nervenheilkunde (DGPN), Köln 26.-30.9.1992

Geiselmann G, Helmchen H (1994) Demented subjects' competence to consent to participate in field studies: The Berlin Ageing Study. Med Law 13:177-184

Gene Therapy Advisory Committee (1995) Writing information leaflets for patients participating in gene therapy research. Bull Med Ethics, Oct. 1995

Gerok W (1988) Ethische Probleme für Arzt und Patient im klinischen Alltag. In: Marquard O, Seidler E, Staudinger H (Hrsg) Ethische Probleme des ärztlichen Alltags. Fink und Schöningh, München, S 9-24

Giebel GD, Troidl H (1997) Aufklärungspflichtverletzung. Implikationen und Aussichten. Langenbecks Arch Chir 382:111-115

Gillon R (1986) Philosophical medical ethics. Wiley, New York

Gillon R (1994) Principles of health care ethics. Wiley & Sons, New York

Glick SM (1997) Unlimited human autonomy - a cultural bias? N Engl J Med 336:954-956

Göppinger H (1956) Die Aufklärung und Einwilligung bei der ärztlichen, besonders der psychiatrischen Behandlung. Fortschr Neurol Psychiatr 24:53-107

Goin MK, Burgoyne RW, Goin JM (1976) Face-lift operation: the patient's secret motivation and reactions to "informed consent". Plast Reconstr Surg 58:273-279

Gostin LO (1995) Informed consent, cultural sensitivity, and respect for persons. JAMA 274:844-845

Gray B (1975) Human subjects in medical experimentation. Wiley & Sons, New York

Gray BH (1975) An assessment of institutional review committees in human experimentation. Med Care 8:318-328

Grisso T, Appelbaum PS (1992) Manual for understanding treatment disclosures. University of Massachusetts Medical School, Worcester

Grisso T, Appelbaum PS (1993) Manual for thinking rationally about treatment. University of Massachusetts Medical School, Worcester

Grisso T, Appelbaum PS, Mulvey EP, Fletcher K (1995) The MacArthur Treatment Competence Study. II. Measures of abilities related to competence to consent to treatment. Law Human Behav 19:127-148

Grisso T, Appelbaum PS (1995a) Comparison of standards for assessing patients' capacities to make treatment decisions. Am J Psychiat 152:1033-1037

Grisso T, Appelbaum PS (1995b) The MacArthur Treatment Competence Study. III. Abilities of patients to consent to psychiatric and medical treatments. Law Human Behav 19:149-174

Grundner TM (1980) On the readability of surgical consent forms. N Engl J Med 302:900-902
Habeck D, Engel HJ, Münstermann W (1977) Patientenmeinungen zur ärztlichen Informierung. Münch Med Wschr 119:861-864
Hagman DG (1970) The medical patient's right to know: Report on a medical-legal-ethical, empirical study. UCLA Law Review 17:758-816
Hall F (1996) Psychopharmaka - Ihre Entwicklung und klinische Erprobung. Zur Geschichte der medikamentösen Therapie in der deutschen Psychiatrie von 1844-1952. Kovac, Hamburg
Hammerschmidt DE, Keane MA (1992) Institutional review boards review lacks impact on the readability of consent forms for research. Am J Med Sci 304:348-351
Hare R (1984) The philosophical basis of psychiatric ethics. In: Bloch S, Chodoff P (eds) Psychiatric ethics. Oxford University Press, Oxford
Harris J (1995) Der Wert des Lebens. Akademie Verlag, Berlin
Harth SC, Johnstone RR, Thong YH (1992) The psychological profile of parents who volunteer their children for clinical research: a controlled study. J Med Ethics 18:86-93
Hassan M, Weintraub M (1976) "Uniformed" consent and the wealthy volunteer: an analysis of patient volunteers in a clinical trial of new anti-inflammatory drug. Clin Pharm Ther 20:379-386
Haupt M, Lauter H (1995) Die Bereitschaft zur Teilnahme an Demenzforschung bei Angehörigen von Alzheimer-Kranken und bei Familienmitgliedern von kognitiv nicht gestörten Personen. Nervenarzt 66:708-711
Have ten HAMJ (1994) Theoretical models and approaches to ethics. In: Health care issues in pluralistic societies. Syllabus of the European Bioethics Seminar, Nijmegen 8.-12.8.1994.
Heigl-Evers A, Heigl FS (1989) Ethik in der Psychotherapie. Psychother Med Psychol 39:68-74
Helmchen H (1975) Ethische und juristische Schwierigkeiten bei der Effizienzprüfung psychiatrischer Therapieverfahren. Nervenarzt 46:397-403
Helmchen H (1984) Kontraindikationen und Verzicht bei der ärztlichen Aufklärung aus der Sicht des Arztes. In: Heim W (Hrsg) Ärztliche Aufklärungspflicht. Deutscher Ärzte-Verlag, Köln
Helmchen H (1986) Ethische Fragen in der Psychiatrie. In: Kisker KP, Lauter H, Meyer JE, Müller C, Strömgren E (Hrsg) Psychiatrie der Gegenwart. 3. Aufl. Bd. 2. Springer, Berlin Heidelberg New York, S 310-368
Helmchen H (1986a) Aufklärung. In: Müller C (Hrsg) Lexikon der Psychiatrie. 2. Aufl. Springer, Berlin Heidelberg New York
Helmchen H (1986b) Einwilligung. In: Müller C (Hrsg) Lexikon der Psychiatrie. 2. Aufl. Springer, Berlin Heidelberg New York, S. 221-224
Helmchen H (1994) Ethics in Psychiatric research. Arch Psychiat Diag Clin Evaluat (Japan) 5:391-402
Helmchen H (1996) Summary and proposals. Common European standards and differences, problems and recommendations. In: Koch HG, Reiter-Theil S, Helmchen H (eds) Informed consent in psychiatry. Nomos, Baden-Baden, pp 381-411
Helmchen H (1997) Forschung mit nicht-einwilligungsfähigen Demenzkranken. Ein aktuelles Problem im Lichte der deutschen Geschichte. Vortrag auf dem 4. Symposium "Psychiatrie und Ethik - Ethik und Schutz psychiatrischer Patienten" der Arbeitsgemeinschaft Europäischer Psychiater (AEP) Straßburg, 17.10.1997
Helmchen H, Kanowski S, Koch HG (1989) Forschung mit dementen Kranken: Forschungsbedarf und Einwilligungsproblematik. Ethik Med 1:83-98

Helmchen H, Lauter H (Hrsg) (1995) Dürfen Ärzte mit Demenzkranken forschen? Analyse des Problemfeldes Forschungsbedarf und Einwilligungsproblematik. Vorgelegt von einem Arbeitskreis aus Psychiatern, Juristen, Theologen und der Deutschen Alzheimer Gesellschaft zum Thema "Forschungsbedarf und Einwilligungsfähigkeit bei psychisch Kranken". Thieme, Stuttgart

Helmchen H, Vollmann J (1999) Ethische Fragen in der Psychiatrie. In: Helmchen H, Henn FA, Lauter H, Sartorius S (Hrsg) Psychiatrie der Gegenwart. 4. Auflage. Bd. 2. Springer, Berlin Heidelberg New York, S 521-579

Hershey N, Bushkoff SH (1969) Informed consent study. Aspen Systems Cooperation, Pittsburgh

High DM (1987) Planning for decisional incapacity. A neglected area in ethics and aging. J Am Geriat Soc 35:814-820

High DM (1992) Research with Alzheimer's disease subjects: Informed consent and proxy decision making. J Am Geriat Soc 40:950-957

Hipshman L (1987) Defining a clinically usefull model for assessing competence to consent to treatment. Bull Am Acad Psych Law 15:235-245

Höffe O (1980a) Freiheit. In: Höffe O (Hrsg) Lexikon der Ethik. 2. Aufl. Beck, München, S 62-65.

Höffe O (1980b) Medizinische Ethik. In: Höffe O (Hrsg) Lexikon der Ethik. 2. Aufl. Beck, München, S 156-159

Höffe O (1987) Medizinische Ethik. In: Görres-Gesellschaft (Hrsg) Staatslexikon. Herder, Freiburg, S 1070-1074

Höffe H (1988) Normative Gerontologie. Entwurf einer neuen Disziplin der Sozialethik. In: Der Aquädukt 1763-1988. Ein Almanach aus dem Verlag C. H. Beck im 225. Jahr seines Bestehens. Beck, München, S 400-412

Höffe O (1990) Über Rechte älterer Menschen - Eine tauschtheoretische Legitimation. In: Lungershausen E (Hrsg) Demenz. Springer, Berlin Heidelberg New York, S 271-277

Höffe O (1991) Transzendentale Interessen - ein "metaphysischer" Grundbegriff der Anthropologie. In: Pöldinger W, Wagner W (Hrsg) Ethik in der Psychiatrie. Wertebegründung - Wertedurchsetzung. Springer, Berlin Heidelberg New York, S 40-48

Hoffman BF, Srinivasan J (1992) A study of competence to consent to treatment in a psychiatric hospital. Can J Psychiat 37:179-182

Hoffman PB, Libow LS (1985) The need for alternatives to informed consent by older patients. In: Melnick VL, Dubler NN (eds) Alzheimer's dementia. Dilemmas in clincal research. Humana Press, Clifton, pp 141-148

Honnefelder L (1991) Person und Menschenwürde. Zum Verhältnis von Metaphysik und Ethik bei der Begründung sittlicher Werte. In: Pöldinger W, Wagner W (Hrsg) Ethik in der Psychiatrie. Wertebegründung - Wertedurchsetzung. Springer, Berlin Heidelberg New York, S 22-39

Honnefelder L (1995) Stellungnahme zum Entwurf einer Bioethik-Konvention des Europarates. In: Deutscher Bundestag, 13. Wahlperiode, Rechtsausschuß (Hrsg): Zusammenstellung der Stellungnahmen zur gemeinsamen Anhörung des Rechtsausschusses, des Ausschusses für Gesundheit und des Ausschusses für Bildung, Wissenschaft, Forschung, Technologie und Technologiefolgenabschätzung am 17.5.1995 (Ausschußdrucksache Nr. 23). Deutscher Bundestag, Bonn, S 24-35

Hope T, Fulford KWM (1996) England and Wales. In: Koch HG, Reiter-Theil S, Helmchen H (eds) Informed consent in psychiatry. Nomos, Baden-Baden, pp 29-66

Howe EG, Gordon DS, Valentin M (1991) Medical determination (amd preservation) of decision-making capacity. Law, Medicine & Health Care 19(1-2):27-33

Humanistischer Verband Deutschlands (1995) Patientenverfügung. Sicherung des Rechts auf humanes Sterben. Humanistischer Verband, Berlin
Husak DS (1981) Paternalism and autonomy. Philosophy and Public Affairs 10:27-46
Hutson MM, Blaha JD (1991) Patients' recall of preoperative instruction for informed consent for an operation. J Bone & Joint Surg Am 73:160-162
Jäckel E (1996) Das Wertbild der Ärzteschaft 50 Jahre nach dem Nürnberger Ärzteprozeß. Vortrag auf dem 99. Deutschen Ärztetag Köln, 4.-8.6.1996
Jameton A (1985) An alternative approach to informed consent in research with vulnerable patients. In: Melnick VL, Dubler NN (eds) Alzheimer's dementia. Dilemmas in clinical research. Humana Press, Clifton, pp 109-122
Janofsky JS, McCarthy RJ, Folstein MF (1992) The Hopkins Competency Assessment Test: A brief method for evaluating patients' capacity to give informed consent. Hosp Com Psychiat 43:132-136
Jennings B (1996) Beyond the harm principle: From autonomy to civic responsibility. In: Taitte WL (ed) Moral values: The challenge of the 21st century. The Andrew R. Cecil lectures on moral values in a free society, Vol XVII. University of Texas Press, Austin
Johnston SC, Pfeifer MP, McNutt R; for the End of Life Study Group (1995) The discussion about advance directives. Patient and physician opinions regarding when and how it should be conducted. Arch Intern Med 155:1025-1030
Jonas H (1985) Technik, Medizin und Ethik. Praxis des Prinzips Verantwortung. Insel, Frankfurt a.M.
Jones GH (1995) Informed consent in chronic schizophrenia. Br J Psychiat 167: 565-568
Jonsen AR, Siegler M, Winslade WJ (1982) Clinical Ethics. A practical approach to ethical decisions in clinical medicine. Macmillan, New York
Kahlke W, Reiter-Theil S (Hrsg) (1995) Ethik in der Medizin. Enke, Stuttgart
Kapp MB (1994) Proxy decision making in Alzheimer disease research: Durable powers of attorney, guardianship, and other alternatives. Alzh Dis Ass Disord 8(Suppl. 4):28-37
Karlinsky H, Lennox A (1991) Assessment of competency of persons with Alzheimer's disease to provide consent for research. In: Berg JM, Karlinsky H, Lowy FH (eds) Alzheimer's disease research: Ethical and legal issues. Carswell, Toronto, pp 76-90
Kassirer JP (1994) Incorporating patients' preferences into medical decisions. N Eng J Med 330:1895-1896
Katz J (1984) The silent world of doctor and patient. Free Press, New York
Katz J (1992) Duty and caring in the age of informed consent and medical science: Unlocking Peabody's secret. Humane Medicine 8:187-197
Kaufmann CL (1983) Informed consent and patient decision making: Two decades of research. Soc Sci Med 17:1657-1664
Kehrer F (1917) Zur Frage der Behandlung der Kriegsneurosen. Z Ges Neurol Psychiat 36:1-22
Kern BR, Laufs A (1983) Die ärztliche Aufklärungspflicht unter besonderer Berücksichtigung der richterlichen Spruchpraxis. Springer, Berlin Heidelberg New York
Kerridge BA, Lowe M, Mitchell K (1995) Competent patients, incompetent decisions. Ann Intern Med 123:878-881
Kerrigan DD, Thevasagayam RS, Woods TO, McWelch I, Thomas WEG, Shorthouse AJ, Dennison AR (1993) Who's afraid of informed consent? BMJ 306:298-300
Keyserlingk EW, Glass K, Kogan S, Gauthier S (1995) Proposed guidelines for the participation of persons with dementia as research subjects. Persp in Biol and Med 38(2):319-361

Kielstein R, Sass HM (1993a) Wertanamnese und Betreuungsverfügung. Instrumente zur Selbstbestimmung des Patienten und zur Entscheidungshilfe des Arztes und Betreuers. 2. und überarb. Aufl. Medizinethische Materialien Bochum, Heft 81

Kielstein R, Sass HM (1993b) Using stories to asess values and establish medical directives. Kennedy Inst Ethics J 3:303-325

Kimura R (1986) Bioethik als metainterdisziplinäre Disziplin. MMG 11:247-253

Kindt H (1988) Ethische Fragen im Umgang mit psychisch Kranken. In: Marquard O, Seidler E, Staudinger H (Hrsg) Ethische Probleme im ärztlichen Alltag. Fink und Schöningh, München, S 52-63

King J (1986) Informed Consent - A review of the empirical evidence. Bull Med Ethics, Suppl No 3:3-19

King NMP (1995) Experimental treatment. Oxymoron or aspiration? Hastings Cent Rep 25(4):6-15

Kirby MD (1983) Informed consent: what does it mean? J Med Ethics 9:69-75

Kirchhoff U (1992) Rechtsqualität der "Good Medical Practice". Gute Klinische Praxis für die klinische Prüfung von Arzneimitteln in der Europäischen Gemeinschaft. Dt Ärztebl 89:B1469-B1470

Kitword T (1993) Person and process in dementia. Int J Geriat Psychiat 8:541-545

Klinkhammer G (1995) Aufklärung des Patienten schafft Vertrauen. Dt Ärztebl 92:C2284

Knapp S, VandeCreek L (1987) Privileged communications in the mental health professions. Van Nostrand Reinhold, New York

Koch HG (1996) Die Wertigkeit der prospektiven Dokumentation. In: Anschütz F, Wedler HL (Hrsg) Suizidprävention und Sterbehilfe. Ullstein Mosby, Berlin, S 227-233

Koch HG, Meran JG, Sass HM (1994) Patientenverfügung und stellvertretende Entscheidung in rechtlicher, medizinischer und ethischer Sicht. Medizinethische Materialien Bochum, Heft 93

Koch HG, Reiter-Theil S, Helmchen H (eds)(1996) Informed consent in psychiatry. European perspectives of ethics, law and clinical practice. Nomos, Baden-Baden

Kojima D (1991) A survey on informed consent. Approach to cancer treatment. J Nippon Med School 58:39-49

Komrad MS (1983) A defence of medical paternalism: Maximising patient's autonomy. J Med Ethics 9:38-44

Korff W, Beck L, Mikat P (Hrsg) (1998) Lexikon der Bioethik. Gütersloher Verlagshaus, Gütersloh

Kuczewski MG (1994) Whose will is it, anyway? A discussion of advance directives, personal identity, and consensus in medical ethics. Bioethics 8:27-48

Kuczewski MG (1996) Reconceiving the family. The process of consent in medical decisionmaking. Hastings Cent Rep 26(2):30-37

Kuttig L (1993) Autonomie zwischen ethischem Anspruch und medizinischer Wirklichkeit. In: Eckensberger LH, Gähde U (Hrsg) Ethische Norm und empirische Hypothese. Suhrkamp, Frankfurt a.M., S 268-283

Lamb GC, Green SS, Heron J (1994) Can physicians warn patients of potential side effects without fear of causing those side effects? Arch Intern Med 154:2753-2756

Lankton JW, Batchelder BM, Ominsky AJ (1977) Emotional responses to detailed risk disclosure for anesthesia: a prospective randomised study. Anesthesiology 46:294-296

Lauter H, Kurz A (1989) Demenzerkrankungen im mittleren und höheren Lebensalter. In: Kisker KP, Lauter H, Meyer JE, Müller C, Strömgren E (Hrsg) Psychiatrie der Gegenwart 3. Aufl. Bd. 8. Springer, Berlin Heidelberg New York, S 136-200

Lavelle-Jones C, Byrne DJ, Rice P, Cuschieri A (1993) Factors affecting quality of consent. BMJ 306:885-890

Lee MA, Ganzini L (1992) Depression in the elderly: Effects on patient attitudes toward life-sustaining therapy. J Am Geriat Soc 40:983-988

Leeb D, Bowers DG, Lynch JB (1976) Observations on the myth of "informed consent". Plast Reconstr Surg 58:280-282

Leidinger F (1995) Die Schuld des Schwachen? Kommentar zu einem Buch über Demenzforschung. Mabuse Nr. 97 (Aug/Sept 1995), 39-42

Leist A (1994) Patientenautonomie und ärztliche Verantwortung. Z ärztl Fortbild 88:733-742

Lenckner T (1992) Einwilligung. In: Eser A, Luterotti von M, Sporken P (Hrsg) Lexikon Medizin, Ethik, Recht. Herder, Freiburg, S 271-279

Levine RJ (1986) Ethics and regulation of clinical research. 2nd edition. Urban & Schwarzenberg, Balitimore

Levine RJ (1991) Informed consent: Some challenges to the universal validity of the Western model. Law Med & Health Care 19:207-213

Levine RJ (1995) Informed consent. Consent issues in human research. In: Reich WT (ed) Encyclopedia of Bioethics. Revised edition. Macmillan, New York, pp 1241-1250

Levine RJ (1996) Proposed regulations for research involving those institutionalized as mentally infirm: A consideration of their relevance in 1996. IRB - A Review of Human Subjects Research 18(5):1-10

Lidz CW, Meisel A (1982) Informed consent and the structure of medical care. In: President's Commission for the study of ethical problems in medicine and biomedical and behavioral research. (ed) Making health care decisions: The ethical and legal implications of informed consent in the patient-practiner relationship. Vol 3, Appendices. Empirical studies of informed consent. US Government Printing Office, Washington DC

Lidz CW, Meisel A, Zerubavel E, Carter M, Sestak M, Roth LH (1984) Informed Consent. A study of decisionmaking in psychiatry. Guilford, New York

Lidz CW, Appelbaum PS, Meisel A (1988) Two models of implementing informed consent. Arch Intern Med 148:1385-1389

Lindemann Nelson J (1995) Taking families seriously. Hastings Cent Rep 22(4):6-12

Lindemann Nelson J, Lindemann Nelson H (1996) Alzheimers: Answer to hard questions for families. Doubleday, New York

Linden M (1993) Maßnahmen zur Förderung der Patienten-Compliance. In: Möller HJ (Hrsg) Therapie psychiatrischer Erkrankungen. Enke, Stuttgart, S 104-113

Linden M, Chaskel R (1981) Information and consent in schizophrenic patients in long-term treatment. Schizoph Bull 7:372-378

Linzbach M (1980) Informed Consent. Die Aufklärungspflicht des Arztes im Amerikanischen und im Deutschen Recht. Lang, Frankfurt a.M.

Llewellyn-Thomas HA, McGreal MJ, Thiel EC, Fine S, Erlichman C (1991) Patients' willingness to enter clinical trials: measuring the association with perceived benefit and preference for decision participation. Soc Sci Med 32:35-42

Lo B (1990) Assessing decision-making capacity. Law, Medicine & Health Care 18:193-201

Loftus EF, Fries JF (1979) Informed consent may be hazardous to health. Science 204:11

Logan RL, Scott PJ (1996) Uncertainty in clinical practice: implications for quality and costs of health care. Lancet 347:595-598

Luderer HJ (1989) Aufklärung und Information in der Psychiatrie. Fortschr Neurol Psychiat 57:305-318

Luderer HJ, Böcker FM (1993) Clinicians' information habits, patients' knowledge of diagnosis and etiological concepts in four different clinical samples. Acta Psychiatr Scand 88:266-272

Luther E, Thaler B (1967) Das hippokratische Ethos. Untersuchnugen zu Ethos und Praxis in der deutschen Ärzteschaft. Wissenschaftliche Beiträge der Martin-Luther-Universität Halle-Wittenberg, Halle

Lutterotti von M, Sporken P, Lenckner T (1992) Aufklärung/Aufklärungspflicht. In: Eser A, Lutterotti von M, Sporken P (Hrsg) Lexikon Medizin, Ethik, Recht. Herder, Freiburg, S 132-150

Lann J, Teno JM (1995) Death and dying: euthanasia and substaining life. III. Advance directives. In: Reich WT (ed) Encyclopedia of Bioethics. Revised edition. Macmillan, New York, pp 572-577

Lynoe N, Sandlund M, Dahlqvist G, Jacobsson L (1991) Informed consent: Study of quality of information given to participants in a clinical trial. BMJ 303:610-613

Mann F (1984) Aufklärung in der Medizin. Theorie - Empirische Ergebnisse - Praktische Anleitung. Schattauer, Stuttgart

Mappes TA, Zembaty JS (1994) Patient choices, family interests, and physician obligation. Kennedy Inst Ethics J 4:27-46

Marson DC, Schmitt FA, Ingram KK, Harrell LE (1994) Determining the competency of Alzheimer patients to consent to treatment and research. Alzheimer Disease and Associated Disorders 8(Suppl 4):5-18

Marson DC, Chatterjee A, Ingram KK, Harrell LE (1996) Towards a neurological model of competency: Cognitive predictors of capacity to consent in Alzheimer's disease using three different legal standards. Neurology 46:666-672

Martin DC, Arnold JD Zimmermann TF (1968) Human subjects in clinical research - a report of thre studies. N Eng J Med 279:1426-1431

Mattheis R (1997) Nützt es dem Patienten? Berliner Ärzte 6/97:3

Mayer KU, Baltes PB (Hrsg) (1996) Die Berliner Altersstudie. Ein Projekt der Berlin-Brandenburgischen Akademie der Wissenschaften. Akademie Verlag, Berlin

Mazur DJ, Merz JF (1993) How the manner of presentation of data influences older patients in determining their treatment preferences. J Am Geriatr Soc 41:223-228

McCarthy CR (1985) Current regulations for the protection of human subjects. In: Melnick VL, Dubler NN (eds) Alzheimer's dementia. Dilemmas in clincal research. Humana Press, Clifton, pp 13-18

McCollum AT, Schwartz AH (1969) Pediatris research hospitatisation: its meaning to parents. Pediatr Res 3:199-204

McNamara RM, Monti S, Kelly JJ (1995) Requesting consent for an invasive procedure in newly deceased adults. JAMA 273:310-312

Meijers LCM and Committee (1995) Committee-Report "Medical experiments with incapacitated persons" to the Ministry for Health, Welfare, and Sport and to the Ministery of Justice. Den Haag, Netherlands

Meisel A, Roth LH, Lidz CW (1977) Towards a model of the legal doctrine of informed consent. Am J Psychiat 143:285-289

Meisel A, Roth LH (1981) What we do and do not know about informed consent. JAMA 246:2473-2477

Melnick VL, Dubler NN, Weisbard A, Bulter RN (1984) Clinical research in senile dementia of the Alzheimer type: Suggested guidelines addressing the ethical and legal issues. J Am Geriat Soc 32:531-536

Melnick VL, Dubler NN (eds)(1985) Alzheimer's dementia. Dilemmas in clincal research. Humana Press, Clifton

Miles SH, Koepp R, Weber EP (1996) Advance End-of-life treatment planning. A research review. Arch Intern Med 156:1062-1068

Miller BL (1985) Autonomy and proxy consent. In: Melnick VL, Dubler NN (eds) Alzheimer's dementia. Dilemmas in clincal research. Humana Press, Clifton, pp 239-263
Miller B (1995) Autonomy. In: Reich WT (ed) Encyclopedia of bioethics. Revised edition. Macmillan, New York, pp 215-220
Miller FG (1993) The concept of medically indicated treatment. J Med Phil 18:91-98
Mitscherlich A, Mielke F (1947) Das Diktat der Menschenverachtung. Schneider, Heidelberg
Mitscherlich A, Mielke F (1949) Wissenschaft ohne Menschlichkeit. Medizinische und eugenische Irrwege unter Diktatur, Bürokratie und Krieg. Schneider, Heidelberg
Moll A (1902) Ärztliche Ethik. Die Pflichten des Arztes in allen Beziehungen seiner Tätigkeit. Enke, Stuttgart
Moorhouse JA (1993) Autonomy and beneficence: Striking a balance in Alzheimer's disease research. UMI Dissertation Information Service, Ann Arbor
Moreno JD (1993) Health-care agents: Decisional capacity and legal compliance. J Clin Ethics 4:173-174
Morreim EH (1993) Impairments and impediments in patients' decision making: Refraiming the competence question. J Clin Ethics 4:294-307
Morrow G, Gootnick J, Schmale A (1978) A simple technique for increasing cancer patients' knowledge of informed consent to treatment. Cancer 42:793-799
Müller RT (1993) Erfahrungen mit einem computergestützten Konzept zur ärztlichen Aufklärung. Dt Ärztebl 90:A2462-2467
Murphy JG (1974) Incompetence and paternalism. Archiv für Rechts- und Sozialphilosophie 60:465-486
National Reference Center for Bioethical Literature (ed) (1988) Basis Resources in Bioethics. Georgetown University, Washington D.C.
Neubauer H (1993) Kriterien für die Beurteilung der Einwilligungsfähigkeit bei psychisch Kranken. Psychiat Prax 20:166-171
Norden M (1995) Whose life it is anyway? A study in respect for autonomy. J Med Ethics 21:179-183
Northoff G (1997) Neurophilosophische Untersuchungen zum Problem der personalen Identität bei operativ-implantativen Eingriffen in das Gehirn am Beispiel der fetalen Hirngewebstransplantation bei der Parkinson-Erkrankung. Habilitationsschrift im Fach Philosophie, Heinrich-Heine-Universität Düsseldorf
Novack DH, Plumer R, Smith RL, Ochitill HO, Morrow GR, Bennett JM (1979) Changes in physicians' attitudes toward telling the cancer patient. JAMA 241:897-900
Nuremberg Code (1947) Trials of war criminals before the Nuremberg military tribunals und control council Law No 10, Vol 2. US Government Printing Office, Washington DC
Nusbaum JG, Chenitz WC (1990) A grounded theory study of the informed consent process for pharmacological research. West J Nurs Res 12:215-228
Oddens BJ, Algra A, van Gijn J (1992) How much information is retained by participants in clinical trials? Nederlands Tijdschrift voor Genesskunde 136:2272-2276
Oksaar E (1995) Arzt-Patient-Begegnung. Alles Verhalten ist Kommunikation. Dt Ärztebl 92:A3045-3047
Ontario Office Consolidation (1994) Substitute Decision Act, 1992. Queen's Printer for Ontario, Ontario
Parfit D (1984) Reasons and persons. Oxford University Press, Oxford
Park LC, Covi L, Uhlenhuth EH (1967) Effects of informed consent on research patients and study results. J Nerv Ment Disorders 145:349-357

Patzig G (1986) Ethische Aspekte des Versuchs mit Menschen. In: Helmchen H, Winau R (Hrsg) Versuche mit Menschen in Medizin, Humanwissenschaft und Politik. de Gruyter, Berlin, S 354-374
Patzig G, Schöne-Seifert B (1995) Theoretische Grundlagen und Systematik der Ethik in der Medizin. In: Kahlke W, Reiter-Theil S (Hrsg) Ethik in der Medizin. Enke, Stuttgart, S 1-9
Payk TR (Hrsg) (1996) Perspektiven psychiatrischer Ethik. Thieme, Stuttgart
Pellegrino ED (1988) Die medizinische Ethik in den USA - Die Situation heute und die Aussichten für morgen. In: Sass HM (Hrsg) Bioethik in den USA. Methoden - Themen - Positionen. Mit besonderer Berücksichtigung der Problemstellungen in der BRD. Springer, Berlin Heidelberg New York, S 1-18
Pellegrino ED, Thomasma DC (1988) For the patient's good. The restoration of beneficence in health care. Oxford University Press, New York
Pellegrino ED, Siegler M, Singer PA (1991) Future directions in clinical ethics. J Clin Ethics 2:5-9
Pellegrino ED, Thomasma DC (1993) The virtues in medical practice. Oxford University Press, New York
Pepper-Smith R, Harvey WRC, Silberfeld M (1996) Competency and practical judgment. Theor Med 17:135-150
Pernick MS (1982) The Patient's role in medical decisionmaking. A social history of informed consent in medical therapy. In: President's Commission for the study of ethical problems in medicine and biomedical and behavioral research (ed) Making health care decisions. Vol 3. US Government Printing Office, Washington DC
Peskind ER, Wingerson D, Murray S, Pascualy M, Dobbie DJ, Le Corre P, Le Verge R, Veith RC, Raskind MA (1995) Effects of Alzheimer's disease and normal aging on cerebrospinal fluid Norepinephrine responses to Yohimbine and Clonidine. Arch Gen Psychiat 52:774-782
Pieper A (1991) Anthropologische Aspekte. In: Pöldinger W, Wagner W (Hrsg) Ethik in der Psychiatrie. Wertebegründung - Wertedurchsetzung. Springer, Berlin Heidelberg New York, S 11-21
Pieper A (1993) Autonomie. Z med Ethik 39:95-98
Pflanz E (1994) Patientenforum "Aufklärung und Einwilligung". Gutes Einfühlungsvermögen ist notwendig. Dt Ärztebl 91:B1075-1076
Pöldinger W, Wagner W (Hrsg) (1991) Ethik in der Psychiatrie. Wertbegründung - Wertdurchsetzung. Springer, Berlin Heidelberg New York
Pohlmann R (1971) Autonomie. In: Ritter J (Hrsg) Historisches Wörterbuch der Philosophie. Bd I. Wissenschaftliche Buchgesellschaft, Darmstadt, S 701-719
Powers M (1994) Autonomy in bioethics. Kennedy Institute of Ethics, Georgetown University, Washington, DC, unveröffentlichtes Vortragsmanuskript
Powers RD (1988) Emergency department patient literacy and the readability of patient-directed materials. Ann Emerg Med 17:124-126
President's Commission for the study of ethical problems in medicine and biomedical and behavioral research (ed) (1982) Making health care decisions. Vol 1-3. US Government Printing Office, Washington DC
Preußischer Minister des Innern (1891) Cirkular an die Königlichen Regierungs-Präsidenten, in deren Bezirken sich Strafanstalten befinden, sowie an den Königlichen Polizei-Präsidenten zu Berlin vom 28. Januar 1891, betreffend die Behandlung von Strafanstalts-Gefangenen nach der Professor Koch'schen Methode. Ministerial-Blatt für die gesamte innere Verwaltung in den Königlich Preußischen Staaten 52(2):27

Préziosi MP, Yam A, Ndiaye M, Simaga A, Simondon F, Wassliak SGF (1997) Practical experiences in obtaining informed consent for a vaccine trial in rural Africa. N Engl J Med 336:370-373

Priestley KA, Campbell C, Valentine CB, Deison DM (1992) Are patient consent forms for research protocols easy to read? BMJ 305:1263-1264

Qui R (1986) Bioethik im Schnittpunkt zwischen politischen Prioritäten und menschlichen Werten. MMG 11:253-257

Quill TE, Brody H (1996) Physician recommendations and patient autonomy: Finding a balance between physician power and patient choice. Ann Intern Med 125:763-769

Radford MHB, Mann L, Kalucy RS (1986) Psychiatric disturbance and decision-making. Aus N Zeal J Psychiat 20:210-217

Raspe HH (1983) Aufklärung und Information im Krankenhaus. Medizinsoziologische Untersuchungen. Verlag für Medizinische Psychologie, Göttingen

Raz J (1986) The morality of freedom. Clarendon Press, Cambridge

Reich W (1984) Psychiatric diagnosis as an ethical problem. In: Bloch S, Chodoff P (eds) Psychiatric ethics. Oxford University Press, Oxford, pp 61-88

Reich WT (1994) The word "bioethics": Its birth and the legacies of those who shaped it. Kennedy Inst Ethics J 4:319-335

Reich WT (ed) (1995) Encyclopedia of Bioethics. Revised Edition. Macmillan, New York

Reich WT (1995a) The history of the notion of care. In: Reich WT (ed) Encyclopedia of Bioethics. Revised edition. Macmillan, New York, pp 319-331

Reich WT (1995b) Historical dimensions of an ethic of care in health care. In: Reich WT (ed) Encyclopedia of Bioethics. Revised edition. Macmillan, New York, pp 331-336

Reichsgesundheitsrat (1931) Richtlinien für neuartige Heilbehandlung und für die Vornahme wissenschaftlicher Versuche am Menschen. Dt Med Wschr 57:509

Reichsgericht (1894) Von welchen rechtlichen Voraussetzungen hängt die Strafbarkeit oder Straflosigkeit von Körperverletzungen ab, welche zum Zwecke des Heilverfahrens von Ärzten bei operativen Eingriffen begangen wurden? In: Entscheidungen des Reichsgerichts in Strafsachen. 25. Band. Veit & Comp., Leipzig

Reifler BV, Larson E, Hanley R (1982) Coexistence of cognitive impairment and depression in geriatric outpatients. Am J Psychiat 139:623-626

Reiman J (1988) Utilitarism and the informed consent requirement. In: Brody BA (ed) Moral theory and moral judgments in medical ethics. Kluwer Academic Publishers, Dordrecht, pp 41-51

Reimer C (1991) Ethik in der Psychotherapie. In: Pöldinger W, Wagner W (Hrsg) Ethik in der Psychiatrie. Wertebegründung - Wertedurchsetzung. Springer, Berlin Heidelberg New York, S 127-147

Reiter-Theil S (1988) Autonomie und Gerechtigkeit. Das Beispiel der Familientherapie für eine therapeutische Ethik. Springer, Berlin Heidelberg New York

Richter G (1992) Autonomie und Paternalismus - zur Verantwortung des medizinischen Handelns. Ethik Med 4:27-36

Riedesser P, Verderber A (1985) Aufrüstung der Seelen. Militärpsychiatrie und Militärpsychologie in Deutschland und Amerika. Dreisam-Verlag, Freiburg

Rieger HJ (1995) Das "Sterbehilfe"-Urteil des Bundesgerichtshofs vom 13.9.1994. Dt Med Wschr 120:341-344

Robinson G, Merav A (1976) Informed Consent: Recall by patients tested postoperatively. An Thor Surg 22:209-212

Rössler D (1986) Zwischen Selbstbestimmung und Unmündigkeit - ethische Fragen in der Psychiatrie. In: Heimann H, Gaertner HJ (Hrsg) Das Verhältnis der Psychiatrie zu ihren Nachbardisziplinen. Springer, Berlin Heidelberg New York, S 107-111

Rössler D (1996) Die Bedeutung der Einwilligung für die Legitimation ärztlichen Handelns - ethische Perspektive. Ethik Med 8:59-67

Röttgers K, Fabian R (1971) Authentisch. In: Ritter J (Hrsg) Historisches Wörterbuch der Philosophie. Bd 1. Wissenschaftliche Buchgesellschaft, Darmstadt, S 691

Romber R und Pieper A (1972) Ethik. In: Ritter J (Hrsg) Historisches Wörterbuch der Philosophie. Bd 2. Wissenschaftliche Buchgesellschaft, Darmstadt, S 759-810

Rosenfeld B, Turkheimer E, Gardner W (1992) Decision making in a schizophrenic population. Law Human Behav 16:651-662

Roter DL, Hall JA, Kern DE, Barker LR, Cole KA, Roca RP (1995) Improving physicians' interviewing skills and reducing patients' emotional distress. A randomized clinical trial. Arch Intern Med 155:1877-1884

Roth LH, Meisel A, Lidz CW (1977) Tests of competency to consent to treatment. Am J Psychiat 134:279-284

Roth LH, Appelbaum PS, Sallee R, Reynolds CF, Huber G (1982) The dilemma of denial in the assessment of competency to refuse treatment. Am J Psychiat 139:910-913

Roth LH, Lidz CW, Meisel A, Soloff PH, Kaufman K, Spiker DG, Foster FG (1982) Competency to decide about treatment or research: An overwiev of some empirical data. Int J Law Psychiat 5:29-50

Ruddick S (1989) Maternal thinking: Towards a politics of peace. Beacon Press, New York

Rutman D, Silberfeld M (1992) A preliminary report on the discrepancy between clinical and test evaluations of competence. Can J Psychiat 37:634-639

Ryan CJ, de Moore G, Patfield M (1995) Becoming none but tradesmen: Lies, deception and psychotic patients. J Med Ethics 21:72-76

Sachs GA, Rhymes J, Cassel CK (1993) Biomedical and behavioral research in nursing homes: Guidelines for ethical investigations. J Am Geriat Soc 41:771-777

Sachs GA (1994) Advance consent for dementia research. Alzh Dis Ass Disord 8(Suppl 4):19-27

Sartorius R (1983) Paternalism. University of Minnesota Press, Minneapolis

Sass HM (1983) Reichsrundschreiben 1931: Pre-Nuremberg German regulations concerning new therapy and human experimentation. J Med Philos 8:99-111

Sass HM (1988a) Ethik, Bioethik, Medizinethik. In: Sass HM (Hrsg) Bioethik in den USA. Methoden - Themen - Positionen. Mit besonderer Berücksichtigung der Problemstellungen in der BRD. Springer, Berlin Heidelberg New York, S 21-35

Sass HM (1988b) Bioethik in Lehre, Forschung, Politikberatung und Dokumentation. In: Sass HM (Hrsg) Bioethik in den USA. Methoden - Themen - Positionen. Mit besonderer Berücksichtigung der Problemstellungen in der BRD. Springer, Berlin Heidelberg New York, S 36-56

Sass HM (1991) Differentialethik und Psychiatrie. In: Pöldinger W, Wagner W (Hrsg) Ethik in der Psychiatrie. Wertebegründung - Wertedurchsetzung. Springer, Berlin Heidelberg New York, S 95-118

Sass HM, Kielstein R (1996) Die medizinische Betreuungsverfügung in der Praxis. Vorbereitungsmaterial, Moedll einer Betreuungsverfügung, Hinweise für Ärzte, Bevollmächtigte, Geistliche und Anwälte. Medizinethische Materialien Bochum, Heft 111

Savulescu J (1995) Rational non-interventional paternalism: why doctors ought to make judgments of what is best for their patients. J Med Ethics 21:327-331

Schaffner KF (1991) Competency: A triaxial concept. In: Cutter MAG, Shelp EE (eds) Competency. Kluwer Academic Publishers, Dordrecht

Schaffner KF, Kopelman LM (1995) Research methodology. Conceptual Issues. Controlled clinical trials. In: Reich WT (ed) Encyclopedia of Bioethics. Revised edition. Macmillan, New York, pp 2270-2285

Schlaudraff U (Hrsg) (1985) Ethik in der Medizin. Springer, Berlin Heidelberg New York
Schmitz A (1976) Die Information von Patienten im Krankenhaus. Medizinische Dissertation. Universität Freiburg
Schöne-Seifert B (1995) Risk. In: Reich WT (ed) Encyclopedia of Bioethics. Revised edition. Macmillan, New York, pp 2316-2321
Schöne-Seifert B (1996) Medizinethik. In: Nida-Rümelin J (Hrsg) Angewandte Ethik. Die Bereichsethiken und ihre theoretische Fundierung. Ein Handbuch. Kröner, Stuttgart, S 553-648
Schöne-Seifert B, Sass HM, Bishop LJ, Bondolfi A (1995) Medical Ethics in German-speaking countries and Switzerland. In: Reich WT (ed) Encyclopedia of Bioethics. Revised edition. Macmillan, New York, pp 1579-1589
Schreiber HL (1989) Ethische und rechtliche Probleme der Zwangsbehandlung. In: Marquard O, Seidler E, Staudinger H (Hrsg) Medizinische Ethik und soziale Verantwortung. Fink und Schönigh, München, S 61-75
Schultz AL, Pardee GP, Ensinck JW (1975) Are research subjects really informed? West J Med 123:76-80
Schwitzgebel RK (1975) A contractual model for the protection of the rights of institutionalized mental patients. Am Psychol 30:815-820
Shamoo AE, Irving DN (1997) Accountability in research using persons with mental illness. In: Shamoo AE (ed) Ethics in neurobiological research with human subjects. Gordon and Breach, Amsterdam, pp 27-43
Sharav VH (1997) Independent family advocates challenge the fraternity of silence. In: Shamoo AE (ed) Ethics in neurobiological research with human subjects. Gordon and Breach, Amsterdam, pp 175-181
Siegler M, Pellegrino ED, Singer PA (1990) Clinical Medical Ethics. J Clin Ethics 1:5-9
Silberfeld M, Fish A (1994) When the mind fails. A guide to dealing with incompetency. University of Toronto Press, Toronto
Silberfeld M, Stephens D, O'Rourke K (1994) Cognitive deficit and mental capacity. Can J Ageing 13:539-549
Silverman WA (1989) The myth of informed consent: in daily practice and in clinical trials. J Med Ethics 15:6-11
Silverman WA, Altman DG (1996) Patients' preferences and randomised trials. Lancet 347:171-174
Simes RJ, Tattersall MHN (1986) Randomised comparison of procedures for obtaining informed consent in clinical trials of treatment of cancer. BMJ 293:1065-1068
Simon RI (1992) Clinical psychiatry and the law. American Psychiatric Press, Washington, DC
Singer PA, Siegler M, Pellegrino ED (1990) Research in Clinical Ethics. J Clin Ethics 1:95-99
Singer PA, Choudhry S, Armstrong J (1993) Public opinion regarding consent to treatment. J Am Geriatr Soc 41:112-116
Sporken P (1992) Medizinische Ethik. In: Eser A, von Lutterotti M, Sporken P (Hrsg) Lexikon Medizin, Ethik, Recht. Herder, Freiburg, S 711-724
Stanley B, Stanley M, Lautin A, Kane J, Schwartz N (1981) Preliminary findings on psychiatric patients as research participants: A population at risk? Am J Psychiat 138:669-671
Stanley B, Guido J, Stanley M, Shortell D (1984) The elderly patient and informed consent. Empirical findings. JAMA 252:1302-1306
Stanley B, Stanley M (1987) Psychiatric patients' comprehension of consent forms. Psychopharm Bull 23:375-378

Stanley B, Stanley M, Guido J, Garvin L (1988) The functional competency of elderly at risk. Gerontologist 28:53-58
Stauch M (1995) Rationality and the refusal of medical treatment: a critique of the recent approach of the English courts. J Med Ethics 21:162-165
Straw P (1997) Consumer representation on IRBs - How it should be done. In: Shamoo AE (ed) Ethics in neurobiological research with human subjects. Gordon and Breach, Amsterdam, pp 187-190
Sturges JS, Sweeney DR, Pickar D (1979) A follow-up neurobiological study: Why volunteer? J Med Ethics 5:9-12
Sullivan MD, Younger SJ (1994) Depression, competence, and the right to refuse lifesaving medical treatment. Am J Psychiat 151:971-978
Sullivan T, Martin WL, Handelsman MM (1993) Practical benefits of an informed-consent procedure: An empirical investigation. Profes Psychol Res Prac 24:160-163
Sulmasy DP, Lehman LS, Levine DM, Faden RR (1994) Patients' perceptions of quality of informed consent for common medical procedures. J Clin Ethics 5(3):189-194
Sunderland T, Dukoff R (1997) Informed consent with cognitively impaired patients: An NIMH perspective on the durable power of attorney. In: Shamoo AE (ed) Ethics in neurobiological research with human subjects. Gordon and Breacher, Amsterdam 1997, pp 229-238
SUPPORT Principal Investigators (1995) A controlled trial to improve care for seriously ill hospitalized patients. The study to understand prognoses and preferences for outcomes and risks of treatments (SUPPORT). JAMA 274:1591-1598
Tancredi L (1982) Competency for informed consent. Conceptual limits of empirical data. Int J Law Psychiat 5:51-63
Tashiro T (1991)Die Waage der Venus. Venerologische Versuche am Menschen zwischen Fortschritt und Moral. Matthiesen, Husum
Taub HA, Kline GE, Baker MT (1981) The elderly and informed consent: Effects of vocabulary level and corrected feedback. Exp Aging Res 7:137-146
Taub HA, Baker MT (1983) The effect of repeated testing upon comprehension of informed consent materials by elderly volunteers. Exp Aging Res 9:135-138
Taub HA, Baker MT (1984) A reevaluation of informed consent in the elderly: A method for improving comprehension through direct testing. Clin Res 32(1):17-21
Taub HA, Baker MT, Sturr JF (1986) Informed consent for research. Effects of readability, patient age, and education. J Am Geriatr Soc 34:601-606
Taub HA, Baker MT, Kline GE, Sturr JF (1987) Comprehension of informed consent information by young-old through old-old volunteers. Exp Aging Res 13:173-178
Thomasma DC (1983) Beyond medical paternalism and patient autonomy: A model of physician conscience for the physician-patient relationship. Ann Int Med 98:243-248
Thomasma DC (1993) Assessing bioethics today. Camb Q Healthc Ethics 2:519-527
Thomasma DC (1995) Beyond autonomy to the person coping with illness. Camb Q Healthc Ethics 4:12-23
Tröhler U, Schöne-Seifert B (1995) Forschung am Menschen. In: Kahlke W, Reiter-Theil (Hrsg) Ethik in der Medizin. Enke, Stuttgart, S 120-125
Troschke J, Siegrist J (1977) Das Krankenhaus-Patientenheft in der Erprobung. Dt Ärztebl 68:2393-2396
Tymchuk AJ (1990) Readability levels of over-the-counter medications commonly used by elderly people: A possible issue in compliance. Educ Gerontol 16:491-496
Tymchuk AJ (1992) An alternative conceptualization of informed consent with people who are elderly. Educ Gerontol 18:135-147

Tymchuk AJ, Ouslander JG, Rader N (1986) Informing the elderly. A comparison of four models. J Am Geriatr Soc 34:818-822

Tymchuk AJ, Ouslander JG (1990) Opimizing the informed consent process with elderly people. Educ Gerontol 16:245-257

Tymchuk AJ, Ouslander JG (1991) Informed consent: Does position of information have an effect upon what elderly people in long-term care remember? Edu Gerontol 17:11-19

Uexküll von T (1992) Die moderne Medizin und der "mündige" Patient. Freiburger Universitätsblätter Nr. 117 (Sept. 1992), S 47-56

Uhlenbruck W (1992) Patiententestament. In: Eser A, Lutterotti von M, Sporken P (Hrsg) Lexikon Medizin, Ethik, Recht. Herder, Freiburg, S 782-791

Vaccarino JM (1978) Consent, informed consent and the consent form. New Engl J Med 298:455

Van Putten T, Crumpton E, Yale C (1976) Drug refusal in schizophrenia and the wish to be crazy. Arch Gen Psychiat 33:1443-1446

Veatch RM (1981) A theory of medical ethics. Basis Books, New York

Veatch RM (1984) Autonomy's temporary triumph. Hastings Cent Rep 14(5):38-40

Veatch RM (1995) Abandoning informed consent. Hastings Cent Rep 25(2):5-12

Vollmann J (1995) Der klinische Ethiker - ein Konzept mit Zukunft? Zur Integration von philosophischer Ethik in die praktische Medizin. Ethik Med 7:181-192

Vollmann J (1996a) Why does bioethics develop differently in Germany? Analysis and commentary. Eur Philos Med Health Care 4(1):13-20

Vollmann (1996b) Ethische Probleme in der medizinischen Forschung mit nicht einwilligungsfähigen Patienten. In: Hubig C, Poser H (Hrsg) Cognitio humana. Dynamik des Wissens und der Werte. Universität Leipzig, Leipzig, S 1394-1401

Vollmann J (1998) Ethische Probleme in der Psychiatrie. In: Berger M (Hrsg) Lehrbuch der Psychiatrie und Psychotherapie. Urban & Schwarzenberg, München, S 993-1000

Vollmann J (1997) Ethische Probleme bei der Aufklärung und Einwilligung (Informed Consent) in der Medizin unter besonderer Berücksichtigung der Alzheimerschen Krankheit. Ein interdisziplinärer Beitrag zur Ethik in der Medizin. Habilitationsschrift, Fachbereich Humanmedizin der Freien Universität Berlin

Vollmann J, Knöchel-Schiffer I (1999) Patientenverfügungen in der klinischen Praxis. Med Klinik 94:398-405

Wachsmuth W, Schreiber HL (1982) Die Stufenaufklärung - ein ärztlich und rechtlich verfehltes Modell. Chirurg 53:594-596

Wager E, Tooley PJH, Emanuel MB, Wood SF (1995) Get patients' consent to enter clinical trials. BMJ 311:734-737

Wallace L (1986) Informed consent to elective surgery: the "therapeutic" value? Soc Sci Med 22:29-33

Warren JW, Sobal J, Tenney JH, Hoopes JM, Damron D, Levenson S, deForge BR, Muncie HL (1986) Informed consent by proxy. An issue in research with elderly patients. N Engl J Med 315:124-128

Weißauer W (1977) Aufklärungspflicht des Chirurgen. Langenbecks Arch Chir 345:471

Weißauer W (1980) Die Problematik der ärztlichen Aufklärungspflicht. Arzt im Krankenhaus 5:284-285

Weltärztebund (Hrsg) (1996) Handbuch der Deklarationen. Offizielle deutschsprachige Ausgabe. Stand: 48. Generalversammlung, Oktober 1996. Bundesärztekammer, Köln

Wenger NS, Halpern J (1994) Can a patient refuse a psychiatric consultation to evaluate decision-making capacity? J Clin Ethics 5:230-234

West LJ (1969) Ethical Psychiatry and Biosocial Humanism Am J Psychiat 126:226-230

Westrin CG, Nilstun T, Axelsson M, Candefjord IL, Kjellin L, EkblomB, Eriksson K, Östman O (1990) An empirical study of commitment and involuntary treatment in Sweden. In: Stefanis CN, Soldatos CR, Rabavilas AD (eds) Psychiatry: A world perspective. Vol. 4. Exerpta Medica, Amsterdam

Wiesing U (1995) Zur Verantwortung des Arztes. Frommann-Holzboog, Stuttgart

Wikler D (1979) Paternalism and the midly retarded. Philosophy and Public Affairs 8:377-392

Williams RL, Rieckman KH, Trenholme GM (1977) The use of a test to determine that consense is informed. Milit Med 142:542-545

Wils JP (1991) Zur Krise der "Person". Kurze Anmerkung zu einer in Bedrängnis geratenen Kategorie. Sonderbeilage Ärztebl Baden-Württemberg 4/91

Wils JP (1993) Fremdheit und Identität. Pränormative Mutmaßungen. In: Wils JP (Hrsg) Orientierung durch Ethik? Schöningh, Paderborn, S 131-147

Wing J (1984) Ethics and psychiatric research. In: Bloch S, Chodoff P (eds) Psychiatric ethics. Oxford University Press, New York, pp 277-294

Wolff HP (1989) Arzt und Patient. In: Sass HM (Hrsg) Medizin und Ethik. Reclam, Stuttgart, S 184-211

Woodward WE (1979) Informed consent of volunteers: a direct measurement of comprehension and retention of information. Clin Res 27:248-252

World Psychiatric Association (1977) Declaration of Hawaii. In: Helmchen H, Müller-Oerlinghausen B (Hrsg) Psychiatrische Therapieforschung. Springer, Berlin Heidelberg New York, S 162-164

Wunder M für den "Arbeitskreis zur Erforschung der 'Euthanasie'-Geschichte" (1996) Grafenecker Erklärung zur Bioethik. Mabuse 102(Jul/Aug 96):40-43

Ziegelasch HH (1995) Der Wille des Patienten. Richtschnur und Grenzen der Heilbehandlung. Patientenrechte 11/1993:1-6

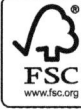

MIX
Papier aus verantwortungsvollen Quellen
Paper from responsible sources
FSC® C105338

If you have any concerns about our products,
you can contact us on
ProductSafety@springernature.com

In case Publisher is established outside the EU,
the EU authorized representative is:
**Springer Nature Customer Service Center GmbH
Europaplatz 3, 69115 Heidelberg, Germany**

Printed by Libri Plureos GmbH
in Hamburg, Germany